后纵韧带骨化

OPLL：Ossification of the Posterior Longitudinal Ligament

（第3版）

（Third Edition）

主　编　（日）大川寿司（Atsushi Okawa）

　　　　（日）松本森雄（Morio Matsumoto）

　　　　（日）岩崎本木（Motoki Iwasaki）

　　　　（日）川口吉雄（Yoshiharu Kawaguchi）

主　审　刘晓光

主　译　文天林　祝　斌

副主译　张　燕　贾治伟　丁　凡

北方联合出版传媒（集团）股份有限公司

辽宁科学技术出版社

·沈阳·

First published in English under the title

OPLL: Ossification of the Posterior Longitudinal Ligament (3rd Ed.)

edited by Atsushi Okawa, Morio Matsumoto, Motoki Iwasaki and Yoshiharu Kawaguchi

Copyright © Springer Nature Singapore Pte Ltd., 2020

This edition has been translated and published under licence from

Springer Nature Singapore Pte Ltd.

©2022 辽宁科学技术出版社

著作权合同登记号：第 06-2021-238 号。

图书在版编目（CIP）数据

后纵韧带骨化：第3版 /（日）大川寿司等主编；文天林，祝斌主译. —
沈阳：辽宁科学技术出版社，2022.6

ISBN 978-7-5591-2217-9

Ⅰ . ①后… Ⅱ . ①大… ②文… ③祝… Ⅲ . ①后纵韧带骨化 Ⅳ .
①R681.5

中国版本图书馆CIP数据核字（2021）第172026号

出版发行：辽宁科学技术出版社
　　　　　（地址：沈阳市和平区十一纬路25号　邮编：110003）
印　刷　者：辽宁新华印务有限公司
经　销　者：各地新华书店
幅面尺寸：210mm×285mm
印　　张：16.5
插　　页：4
字　　数：400千字
出版时间：2022年6月第1版
印刷时间：2022年6月第1次印刷
责任编辑：吴兰兰
封面设计：顾　娜
版式设计：袁　舒
责任校对：闻　洋

书　　号：ISBN 978-7-5591-2217-9
定　　价：248.00元

投稿热线：024-23284363
邮购热线：024-23284357
E-mail:2145249267@qq.com
http://www.lnkj.com.cn

译者名单

主　审
刘晓光　北京大学第三医院骨科

主　译
文天林　北京中医药大学东直门医院骨科　　　祝　斌　首都医科大学附属北京友谊医院骨科

副主译
张　燕　贵州医科大学附属医院影像科　　　　贾治伟　北京中医药大学东直门医院骨科
丁　凡　武汉科技大学附属普仁医院脊柱外科

参议人员（按姓氏汉语拼音排序）
陈　东　武汉科技大学附属普仁医院脊柱外科　　陈　伟　武汉科技大学附属普仁医院脊柱外科
弓伊宁　西安市红会医院脊柱椎间盘与畸形病区　黄　茜　贵州医科大学附属医院影像科
黄曌殊　贵州医科大学附属医院影像科　　　　　黄梓君　武汉科技大学附属普仁医院脊柱外科
李　强　武汉科技大学附属普仁医院脊柱外科　　李　彦　北京大学第三医院骨科
李佳衡　武汉科技大学附属普仁医院脊柱外科　　林　海　北京中医药大学东直门医院骨科
刘　啸　北京大学第三医院骨科　　　　　　　　毛天立　北京大学第三医院骨科
宋玲玲　贵州医科大学附属医院影像科　　　　　田瑞卿　贵阳市第一人民医院肿瘤科
万　松　武汉科技大学附属普仁医院脊柱外科　　王　强　北京中医药大学东直门医院骨科
向晓睿　兰州大学第一医院影像科　　　　　　　徐　教　北京中医药大学东直门医院骨科
杨　坤　贵州医科大学附属医院骨科　　　　　　杨磊落　贵州医科大学附属医院骨科
殷　实　北京中医药大学东直门医院骨科　　　　余双奇　武汉科技大学附属普仁医院脊柱外科
翟书珩　北京大学第三医院骨科　　　　　　　　张贺星　武汉科技大学附属普仁医院脊柱外科
张陇豫　北京中医药大学东直门医院骨科　　　　张艳翎　贵州医科大学附属医院影像科
张有余　湖南省人民医院脊柱外科　　　　　　　邹君鑫　贵州医科大学附属医院影像科

学术秘书
刘东华　闫曼曼　董　爽

主译简介

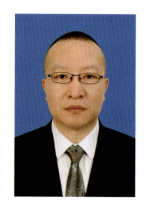

文天林，北京中医药大学东直门医院骨科六区主任，副主任医师，副教授，医学博士。北京航空航天大学生物医学工程学院兼职教授，硕士研究生导师。加拿大不列颠哥伦比亚大学博士后。中国解剖学会神经解剖分会副主任委员，北京解剖学会骨科解剖分会主任委员，全军骨科专业委员会微创学组委员，中国中医药学会脊柱微创委员会常务委员，世界中医药联合会脊柱微创委员会常务委员，世界微创脊柱融合联盟副主席，北京医学会脊柱分会微创学组委员，中国医药教育学会骨科分会微创脊柱学组委员，中国老年学学会衰老与抗衰老科学委员会委员，中国研究型医院学会骨科导航和术中影像专业委员会委员，北京市医疗事故鉴定委员会专家，颈椎、腰椎病微创治疗专家。《微创脊柱手术技巧》主译，《高级骨科学精要》《实用骨科学精要》副主译，参编《实用骨科学》《脊柱运动保留》《院前创伤救治教程》等10余部骨科专著，发表学术论文30余篇。

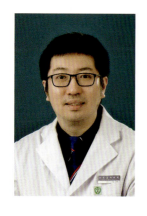

祝斌，首都医科大学附属北京友谊医院骨科副主任，副主任医师，副教授，硕士研究生导师。专注于脊柱微创外科手术研究，单人完成脊柱内镜手术超过5000台，居于国内外前列。北京医学会骨科分会微创学组副组长兼秘书长，中华医学会骨科分会微创学组青年委员会副主任委员，中国老年学与老年医学会骨科分会微创学组副组长。中国自然面上项目及"十三五"国家重点研发计划课题负责人。以第一作者或责任作者发表高水平学术论文30余篇。获北京大学青年岗位能手标兵，北京大学医学部青年岗位能手称号。

序言

后纵韧带骨化（OPLL）由 Aston C.Key 在 1838 年首次描述，是指脊柱后纵韧带进行性异位骨化压迫脊髓而导致神经功能受损的疾病，患者出现肢体功能障碍甚至瘫痪、大小便失禁，该病给患者的家庭和社会带来沉重负担。由于其发病隐匿、缓慢，患者可无症状带病 3~5 年，因此早期诊断非常困难。目前国内外无任何有效的保守及药物治疗措施，一旦出现症状，往往预示着局部压迫已经很严重，手术治疗成了唯一选择。近些年来，随着超声骨刀的广泛应用，对此疾病的手术治疗出现了革命性的进步，但它仍然是脊柱外科一类高难度、高风险的手术之一。

笔者所在的脊柱外科团队，长期致力于对 OPLL 的发病机制及药物治疗手段进行基础研究。前期研究表明，此病为遗传和环境因素影响的多因素疾病，国内主要分布于太行山周围地区。年龄、糖尿病和肥胖症等均是潜在危险因素。随着近年来遗传实验技术的不断进展以及人类基因组学的深入研究，基因突变诱发 OPLL 的观点是目前研究的热点。

本书由国内多名常年从事 OPLL 研究的脊柱外科专家共同编译，汇集了关于 OPLL 的所有方面的信息，自第 2 版于 2011 年出版以来，该领域取得了巨大的进步，第 3 版提供了该疾病流行病学、病理病因及诊断和治疗的最新信息，同时也讨论了黄韧带骨化（OLF）和弥漫性特发性脊柱骨肥厚症（DISH）。因此，它为所有希望深入了解 OPLL/OLF 的人以及参与其治疗决策的研究者提供了宝贵的资源。

最后，特别感谢原版作者 Atsushi Okawa、Morio Matsumoto、Motoki Iwasaki 和 Yoshiharu Kawaguchi 4 位教授，感谢他们将长年的研究成果和临床经验系统汇集，为本书的完成付出的巨大努力。

北京大学医学部 北京大学第三医院骨科　刘晓光

前言

本书第 3 版献给大阪大学医学研究生院名誉退休教授 Keiro Ono。他是本书的第一位编者，于 2018 年去世。

Aston C. Key 于 1838 年首次描述了后纵韧带骨化（Ossification of the Posterior Longitudinal Ligament, OPLL）。2 例男性患者败血症后出现膀胱功能障碍和截瘫，尸检显示他们有由于骨化的后纵韧带导致的狭窄的颈椎椎管。1960 年在日本也有类似的病例报道。从那时起，许多关于这种疾病的研究在日本相继展开了。

1975 年，日本政府成立了一个研究这种难治性疾病的基金会，一直持续至今。自发性 OPLL 发展多年，可导致脊髓受压。轻微的创伤容易导致脊髓病恶化或引起脊髓损伤。虽然韧带组织异位骨化的发展被认为与糖尿病或其他代谢性疾病有关，但确切的发病机制仍不清楚。

颈椎 OPLL 是一种常见病，在日本的患病率约为 3%。有人认为遗传因素可能与 OPLL 的病因有关。对于这种疾病，已经进行了许多基础和临床研究。为了向全世界的脊柱外科医生传播这一新知识，这本书于 1995 年首次出版第 1 版，由 Keiro Ono 教授编写。由 Kazuo Yonenobu 博士编写的第 2 版于 2011 年出版。从那时起，这种疾病的研究取得了新进展，并制定了一项新的指南，其中也包括胸椎 OPLL 和黄韧带骨化（OLF）。

OPLL 基础研究的最近的重要进展包括基因组学研究，以精准确定脊柱韧带骨化的遗传因素。对 OPLL 的易感基因进行了全基因组关联分析，结果表明有 6 个位点对 OPLL 敏感。脊柱韧带异位骨化好发于有这些遗传因素的中年人。目前，正在开展一些候选基因功能的研究。基础研究的这一显著进展表明，在不久的将来可以开发出一种药物来控制异位骨化的发展。

由于最近的进展，从颈椎到腰椎的 CAT 扫描图像的全脊柱重建可以在短时间内很容易获得。这些全脊柱重建图像显示颈椎 OPLL 患者胸腰椎骨化更为常见。此外，颈椎 OPLL 患者倾向于有其他脊柱韧带骨化，如前韧带、棘上韧带和黄韧带骨化。这项成像技术的进步也使得在三维渲染中钙化骨量的评估变得容易。对这些数据的分析显示，在融合手术后钙化的骨量及其抑制呈逐年上升趋势。这些研究将为今后的治疗方法提供有价值的信息。

迄今为止，治疗 OPLL 的主要方法是手术治疗，如颈椎前路椎体切除融合术（ACCF）或椎板成形术。这两种手术的比较研究表明，术后 2 年或 3 年的结果没有差异，但椎板成形术患者术后的神经症状会因为后凸序列或骨化的逐渐进展而恶化。同时使用椎板成形术和后路内固定可防止这种序列变化，并抑制骨化的发展。前路或后路融合术可为本病提供良好的长期疗效。然而，术中仔细使用脊髓监测并不能完全预防神经系统并发症，主要并发症如气道阻塞、吞咽困难和椎动脉损伤也很常见。

后路椎板切除术已成为治疗胸椎 OPLL 的常用方法。从日本全国多个脊柱中心收集的前瞻性研究数据显示，超过 40% 的病例出现了异常波改变。虽然大多数患者在手术结束时表现出自发的恢复，但有些患者术后仍然发生瘫痪。这种严重并发症的原因被认为不是手术技术问题，而是由于胸椎 OPLL 影响脊髓的脆性。

在日本，由卫生、劳工和福利政策研究基金资助的全国性多中心研究取得了有关上述脊柱韧带骨化的最新进展。这些研究的细节可以在这本书中找到。这个研究委员会是由日本骨科协会组织的。我希望这本书能帮助那些患有这种难治性疾病的人。

最后，本书第 3 版的所有作者都要特别感谢 Yoshiharu Kawaguchi 教授、Morio Matsumoto 教授和 Motoki Iwasaki 博士，是他们领导了我们的委员会，为完成本书付出了巨大的努力。理想的治疗方法是非手术控制韧带骨化。我们希望在这本书第 4 版出版之前，药物治疗能成为可能。

日本东京　Atsushi Okawa

编者名单

Atsushi Okawa

Department of Orthopaedic Surgery

Tokyo Medical and Dental University

Tokyo

Japan

Morio Matsumoto

Department of Orthopaedic Surgery

Keio University

Shinjyuku-ku, Tokyo

Japan

Motoki Iwasaki

Department of Orthopaedic Surgery

Osaka Rosai Hospital

Sakai, Osaka

Japan

Yoshiharu Kawaguchi

Department of Orthopaedic Surgery

Toyama University Hospital

Sugitani, Toyama

Japan

目录

第五部分　治疗

第一部分　引言

第一章　研究的历史

Atsushi Okawa
张有余　李　彦 / 译

后纵韧带骨化（Ossification of the Posterior Longitudinal Ligament，OPLL）是由 Aston C. Key 于 1838 年最先描述为一种可以导致截瘫的疾病。2 例 OPLL 男性患者继败血症后出现膀胱功能障碍和截瘫，尸检显示是由于 OPLL 所导致的颈椎管狭窄。然而，之后很长一段时间没有人再注意过这个问题。在 Key 提出 OPLL 后 100 多年，Oppenheimer 报道了 18 例前纵韧带和后纵韧带发生钙化或骨化的病例，其中大部分是前纵韧带钙化的病例，然而，他并没有认识到 OPLL 的临床重要性。

1960 年，日本的 Hirokuni Tsukimoto 医生报道了 1 例病例，与 Key 的病例很相似。47 岁男性患者，因手指笨拙、双臂和双腿感觉障碍等症状接受后路手术治疗，术后症状获得暂时性好转。但是在术后 3 个月发生了肺炎，之后出现四肢无力和骶部的压疮。尸检显示椎体周围异位骨化形成，推测与后纵韧带有关（图 1.1）。笔者推测病因与反复的颈部微小创伤有关，比如挥鞭伤，从而引起异位骨化形成。笔者还注意到血管因素也与迅速进展的脊髓病变有关。这个病例报道之后，OPLL 成为一个热点，在日本有很多相关的研究相继开展。

1975 年，日本政府启动了一组持续至今的研究，专门针对疑难疾病。其中有 8 个研究委员会组织了关于 OPLL 的研究，表 1.1 列出了各委员会的主任研究员和他们的主要研究方向。

后纵韧带会发生自发性骨化，并且骨化的长

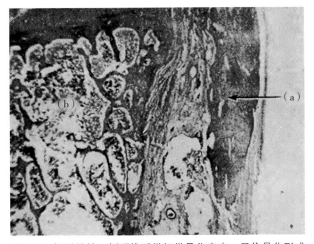

图 1.1　报道的第一例颈椎后纵韧带骨化患者，异位骨化形成（a）位于椎体后方（b）

度和厚度会逐年增加，从而压迫脊髓，微小的创伤则容易使麻痹症状加重，或者引起脊髓损伤。虽然推测韧带组织异位骨化的发生与糖尿病、特殊的食物或者代谢性疾病有关，但明确的发生机制仍然不清楚。

虽然后纵韧带骨化的流行病学特点、自然病史、诊断和治疗等一直都是常见的研究内容，但影像学技术的进展为疾病的认识提供了重要的信息，例如 CT 和 MRI。从颈椎到腰椎的重建 CT 图像能够在几分钟之内完成，而全脊柱的重建图像显示，在颈椎 OPLL 的患者中，胸腰椎黄韧带钙化的发生率也比预想的要高。而且，男性颈椎 OPLL 的发生率是女性的 3 倍，但胸椎 OPLL 发生率与

表 1.1　主任研究员的名字以及他们在研究委员会的主要研究方向

主任研究员（时间）	单位	主要研究方向
Naoichi Tsuyama（1975—1980）	东京大学	流行病学 / 影像学诊断 / 病理学
Kzauo Terayama（1981—1987）	新潟大学	全国家系研究
Takahide Kurokawa（1988—1991）	东京大学	遗传学 / 病理学和病理生理学 / 神经学 / 影像学研究
Takashi Sakou（1992—1995）	鹿儿岛大学	遗传学 / 细胞生物学
Seikou Harata（1996—2001）	弘前大学	海外流行病学 / 生活质量监测
Kozo Nakamura（2002—2007）	东京大学	遗传学 / 病理学和病理生理学 / 治疗 / 指南
Yoshiaki Toyama（2008—2013）	庆应大学	遗传学（全基因组关联研究）/ 脊髓监测和影像学技术 / 指南修订
Atsushi Okawa（2014—2019）	东京医科齿科大学	多中心研究 /CT 研究

之相反。此外，脊柱上的其他韧带也会发生钙化，如前纵韧带、棘上韧带和黄韧带，这些现象表明脊柱韧带的骨化很可能与遗传因素有关。由于影像学技术的进步，在 3D 影像上很容易评估钙化骨质的体积，相关研究揭示了融合手术后骨化韧带的体积变化规律和骨化受抑制的现象。这些研究为手术方式的选择提供了重要的依据。

关于脊柱韧带异位骨化的病理学研究由来已久，脊柱韧带的异位骨化过程中伴随着韧带增厚、软骨细胞增生以及骨形成相关细胞因子的释放，包括骨形成蛋白（BMP）和转化生长因子 β（TGF-β）。而近年来的基因研究也为 OPLL 的发病机制提供了新的知识，同胞研究和全基因组分析被用于证实脊柱韧带异位骨化形成的易感基因；关于 OPLL 的易感基因位点一共有 6 个，脊柱韧带异位骨化更可能发生于携带有这些基因的中年人，一些候选基因的功能也开始被研究。基础研究所取得的进展表明，在未来使用药物控制异位骨化是有可能的。

手术一直是 OPLL 主要的治疗方式。在日本，学者们研发了很多类型的椎板成形术，然而自从 Kirita 提出后路手术需同时进行更大范围的脊髓减压这一基本理念后，脊髓减压就成了必须进行的步骤。前路椎体次全切除术（ACCF）也可以适用于 OPLL，还有 Yamaura 提出的后纵韧带漂浮法（Floating Method），即不切除后纵韧带，而只是仔细地将后纵韧带变薄，这样能够避免术中神经损

伤等相关并发症的发生，这种方式也逐渐流行起来。这两种术式的对比研究显示术后 2 年和 3 年的效果没有明显差异。然而，随后的研究又发现椎板成形术后的患者会因为颈椎后凸或者骨化加重而出现病情进展。最近提出的 K 线的概念对于选择手术方案很有帮助，K 线定义为颈椎侧位片上 C2 和 C7 水平的椎管中点的连线。当后纵韧带骨化增厚，向背侧脊髓的方向上超过 K 线时，更倾向于前路手术，后纵韧带骨化与 K 线之间的关系取决于颈椎的矢状面曲度和后纵韧带骨化的厚度。这个理念很快就在全球范围内流行起来，用于确定患者的手术入路。

最近有人提出后路椎板成形术联合内固定的方式，可以避免术后曲度改变。脊柱节段融合也可能抑制后纵韧带骨化的进展，因此，不论是前路或者后路手术，融合手术都有利于后纵韧带骨化患者维持长期的疗效。

对于胸椎后纵韧带骨化的患者，后路椎板切除术联合内固定的手术方式已经比较普遍。日本多个脊柱外科中心的前瞻性数据显示，超过 40% 的病例出现了术中电生理监测波幅的异常。尽管大部分患者在手术结束时可以自行恢复，但部分患者术后残留肢体瘫痪。引起这种严重并发症的原因一般认为不是手术技术问题，而是术中俯卧位的体位问题。

综上所述，近些年在政府科研基金的大力支持下，后纵韧带骨化研究在相关领域取得了很大

进步，这些成果源自日本全国的脊柱外科中心和日本骨科协会（Japanese Orthopaedic Association，JOA）的研究委员会，这些研究的细节将会在这本书中介绍。

参考文献

[1] Key GA. On paraplegia depending on the ligament of the spine. Guys Hosp Rep. 1839;3:17-34.

[2] Oppenheimer A. Calcification and ossification of vertebral ligaments (spondylitis ossificans ligamentosa): roentgen study of pathogenesis and clinical significance. Radiology. 1942;38:160-173.

[3] Tsukimoto H. A case report-autopsy of the syndrome of compression of the spinal cord owing to ossification within the spinal canal of the cervical spine (in Japanese). Nihon Geka Hokan (Arch Jpn Chir).1960;29:1003-1007.

[4] Akune T, Ogata N, Seichi A, Ohnishi I, Nakamura K,Kawaguchi H. Insulin secretory response is positively associated with the extent of ossification of the posterior longitudinal ligament of the spine. J Bone Joint Surg Am. 2001;83:1537-1544.

[5] Okano T, Ishidou Y, Kato M, Imamura T, Yonemori K, Origuchi N, Matsunaga S, Yoshida H, ten Dijke P, Sakou T. Orthotopic ossification of the spinal ligaments of Zucker fatty rats: a possible animal model for ossification of the human posterior longitudinal ligament. J Orthop Res. 1997;15:820-829.

[6] Mori K, Imai S, Kasahara T, Nishizawa K, Mimura T, Matsusue Y. Prevalence, distribution, and morphology of thoracic ossification of the posterior longitudinal ligament in Japanese: results of CT-based cross-sectional study. Spine (Phila Pa 1976). 2014;39(5):394-399.

[7] Fujimori T, Watabe T, Iwamoto Y, Hamada S, Iwasaki M, Oda T. Prevalence, concomitance, and distribution of ossification of the spinal ligaments: results of whole spine CT scans in 1500 Japanese patients. Spine (Phila Pa 1976). 2016;41(21):1668-1676.

[8] Hirai T, Yoshii T, Iwanami A, Takeuchi K, Mori K, Yamada T, Wada K, Koda M, Matsuyama Y, Takeshita K, Abematsu M, Haro H, Watanabe M, Watanabe K, Ozawa H, Kanno H, Imagama S, Fujibayashi S, Yamazaki M, Matsumoto M, Nakamura M, Okawa A, Kawaguchi Y. Prevalence and distribution of ossified lesions in the whole spine of patients with cervical ossification of the posterior longitudinal ligament a multicenter study (JOSL CT study). PLoS one. 2016;11(8):e0160117.

[9] Katsumi K, Watanabe K, Izumi T, Hirano T, Ohashi M, Mizouchi T, Ito T, Endo N. Natural history of the ossification of cervical posterior longitudinal ligament: a three dimensional analysis. Int Orthop. 2018;42(4):835-842.

[10] Ota M, Furuya T, Maki S, Inada T, Kamiya K, Ijima Y, Saito J, Takahashi K, Yamazaki M, Aramomi M, Mannoji C, Koda M. Addition of instrumented fusion after posterior decompression surgery suppresses thickening of ossification of the posterior longitudinal ligament of the cervical spine. J Clin Neurosci. 2016;34:162-165.

[11] Kawaguchi H, Kurokawa T, Hoshino Y, Kawahara H, Ogata E, Matsumoto T. Immunohistochemical demonstration of bone morphogenetic protein-2 and transforming growth factor-beta in the ossification of the posterior longitudinal ligament of the cervical spine. Spine (Phila Pa 1976). 1992;17(3 Suppl):S33-S36.

[12] Karasugi T, Nakajima M, Ikari K, Genetic Study Group of Investigation Committee on Ossification of the Spinal Ligaments, Tsuji T, Matsumoto M, Chiba K, Uchida K, Kawaguchi Y, Mizuta H, Ogata N, Iwasaki M, Maeda S, Numasawa T, Abumi K, Kato T, Ozawa H, Taguchi T, Kaito T, Neo M, Yamazaki M, Tadokoro N, Yoshida M, Nakahara S, Endo K, Imagama S, Demura S, Sato K, Seichi A, Ichimura S, Watanabe M, Watanabe K, Nakamura Y, Mori K, Baba H, Toyama Y, Ikegawa S. A genome-wide sib-pair linkage analysis of ossification of the posterior longitudinal ligament of the spine. J Bone Miner Metab. 2013;31(2):136-143.

[13] Nakajima M, Takahashi A, Tsuji T, Karasugi T, Baba H, Uchida K, Kawabata S, Okawa A, Shindo S, Takeuchi K, Taniguchi Y, Maeda S, Kashii M, Seichi A, Nakajima H, Kawaguchi Y, Fujibayashi S, Takahata M, Tanaka T, Watanabe K, Kida K, Kanchiku T, Ito Z, Mori K, Kaito T, Kobayashi S, Yamada K, Takahashi M, Chiba K, Matsumoto M, Furukawa K, Kubo M, Toyama Y. Genetic Study Group of Investigation Committee on Ossification of the Spinal Ligaments, Ikegawa S. A genome-wide association study identifies susceptibility loci for ossification of the posterior longitudinal ligament of the spine. Nat Genet. 2014;46(9):1012-1016.

[14] Ogawa Y, Toyama Y, Chiba K, Matsumoto M, Nakamura M, Takaishi H, Hirabayashi H, Hirabayashi K. Long-term results of expansive open-door laminoplasty for ossification of the posterior longitudinal ligament of the cervical spine. J Neurosurg Spine. 2004;1:168-174.

[15] Seichi A, Takeshita K, Ohishi I, Kawaguchi H, Akune T, Anamizu Y, Kitagawa T, Nakamura K. Long-term

results of double-door laminoplasty for cervical stenotic myelopathy. Spine. 2001;26:479-480.

[16] Kirita Y. Posterior decompression for the cervical spondylosis and ossification of the posterior longitudinal ligament in cervical spine (in Japanese). Geka (Surgery). 1976;30:287-302.

[17] Yamaura I, Kurosa Y, Matuoka T, Shindo S. Anterior floating method for cervical myelopathy caused by ossification of the posterior longitudinal ligament. Clin Orthop Relat Res. 1999;(359):27-34.

[18] Sakai K, Okawa A, Takahashi M, Arai Y, Kawabata S, Enomoto M, Kato T, Hirai T, Shinomiya K. Five-year follow-up evaluation of surgical treatment for cervical myelopathy caused by ossification of the posterior longitudinal ligament: a prospective comparative study of anterior decompression and fusion with floating method versus laminoplasty. Spine (Phila Pa 1976). 2012;37(5):367-376.

[19] Fujiyoshi T, Yamazaki M, Kawabe J, Endo T, Furuya T, Koda M, Okawa A, Takahashi K, Konishi H. A new concept for making decisions regarding the surgical approach for cervical ossification of the posterior longitudinal ligament: the K-line. Spine (Phila Pa 1976). 2008;33(26):E990-E993.

[20] Chen Y, Guo Y, Lu X, Chen D, Song D, Shi J, Yuan W. Surgical strategy for multilevel severe ossification of posterior longitudinal ligament in the cervical spine. (2001). J Spinal Disord Tech. 2011;24(1):24-30.

[21] Koda M, Mochizuki M, Konishi H, Aiba A, Kadota R, Inada T, Kamiya K, Ota M, Maki S, Takahashi K,Yamazaki M, Mannoji C, Furuya T. Comparison of clinical outcomes between laminoplasty, posterior decompression with instrumented fusion, and anterior decompression with fusion for K-line (-) cervical ossification of the posterior longitudinal ligament. Eur Spine J. 2016;25(7):2294-2301.

[22] Yamazaki M, Mochizuki M, Ikeda Y, Sodeyama T, Okawa A, Koda M, Moriya H. Clinical results of surgery for thoracic myelopathy caused by ossification of the posterior longitudinal ligament: operative indication of posterior decompression with instrumented fusion. Spine (Phila Pa 1976). 2006;31(13):1452-1460.

[23] Yoshii T, Egawa S, Hirai T, Kaito T, Mori K, Koda M, Chikuda H, Hasegawa T, Imagama S, Yoshida M, Iwasaki M, Okawa A, Kawaguchi Y. A systematic review and meta-analysis comparing anterior decompression with fusion and posterior laminoplasty for cervical ossification of the posterior longitudinal ligament. J Orthop Sci. 2020;25(1):58-65. pii: S0949-2658(19)30073-9.

[24] Matsumoto M, Chiba K, Toyama Y, Takeshita K, Seichi A, Nakamura K, Arimizu J, Fujibayashi S, Hirabayashi S, Hirano T, Iwasaki M, Kaneoka K, Kawaguchi Y, Ijiri K, Maeda T, Matsuyama Y, Mikami Y, Murakami H, Nagashima H, Nagata K, Nakahara S, Nohara Y, Oka S, Sakamoto K, Saruhashi Y, Sasao Y, Shimizu K, Taguchi T, Takahashi M, Tanaka Y, et al. Surgical results and related factors for ossification of posterior longitudinal ligament of the thoracic spine: a multi-institutional retrospective study. Spine. 2008;33(9):1034-1041.

[25] Imagama S, Ando K, Takeuchi K, Kato S, Murakami H, Aizawa T, Ozawa H, Hasegawa T, Matsuyama Y, Koda M, Yamazaki M, Chikuda H, Shindo S, Nakagawa Y, Kimura A, Takeshita K, Wada K, Katoh H, Watanabe M, Yamada K, Furuya T, Tsuji T, Fujibayashi S, Mori K, Kawaguchi Y, Watanabe K, Matsumoto M, Yoshii T, Okawa A. Perioperative complications after surgery for thoracic ossification of posterior longitudinal ligament: a Nationwide multicenter prospective study. Spine (Phila Pa 1976). 2018;43(23):E1389-E1397.

第二部分　流行病学

第二章 流行病学和遗传学概述

Hiroyuki Inose, Atsushi Okawa
张有余　李　彦 / 译

摘要

脊柱后纵韧带骨化（OPLL）不仅能引起脊柱强直，所形成的脊髓压迫也能导致严重的肢体瘫痪。颈椎 OPLL 在日本的患病率为 1.9%~6.3%，在东南亚地区为 0.95%~3.6%，而在北美洲和欧洲为 0.01%~1.7%。OPLL 常见于 50 岁之后，虽然 OPLL 可以是单基因遗传病继发的一种并发症，但大部分的临床 OPLL 病例都是特发性的。特发性 OPLL 可能与多种因素有关，包括遗传学和环境因素，这些因素导致了 OPLL 的发生和进展。年龄、糖尿病、肥胖和机械性压迫被视为临床和环境风险因素。另外，OPLL 具有很强的遗传易感性。最近的遗传学研究发现有数个基因位点与 OPLL 遗传易感性相关，但是迄今为止，这些基因都没有被证实是与 OPLL 发展有关的功能性基因。这一章总结了 OPLL 流行病学和遗传学的最新进展。

关键词

后纵韧带骨化（OPLL）；流行病学；遗传学；患病率；性别比率

后纵韧带骨化（OPLL）由 Key 于 1838 年首次描述。很长时间之后人们才认识到脊柱韧带可以发生钙化，Forestier 最先于 1950 年将"老年脊柱强直性骨质增生"的特点定义为高龄患者的脊柱韧带增生肥厚和脊柱强直。OPLL 疾病的概念是由日本学者 Tsukimoto 在 1960 年的 1 例日本患者的尸检报告中提出的，由于 OPLL 该患者表现出严重的脊髓压迫症状。从此以后，OPLL 被认为是一种既能引起脊柱强直又能导致严重而且不可逆性肢体瘫痪的疾病，病因不清楚，且无论是保守治疗还是手术治疗，疗效都不好。此外，基于 Forestier 提出的疾病，Resnick 等在 1976 年提出了"弥漫性特发性骨肥厚症（Diffuse Idiopathic Skeletal Hyperostosis，DISH）"的概念，并将脊柱韧带骨化划为这一大类疾病的亚病种。

由日本厚生劳动省（Japanese Ministry of Health Labour and Welfare，MHLW）资助的 OPLL 研究委员会从 1975 年就开始关注这种难治性疾病，随后，许多关于 OPLL 的流行病学和遗传学研究都由 MHLW 的研究组相继开展，这一章概述了日本 OPLL 诊疗指南中流行病学和遗传学部分的临床证据。

颈椎 OPLL 的患病率与人种有关，X 线片的研究数据表明，日本的颈椎 OPLL 患病率为 1.9%~4.1%，在东南亚地区为 0.95%~3.6%，而在北美洲和欧洲为 0.01%~1.7%。最近北美洲的一项研究表明，美国白人的颈椎 OPLL 的患病率为 1.3%，亚裔美国人为 4.8%，西班牙裔美国人为 1.9%，非裔美国人为 2.1%，美洲原住民为 3.2%，研究者总结认为，亚裔美国人的颈椎 OPLL 患病率明显高于美国白人。胸椎 OPLL 患病率低于颈椎 OPLL，X 线片的研究数据显示，胸椎 OPLL 的患病率为 0.56%~0.8%。最近一项全脊柱 CT 的横断面研究数据显示，颈椎 OPLL 的患病率为 6.3%，胸椎 OPLL 的患病率为 1.6%。因此，由于医疗诊断技术的进步，可以推测 OPLL 比之前预想的要更常见。

很多研究表明，颈椎 OPLL 的男女比率为 1.6~2.5。Yachiho-mura 地区的影像学研究显示，颈椎 OPLL 的男女比率为 1.8。CT 研究数据显示，男性患病率为 8.3%，女性患病率为 3.4%，男女比率为 2.4。韩国的一项甲状腺 CT 的分析研究显示，颈椎 OPLL 的整体患病率为 5.7%，男性和女性的患病率分别 8.8% 和 4.2%，男女比率为 2.1。有趣的是，胸椎 OPLL 的性别比率与颈椎 OPLL 相反，X 线片的研究数据显示，男性胸椎 OPLL 的患病率为 0.25%，而女性为 0.74%，男女比率为 0.34。此外，基于 CT 的研究数据显示，男性胸椎 OPLL 患病率为 1.0%，女性为 3.1%，男女比率为 0.32。

关于 OPLL 发病的高峰年龄，颈椎 OPLL 常见于 50 岁以上的人群。韩国的一项 CT 研究数据显示年龄与颈椎 OPLL 的患病率呈正相关，50 岁以上人群患病率升高，而 70 岁以上人群的患病率最高。基于 CT 的研究数据表明，胸椎 OPLL 常发生于 40 岁以上人群，而 60 岁以上人群的患病率达到最高。

多项研究的结果表明，OPLL 发展与遗传学因素有关，OPLL 可以是一些单基因遗传病继发的并发症，例如低磷酸盐血症性佝偻病，这种情况在所有的 OPLL 病例中所占的比例较低。遗传性低磷酸盐血症性佝偻病是由一种调控肾对磷的重吸收的基因发生突变而引起的，例如 PHEX、FGF23、DMP1、ENPP1 和 FAM20C。临床上大部分的 OPLL 病例都是特发性的，特发性 OPLL 被认为可能与多种因素有关，包括遗传学和环境因素，这些因素促进了 OPLL 的发生和进展。年龄、糖尿病、肥胖和机械性压迫被视为临床和环境风险因素。另外，OPLL 具有很强的遗传易感性，一系列的遗传学研究显示有数个基因位点与 OPLL 易感性相关，包括兄弟姐妹连锁研究、候选基因关联研究和全基因组关联研究（GWAS）。有几个综述也提到了与 OPLL 发展有关的基因，如 FGF2、FGFR1、BMP2、BMP4、BMP9、VKORC1、TGF-β1、ENPP1、TGFBR2、COL17A1、PTCH1、BID、COL6A1、COL11A2、IL15RA、TLR5、20p12、RUNX2、ACE、ESR1、ESR2、HLA 单体型、AHSG、RXRB、IL-1β、VDR 和 TGF-β3 等。最近，MHLW 研究组执行的一项 GWAS 分析证实了 6 个 OPLL 的易感基因位点［20p12.3（rs2423294：$P=1.10\times10^{-13}$）、8q23.1（rs374810：$P=1.88\times10^{-13}$）、12p11.22（rs1979679：$P=4.34\times10^{-12}$）、12p12.2（rs11045000：$P=2.95\times10^{-11}$）、8q23.3（rs13279799：$P=1.28\times10^{-10}$）和 6p21.1（rs927485：$P=9.40\times10^{-9}$）］。然而，迄今为止，这些基因都没有被证实是与 OPLL 发展有关的功能性基因。因此，有必要开展进一步的遗传学研究，从而发现导致 OPLL 的特殊基因。

参考文献

[1] Key GA. On paraplegia depending on the ligament of the spine. Guys Hosp Rep. 1838;3:17-34.

[2] Forestier J, Rotes-Querol J. Senile ankylosing hyperostosis of the spine. Ann Rheum Dis. 1950;9(4):321-330.

[3] Tsukimoto H. A case report-autopsy of syndrome of compression spinal cord owing to ossification withinspinal canal of cervical spines. Nippon Geka Hokan. 1960;29:1003-1007.

[4] Resnick D, Shapiro RF, Wiesner KB, Niwayama G, Utsinger PD, Shaul SR. Diffuse idiopathic skeletal hyperostosis (DISH) [ankylosing hyperostosis of forestier and Rotes-Querol]. Semin Arthritis Rheum. 1978;7(3):153-187.

[5] Matsunaga S, Sakou T. Overview of epidemiology and genetics. In: Yonenobu K, Nakamura K, Toyama Y, editors. OPLL: ossification of the posterior longitudinal ligament. Tokyo: Springer Japan; 2006. p. 7-9.

[6] Yoshimura N, Nagata K, Muraki S, Oka H, Yoshida M, Enyo Y, et al. Prevalence and progression of radiographic ossification of the posterior longitudinal

ligament and associated factors in the Japanese population: a 3-year follow-up of the ROAD study. Osteoporos Int. 2014;25(3):1089-1098.

[7] Shingyouchi Y, Nagahama A, Niida M. Ligamentous ossification of the cervical spine in the late middle-aged Japanese men. Its relation to body mass index and glucose metabolism. Spine (Phila Pa 1976). 1996;21(21):2474-2478.

[8] Sasaki E, Ono A, Yokoyama T, Wada K, Tanaka T, Kumagai G, et al. Prevalence and symptom of ossification of posterior longitudinal ligaments in the Japanese general population. J Orthop Sci. 2014;19(3):405-411.

[9] Inamasu J, Guiot BH, Sachs DC. Ossification of the posterior longitudinal ligament: an update on its biology, epidemiology, and natural history. Neurosurgery. 2006;58(6):1027-1039; discussion 39

[10] Stapleton CJ, Pham MH, Attenello FJ, Hsieh PC. Ossification of the posterior longitudinal ligament: genetics and pathophysiology. Neurosurg Focus. 2011;30(3):E6.

[11] Fujimori T, Le H, Hu SS, Chin C, Pekmezci M, Schairer W, et al. Ossification of the posterior longitudinal ligament of the cervical spine in 3161 patients: a CT-based study. Spine (Phila Pa 1976). 2015;40(7):E394-E403.

[12] Ono M, Russell WJ, Kudo S, Kuroiwa Y, Takamori M, Motomura S, et al. Ossification of the thoracic posterior longitudinal ligament in a fixed population. Radiological and neurological manifestations. Radiology. 1982;143(2):469-474.

[13] Ohtsuka K, Terayama K, Yanagihara M, Wada K, Kasuga K, Machida T, et al. A radiological population study on the ossification of the posterior longitudinal ligament in the spine. Arch Orthop Trauma Surg. 1987;106(2):89-93.

[14] Fujimori T, Watabe T, Iwamoto Y, Hamada S, Iwasaki M, Oda T. Prevalence, concomitance, and distribution of ossification of the spinal ligaments: results of whole spine CT scans in 1500 Japanese patients. Spine (Phila Pa 1976). 2016;41(21):1668-1676.

[15] Sohn S, Chung CK, Yun TJ, Sohn CH. Epidemiological survey of ossification of the posterior longitudinal ligament in an adult Korean population: three-dimensional computed tomographic observation of 3,240 cases. Calcif Tissue Int. 2014;94(6):613-620.

[16] Mori K, Imai S, Kasahara T, Nishizawa K, Mimura T, Matsusue Y. Prevalence, distribution, and morphology of thoracic ossification of the posterior longitudinal ligament in Japanese: results of CT-based cross-sectional

study. Spine (Phila Pa 1976). 2014;39(5):394-399.

[17] Takeyari S, Yamamoto T, Kinoshita Y, Fukumoto S, Glorieux FH, Michigami T, et al. Hypophosphatemic osteomalacia and bone sclerosis caused by a novel homozygous mutation of the FAM20C gene in an elderly man with a mild variant of Raine syndrome. Bone. 2014;67:56-62.

[18] Jagtap VS, Sarathi V, Lila AR, Bandgar T, Menon P, Shah NS. Hypophosphatemic rickets. Indian J Endocrinol Metab. 2012;16(2):177-182.

[19] Katsumi K, Watanabe K, Izumi T, Hirano T, Ohashi M, Mizouchi T, et al. Natural history of the ossification of cervical posterior longitudinal ligament: a three dimensional analysis. Int Orthop. 2018;42(4):835-842.

[20] Akune T, Ogata N, Seichi A, Ohnishi I, Nakamura K, Kawaguchi H. Insulin secretory response is positively associated with the extent of ossification of the posterior longitudinal ligament of the spine. J Bone Joint Surg Am. 2001;83(10):1537-1544.

[21] Ota M, Furuya T, Maki S, Inada T, Kamiya K, Ijima Y, et al. Addition of instrumented fusion after posterior decompression surgery suppresses thickening of ossification of the posterior longitudinal ligament of the cervical spine. J Clin Neurosci. 2016;34:162-165.

[22] Sawada T, Kishiya M, Kanemaru K, Seya K, Yokoyama T, Ueyama K, et al. Possible role of extracellular nucleotides in ectopic ossification of human spinal ligaments. J Pharmacol Sci. 2008;106(1):152-161.

[23] Karasugi T, Nakajima M, Ikari K, Tsuji T, Matsumoto M, Chiba K, et al. A genome-wide sib-pair linkage analysis of ossification of the posterior longitudinal ligament of the spine. J Bone Miner Metab. 2013;31(2):136-143.

[24] Nakamura I, Ikegawa S, Okawa A, Okuda S, Koshizuka Y, Kawaguchi H, et al. Association of the human NPPS gene with ossification of the posterior longitudinal ligament of the spine (OPLL). Hum Genet. 1999;104(6):492-497.

[25] Koga H, Sakou T, Taketomi E, Hayashi K, Numasawa T, Harata S, et al. Genetic mapping of ossification of the posterior longitudinal ligament of the spine. Am J Hum Genet. 1998;62(6):1460-1467.

[26] Yan L, Gao R, Liu Y, He B, Lv S, Hao D. The pathogenesis of ossification of the posterior longitudinal ligament. Aging Dis. 2017;8(5):570-582.

[27] Ikegawa S. Genetics of ossification of the posterior longitudinal ligament of the spine: a mini review. J Bone Metab. 2014;21(2):127-132.

[28] Inoue I. Genetic study of ossification of the posterior

longitudinal ligament of the spine. Tanpakushitsu kakusan koso. 2001;46(16 Suppl):2289-2294.

[29] Stetler WR, La Marca F, Park P. The genetics of ossification of the posterior longitudinal ligament. Neurosurg Focus. 2011;30(3):E7.

[30] Nakajima M, Takahashi A, Tsuji T, Karasugi T, Baba H, Uchida K, et al. A genome-wide association study identifies susceptibility loci for ossification of the posterior longitudinal ligament of the spine. Nat Genet. 2014;46(9):1012-1016.

第三章 病种、患病率、文献研究和疾病进展

Takahito Fujimori

张有余 李 彦 / 译

摘要

脊柱韧带骨化是脊柱的一种异位骨化，这种骨肥厚表现由 19 世纪的风湿病学家和放射科医生发现。1960 年报道了 1 例患者的尸检报告之后，后纵韧带骨化（OPLL）逐渐被视为导致脊髓病变的原因之一。OPLL 的病理学特点为软骨内化骨和膜内化骨，伴随着轻度的椎间盘退变。影像学研究显示，日本的颈椎 OPLL 患病率为 1.9%~6.3%。与之相似，韩国或者亚裔美国人颈椎 OPLL 的患病率大约为 5%，而美国白人颈椎 OPLL 的患病率为 1.3%。多种形式的脊柱周围韧带骨化可同时存在于骨肥厚症的患者中。36% 的颈椎 OPLL 患者存在弥漫性特发性骨肥厚症（DISH）。日本人群中胸椎 OPLL 的患病率为 1.6%~1.9%，胸腰椎 DISH 的患病率为 12%，项韧带骨化的患病率为 23%。

关键词

后纵韧带骨化；弥漫性特发性骨肥厚症；骨化；患病率；CT；日本；人种；韧带；脊髓病；骨肥厚症

3.1 病种

Key 于 1838 年在英国首次提出了脊柱韧带骨化所导致的神经压迫，在这篇文献中，Key 报道了 2 例病例，推测是由 OPLL 导致的瘫痪，然而，这种疾病直到 20 世纪才引起注意。

1942 年，一位美国的放射科医生 Oppenheimer 将椎体的前纵韧带骨化命名为"韧带骨化性脊柱炎"。1950 年，法国的一位风湿病学家 Forestier 提出了"脊柱强直性骨肥厚症"。尽管他们提到了 OPLL 损伤神经功能的可能性，但 OPLL 是一种可以导致脊髓病变的疾病，这个概念并没有被建立起来。

1960 年，一位日本的骨科医生 Tsukimoto，在 1 例患者的尸检报告中明确提出，OPLL 可以压迫脊髓，随后日本的骨科医生逐渐认识到，OPLL 是导致脊髓病变的原因之一。因为亚洲人群常出现发育性椎管狭窄，这种侵占椎管空间的病变能够引起严重的神经功能损伤，而当时颈椎手术在日本已经比较常见，因此出现了各种各样的手术方式来治疗这种疾病，其中包括椎板成形术。日本厚生劳动省在 1975 年成立研究组之后，积极推进了与 OPLL 相关的临床和基础研究，全世界都开始认识到，OPLL 是导致脊髓病变的原因之一。研究组第一任主席 Tsuyama 将颈椎 OPLL 分为 4 型：连续型、混合型、节段型和局灶型。这种影像学分型被广泛应用。

就这样，人们开始从病理学、风湿病学、影像学和临床神经病学等方面开展与脊柱韧带骨化相关的研究。从 20 世纪早期开始，就有人指出这种骨化不仅发生于脊柱，也发生于其他关节，很

多研究都提出，OPLL 可与前纵韧带和其他脊柱韧带的骨化同时存在。1975 年，美国的放射科医生 Resnick 和病理学家 Niwayama 提出了弥漫性特发性骨肥厚症（Diffuse Idiopathic Skeletal Hyperostosis，DISH）的概念。从疾病种类的层面来说，OPLL 可以归类为 DISH 发生脊柱韧带骨化的亚病种。然而，OPLL 很重要的一点是能够引起脊髓病变，尽管 DISH 有时也会引起吞咽困难和椎体骨折，但很多 DISH 患者并不会出现残疾。在临床实践中，一般会将 OPLL 的治疗与 DISH 分开讨论。

3.2 患病率

一直以来，OPLL 的患病率是根据影像学检查来统计的，而 OPLL 引起临床症状的脊髓病变的患病率仍然不清楚。很多流行病学研究都是由 19 世纪 70 年代的日本学者进行的，根据这些研究和 X 线片的数据，日本的 OPLL 患病率为 1.9%~4.3%；对亚洲其他国家、欧洲和美国也都进行了统计，亚洲其他国家的 OPLL 患病率为 0.8%~3.0%，欧洲和美国的 OPLL 患病率为 0.1%~1.3%。

尽管 X 线片具有操作方便和放射量低的优势，但它很难发现不明显的骨化。Tsuzuki 统计了 376 例日本患者颈椎的尸检结果，所报道的 40 岁以上人群的颈椎 OPLL 患病率为 12.5%。

最近，CT 更常用于流行病学研究，Fujimori 等通过全身 CT 检查统计了脊柱韧带骨化（厚度超过 2mm）的患病率（图 3.1），这项研究显示日本人群中颈椎 OPLL 的患病率为 6.3%，其他国家的 CT 研究数据显示，韩国的颈椎 OPLL 患病率为 5.7%，亚裔美国人的患病率为 4.8%。除了亚洲人群，美国也对 OPLL 患病率进行了统计，美国白人的患病率为 1.3%，西班牙裔美国人的患病率为 1.9%，非洲裔美国人的患病率为 2.1%，美国原住民的患病率为 3.2%（表 3.1）。有些学者提出相比于美国白人，美国原住民人群中 DISH 病更常见。

胸椎 OPLL 相比于颈椎 OPLL 更少见，Mori 等通过胸部 CT 统计的胸椎 OPLL 患病率为 1.9%，Fujimori 等报道的胸椎 OPLL 患病率为 1.6%。日本以外的胸椎 OPLL 患病率数据是欠缺的，从颈椎 OPLL 患病率的结果推测，白人人种中胸椎 OPLL 应该是非常罕见的疾病。

之前的研究显示男性颈椎 OPLL 的患病率大约为女性的 2 倍，然而关于胸椎 OPLL，有研究表明女性的患病率更高。日本全国范围内，关于手术治疗的胸椎 OPLL 患者的多中心研究中，纳入的男性和女性的数量基本相等。

3.3 OPLL 的分型

一般来说，相比于大范围的骨化，小范围骨化更常见。节段型是 OPLL 中最常见的类型，一项 CT 研究的数据显示，普通人群中偶然发现的 OPLL 有 70% 是节段型，连续型和混合型一共只占 17%。然而在接受手术治疗的人群中，这种比例却不同，64 例接受手术治疗的患者中，平均椎管侵占率为 31%，其中 28% 的患者为连续型，48% 的患者为混合型，20% 的患者为节段型。对于巨大 OPLL（椎管侵占率＞60%），连续型和混合型的比例能达到 93%。

最近，有人提出一个基于 CT 的新的分型，这种分型从 3 个方面将 OPLL 进行分型：有无桥连；位于椎体后或者椎体间；轴位片上位于中央或者侧方。

3.4 OPLL 的好发部位

颈椎 OPLL 常发生于 C5，这个部位易受到退变的影响，提示退变与 OPLL 的发病有关。胸椎 OPLL 常发生于 T1~T5（图 3.2）。

脊柱其他韧带的骨化会与 OPLL 同时存在，日本的一项 CT 研究数据显示，在颈椎 OPLL 患者中，13% 同时存在胸椎 OPLL，34% 同时存在胸椎黄韧带骨化，36% 同时存在 DISH，45% 同时存在

图 3.1 脊柱韧带骨化的患病率（C：颈椎；DISH：弥漫性特发性骨肥厚症；L：腰椎；OALL：前纵韧带骨化；OLF：黄韧带骨化；ONL：项韧带骨化；OPLL：后纵韧带骨化；T：胸椎；TL：胸腰椎）

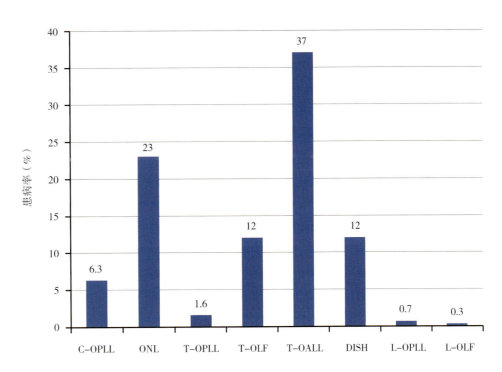

表 3.1 CT 研究的 OPLL 患病率

		总患病率（%）	男性（%）	女性（%）	病例数
颈椎	日本人	6.3	8.3	3.4	1500
	美国白人	1.3	1.6	0.8	1593
	亚裔美国人	4.8	5.8	3.6	624
	西班牙裔美国人	1.9	1.5	3.1	472
	非洲裔美国人	2.1	2.2	2	326
	美国原住民	3.2	2.8	3.8	62
	韩国人	5.7	6.4	3.6	3240
胸椎	日本人	1.9	1.0	3.0	3013
	日本人	1.6	1.4	2	1500

项韧带骨化。这项研究中颈椎 OALL 的患病率为 7.5%，DISH 患病率为 12%，项韧带骨化患病率为 23%。Kagotani 等所报道的全脊柱 CT 研究中，日本人群的 DISH 患病率为 10.8%。

3.5 文献综述

需要手术治疗的 OPLL 患者一般都有神经受损的表现，如脊髓病变或者神经根病变。引起脊髓病变的因素相对复杂，包括静态和动态因素，而压迫又分为直接压迫和压迫血管引起的缺血性

改变。这里我们将讨论 OPLL 过程中可能的压迫机制。

后纵韧带（PLL）是一种纤维结缔组织，连接于椎体之间。PLL 位于椎管内，覆盖于椎体后方，包含浅层和深层两层结构。这些韧带通过起点和止点将椎体连接起来，韧带起点和止点的骨化被称为起止点病，这是发生于肌腱和韧带嵌入点的生理反应性的一种骨赘，骨赘中可以观察到软骨内成骨。当纤维环或者纵韧带受损时，就会引起修复反应。TGF-β1 和碱性成纤维细胞生长因子与骨赘形成有关，这些骨赘可以视为是为了

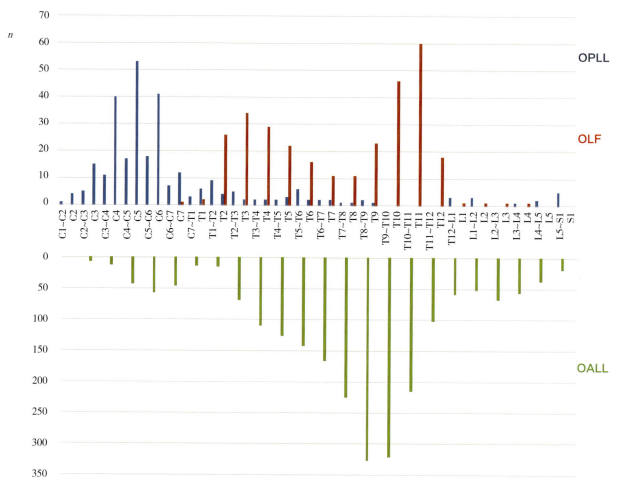

图 3.2　OPLL、OLF 和 OALL 在脊柱各节段的分布情况（OALL：前纵韧带骨化；OLF：黄韧带骨化；OPLL：后纵韧带骨化）

代偿椎体间不稳定的一种适应性反应。骨赘对脊柱起到固定作用，并且可能对脊柱所受应力的重新分布起到代偿作用，有利于保护脊柱。当骨赘形成后，经常能观察到这些节段还会发生明显的椎间盘退变。然而，在 OPLL 或者 DISH 患者中，尽管骨化块的体积很大，但椎间盘的退变比较轻微，而且在连续型 OPLL 或者多个椎体间存在桥连的 DISH 患者中更明显。这些现象表明 OPLL 或者 DISH 患者对于刺激的反应过度，而其他只引起了适度的新骨形成。有些学者将这些特点称为"骨形成者（Bone Formers）"，有研究表明脊柱韧带骨化的患者骨密度更高，可能是因为一些调节机制的异常，纤维软骨层越来越厚，形成巨大的骨化软骨。OPLL 中最先观察到的是软骨内成骨，在增生活跃的位点，也可以观察到血管形成和膜内成

骨。骨化范围较大的患者的骨化能力也更强，例如连续型 OPLL。在这些骨化中，后纵韧带浅层甚至能越过深层而发生骨化。在骨化范围较小的患者中，如节段型 OPLL，仅仅后纵韧带深层发生骨化，这种节段型 OPLL 有时很难与退变性的骨赘相鉴别，因为节段型 OPLL 同时也会存在椎间盘的退变。有些学者认为，在临床实践中，体积较小的节段型 OPLL 的治疗方案应该与导致脊髓病变的体积较大的 OPLL 有所不同。

3.6 疾病进展

尽管已经有研究报道了手术后 OPLL 进展的情况，但关于自然病程中 OPLL 进展的研究仍然较少。这方面的研究受限于早期的 OPLL 因无明

显临床症状很难被发现。当患者就诊时，OPLL 已经基本形成了，骨化范围较大的患者可能会接受手术治疗。以前的研究报道了以下和进展有关的风险因素：低龄、混合型或者 OPLL 在椎体间仍有活动度以及手术创伤，尤其是椎板成形术或椎板切除术、椎体间融合之后的节段很少发生 OPLL。最近，有些医生会进行额外的融合手术，以防止 OPLL 进展。最新多探测器 CT 可以提供三维可视化的 OPLL 疾病进展过程。

参考文献

[1] Key CA. Paraplegia depending on disease of the ligaments of the spine. Guys Hosp Rep. 1838;3:17-34.

[2] Oppenheimer A. Calcification and ossification of vertebral ligaments (spondylitis ossificans ligamentosa). Roentegen study of patogenesis and clinical significance. Radiology. 1942;38:160-164.

[3] Forestier J, Rotes-Querol J. Senile ankylosing hyperostosis of the spine. Ann Rheum Dis. 1950;9(4):321-330.

[4] Tsukimoto H. A case report: autopsy of syndrome of compression of the spinal cord owing to ossification within cervical spinal canal. Arch Jap Chir. 1960;29:1003-1007.

[5] Onji Y, Akiyama H, Shimomura Y, Ono K, Hukuda S, Mizuno S. Posterior paravertebral ossification causing cervical myelopathy. A report of eighteen cases. J Bone Joint Surg Am. 1967;49(7):1314-1328.

[6] Hirabayashi K, Miyakawa J, Satomi K, Maruyama T, Wakano K. Operative results and postoperative progression of ossification among patients with ossification of cervical posterior longitudinal ligament. Spine (Phila Pa 1976). 1981;6(4):354-364.

[7] Hirabayashi K, Toyama Y, Chiba K. Expansive laminoplasty for myelopathy in ossification of the longitudinal ligament. Clin Orthop Relat Res. 1999;359:35-48.

[8] Tsuyama N. Ossification of the posterior longitudinal ligament of the spine. Clin Orthop Relat Res. 1984;184:71-84.

[9] Kawaguchi Y, Nakano M, Yasuda T, Seki S, Hori T, Kimura T. Ossification of the posterior longitudinal ligament in not only the cervical spine, but also other spinal regions: analysis using multidetector computed tomography of the whole spine. Spine (Phila Pa 1976). 2013;38(23):E1477-E1482. https://doi.org/10.1097/BRS.0b013e3182a54f00.

[10] Fujimori T, Watabe T, Iwamoto Y, Hamada S, Iwasaki M, Oda T. Prevalence, concomitance, and distribution of ossification of the spinal ligaments: results of whole spine CT scans in 1500 japanese patients. Spine (Phila Pa 1976). 2016;41(21):1668-1676. https:// doi.org/10.1097/BRS.0000000000001643.

[11] Nishimura S, Nagoshi N, Iwanami A, Takeuchi A, Hirai T, Yoshii T, Takeuchi K, Mori K, Yamada T, Seki S, Tsuji T, Fujiyoshi K, Furukawa M, Wada K, Koda M, Furuya T, Matsuyama Y, Hasegawa T, Takeshita K, Kimura A, Abematsu M, Haro H, Ohba T, Watanabe M, Katoh H, Watanabe K, Ozawa H, Kanno H, Imagama S, Ando K, Fujibayashi S, Yamazaki M, Watanabe K, Matsumoto M, Nakamura M, Okawa A, Kawaguchi Y, Japanese Organization of the Study for Ossification of Spinal Ligament. Prevalence and distribution of diffuse idiopathic skeletal hyperostosis on whole-spine computed tomography in patients with cervical ossification of the posterior longitudinal ligament: a multicenter study. Clin Spine Surg. 2018;31(9):E460-E465. https://doi.org/10.1097/ BSD.0000000000000701.

[12] Resnick D, Niwayama G. Radiographic and pathologic features of spinal involvement in diffuse idiopathic skeletal hyperostosis (DISH). Radiology. 1976;119(3):559-568. https://doi.org/10.1148/119.3.559.

[13] Utsinger PD. Diffuse idiopathic skeletal hyperostosis. Clin Rheum Dis. 1985;11(2):325-351.

[14] Paley D, Schwartz M, Cooper P, Harris WR, Levine AM. Fractures of the spine in diffuse idiopathic skeletal hyperostosis. Clin Orthop Relat Res. 1991;267:22-32.

[15] Matsunaga S, Sakou T. Ossification of the posterior longitudinal ligament of the cervical spine: etiology and natural history. Spine (Phila Pa 1976). 2012;37(5):E309-E314. https://doi.org/10.1097/ BRS.0b013e318241ad33.

[16] Ikata T, Tezuka S. Epidemiological study on the prevalence of ossification of the posterior longitudinal ligament. In: Investigation comittee report on the ossification of the spinal ligaments of the Japanese Ministry of Public health and Welfare; 1979.p.24-27.

[17] Ohtani K, Higuchi M, Watanabe T, Nakai S, Fujimura S, Manzoku S, Kosaka M, Shibazaki T, Tsubuku M, Saito T. Epidemiological study of ossification of the posterior longitudinal ligament of the cervical spine in Yaeyama Island of Okinawa. In: Investigation committee report on the ossification of the spinal ligaments of the Japanese Ministry of Public Health and Welfare; 1980. p.17-18.

[18] Yamauchi H, Issei K, Endou A, Kameta I, Kondou A,

Yamaguchi T. Comparative study on the prebalence of OPLL by plain X-ray film and heab metal content of hair between Chiba and Yamanashi. In: Investigation comittee report on the ossification of the spinal ligaments of the Japanese Ministry of Public Health and Welfare; 1982.p.15-19.

[19] Sakou T, Morimoto N. Epidemiological study of the cervical OPLL on islands Kagoshima. In: Investigation comittee report on the ossification of the spinal ligaments of the Japanese Ministry of Public Health and Welfare; 1982. p. 20-23.

[20] Ohtsuka Y, Terayama K, Wada K, Kasuga K, Matsushima S, Machida T, Furukawa K. Epidemiological study of ossification of the spinal ligament on Yachiho in Nagano Prefecture. In: Investigation comittee report on the ossification of the spinal ligaments of the Japanese Ministry of Public Health and Welfare; 1984. p.63-67.

[21] Ikata T, Takada K, Murase M, Kashiwaguchi S. Epidemiological study on the prevalence of ossification of posterior longitudinal ligament of the cervical spine. In: Investigation comittee report on the ossification of the spinal ligaments of the Japanese Ministry of Public Health and Welfare; 1985. p. 61-65.

[22] Ohtsuka K, Yanagihara M. The epidemiology of the hyperostosis of the spine. Seikeigeka MOOK. 1987;50:13-25.

[23] Sasaki E, Ono A, Yokoyama T, Wada K, Tanaka T, Kumagai G, Iwasaki H, Takahashi I, Umeda T, Nakaji S, Ishibashi Y. Prevalence and symptom of ossification of posterior longitudinal ligaments in the Japanese general population. J Orthop Sci. 2014;19(3):405-411. https://doi.org/10.1007/s00776-014-0552-0.

[24] Kurokawa T. Prevalence of ossification of the posterior longitudinal ligament of the cervical spine in Taiwan, Hong Kong, and Singapore. In: Investigation comittee report on the ossification of the spinal ligaments of the Japanese Ministry of Public Health and Welfare; 1978. p. 8-9.

[25] Yamaura I, Kamikozuru M, Shinomiya K. Therapeutic modalities and epidemiological study of ossification of the posterior longitudinal ligament of the cervical spine. In: Investigation comittee report on the ossification of the spinal ligaments of the Japanese Ministry of Public Health and Welfare; 1978. p. 18-20.

[26] Yamauchi H. Epidemiological and pathological study of ossification of the posterior longitudinal ligament of the cervical spine. In: Investigation comittee report on the ossification of the spinal ligaments of the Japanese Ministry of Public Health and Welfare; 1978.p.21-25.

[27] Tezuka S. Epidemiological study of ossification of the posterior longitudinal ligament of the cervical spine in Taiwan. In: Investigation comittee report on the ossification of the spinal ligaments of the Japanese Ministry of Public Health and Welfare; 1980.p.19-23.

[28] Lee T, Chacha PB, Khoo J. Ossification of posterior longitudinal ligament of the cervical spine in non-Japanese Asians. Surg Neurol. 1991;35(1):40-44.

[29] Izawa K. Comparative roentgenographical study on the incidence of ossification of the posterior longitudinal ligament and other degenerative changes of the cervical spine among Japanese, Koreans, Americans and Germans. Nihon Seikeigeka Gakkai Zasshi. 1980;54(5):461-474.

[30] Terayama K, Ohtsuka K, Merlini L, Albisinni U, Gui L. Ossification of the spinal ligament. A radiographic reevaluation in Bologna. Italy Nihon Seikeigeka Gakkai Zasshi. 1987;61(12):1373-1378.

[31] Harata S, Ueyama K, Ichikawa S, Ito J, Sato T, Mito A, Den I, Yamada S, Tomita T, Sakou T. Epidemiologic study of ossification of the posterior longitudinal ligament of the cervical spine in China. Rinsho Seikeigeka. 1994;29(6):671-676.

[32] Liu KC. Epidemiological study on ossification of the posterior longitudinal ligament (OPLL) in the cervical spine—comparison of the prevalency between Japanese and Taiwanese. J Jpn Orthop Ass. 1990;64(5):401-408.

[33] Yamauchi H, Izawa K, Sasaki K, Noromoto T, Honda H, Kusue K. Radiological examination by plain film of the cervical spine in West Germany. In: Investigation comittee report on the ossification of the spinal ligaments of the Japanese Ministry of Public Health and Welfare;1979.p.22-23.

[34] Terayama K, Ohtsuka Y. Epidemiological study of ossification of the posterior longitudinal ligament on Bologna in Italy. In: Investigation comittee report on the ossification of the spinal ligaments of the Japanese Ministry of Public health and Welfare; 1984. p. 55-62.

[35] Ijiri K, Sakou T, Taketomi E, Matsunaga S. Epidemiological study of ossification of the posterior longitudinal ligament in Utah. In: Investigation comittee report on the ossification of the spinal ligaments of the Japanese Ministry of Public Health and Welfare; 1996. p. 8-9.

[36] Firooznia H, Benjamin VM, Pinto RS, Golimbu C, Rafii M, Leitman BS, McCauley DI. Calcification and ossification of posterior longitudinal ligament of spine: its role in secondary narrowing of spinal canal and cord compression. N Y State J Med. 1982;82(8):1193-1198.

[37] Tsuzuki N. Ossification of the posterior longitudinal ligament of the cervical spine: its incidence and histopathology.

Jpn Dtshc Med Berichte. 1987;32(1):11-22.

[38] Sohn S, Chung CK, Yun TJ, Sohn CH. Epidemiological survey of ossification of the posterior longitudinal ligament in an adult Korean population: three-dimensional computed tomographic observation of 3,240 cases. Calcif Tissue Int. 2014;94(6):613-620. https://doi.org/10.1007/s00223-014-9846-7.

[39] Fujimori T, Le H, Hu SS, Chin C, Pekmezci M, Schairer W, Tay BK, Hamasaki T, Yoshikawa H, Iwasaki M. Ossification of the posterior longitudinal ligament of the cervical spine in 3161 patients: a CT-based study. Spine (Phila Pa 1976). 2015;40(7):E394-E403. https://doi.org/10.1097/BRS.0000000000000791.

[40] Henrard JC, Bennett PH. Epidemiological study of vertebral hyperostosis. Survey in an adult population of American Indians. Rev Rhum Mal Osteoartic. 1973;40(10):581-591.

[41] Spagnola AM, Bennett PH, Terasaki PI. Vertebral ankylosing hyperostosis (Forestier's disease) and HLA antigens in Pima Indians. Arthritis Rheum. 1978;21(4):467-472.

[42] Mori K, Imai S, Kasahara T, Nishizawa K, Mimura T, Matsusue Y. Prevalence, distribution, and morphology of thoracic ossification of the posterior longitudinal ligament in japanese: results of CT-based cross-sectional study. Spine (Phila Pa 1976). 2014;39(5):394-399. https://doi.org/10.1097/BRS.0000000000000153.

[43] Imagama S, Ando K, Takeuchi K, Kato S, Murakami H, Aizawa T, Ozawa H, Hasegawa T, Matsuyama Y, Koda M, Yamazaki M, Chikuda H, Shindo S, Nakagawa Y, Kimura A, Takeshita K, Wada K, Katoh H, Watanabe M, Yamada K, Furuya T, Tsuji T, Fujibayashi S, Mori K, Kawaguchi Y, Watanabe K, Matsumoto M, Yoshii T, Okawa A. Perioperative complications after surgery for thoracic ossification of posterior longitudinal ligament: a nationwide multicenter prospective study. Spine (Phila Pa 1976). 2018;43(23):E1389-E1397. https://doi.org/10.1097/BRS.0000000000002703.

[44] Iwasaki M, Kawaguchi Y, Kimura T, Yonenobu K. Long-term results of expansive laminoplasty for ossification of the posterior longitudinal ligament of the cervical spine: more than 10 years follow up. J Neurosurg. 2002;96(2 Suppl):180-189.

[45] Fujimori T, Iwasaki M, Okuda S, Takenaka S, Kashii M, Kaito T, Yoshikawa H. Long-term results of cervical myelopathy due to ossification of the posterior longitudinal ligament with an occupying ratio of 60% or more. Spine (Phila Pa 1976). 2014;39(1):58-67. https://doi.org/10.1097/BRS.0000000000000054.

[46] Kawaguchi Y, Matsumoto M, Iwasaki M, Izumi T, Okawa A, Matsunaga S, Chiba K, Tsuji T, Yamazaki M, Fujimori T, Yoshii T, Toyama Y. New classification system for ossification of the posterior longitudinal ligament using CT images. J Orthop Sci. 2014;19(4):530-536.https://doi.org/10.1007/s00776-014-0577-4.

[47] Hirai T, Yoshii T, Iwanami A, Takeuchi K, Mori K, Yamada T, Wada K, Koda M, Matsuyama Y, Takeshita K, Abematsu M, Haro H, Watanabe M, Watanabe K, Ozawa H, Kanno H, Imagama S, Fujibayashi S, Yamazaki M, Matsumoto M, Nakamura M, Okawa A, Kawaguchi Y. Prevalence and distribution of ossified lesions in the whole spine of patients with cervical ossification of the posterior longitudinal ligament a multicenter study (JOSL CT study). PLoS One. 2016;11(8):e0160117. https://doi.org/10.1371/journal.pone.0160117.

[48] Hirai T, Yoshii T, Nagoshi N, Takeuchi K, Mori K, Ushio S, Iwanami A, Yamada T, Seki S, Tsuji T, Fujiyoshi K, Furukawa M, Nishimura S, Wada K, Furuya T, Matsuyama Y, Hasegawa T, Takeshita K, Kimura A, Abematsu M, Haro H, Ohba T, Watanabe M, Katoh H, Watanabe K, Ozawa H, Kanno H, Imagama S, Ando K, Fujibayashi S, Koda M, Yamazaki M, Matsumoto M, Nakamura M, Okawa A, Kawaguchi Y. Distribution of ossified spinal lesions in patients with severe ossification of the posterior longitudinal ligament and prediction of ossification at each segment based on the cervical OP index classification: a multicenter study (JOSL CT study). BMC Musculoskelet Disord. 2018;19(1):107. https://doi.org/10.1186/s12891-018-2009-7.

[49] Yoshii T, Hirai T, Iwanami A, Nagoshi N, Takeuchi K, Mori K, Yamada T, Seki S, Tsuji T, Fujiyoshi K, Furukawa M, Nishimura S, Wada K, Koda M, Furuya T, Matsuyama Y, Hasegawa T, Takeshita K, Kimura A, Abematsu M, Haro H, Ohba T, Watanabe M, Katoh H, Watanabe K, Ozawa H, Kanno H, Imagama S, Ando K, Fujibayashi S, Matsumoto M, Nakamura M, Yamazaki M, Okawa A, Kawaguchi Y. Co-existence of ossification of the nuchal ligament is associated with severity of ossification in the whole spine in patients with cervical ossification of the posterior longitudinal ligament—a multicenter CT study. J Orthop Sci. 2018; https://doi.org/10.1016/j.jos.2018.08.009.

[50] Mori K, Yoshii T, Hirai T, Iwanami A, Takeuchi K, Yamada T, Seki S, Tsuji T, Fujiyoshi K, Furukawa M, Nishimura S, Wada K, Koda M, Furuya T, Matsuyama Y, Hasegawa T, Takeshita K, Kimura A, Abematsu M, Haro H, Ohba T, Watanabe M, Katoh H, Watanabe K,

Ozawa H, Kanno H, Imagama S, Ito Z, Fujibayashi S, Yamazaki M, Matsumoto M, Nakamura M, Okawa A, Kawaguchi Y. Prevalence and distribution of ossification of the supra/interspinous ligaments in symptomatic patients with cervical ossification of the posterior longitudinal ligament of the spine: a CT-based multicenter cross-sectional study. BMC Musculoskelet Disord. 2016;17(1):492. https://doi.org/10.1186/s12891-016-1350-y.

[51] Shingyouchi Y, Nagahama A, Niida M. Ligamentous ossification of the cervical spine in the late middle-aged Japanese men. Its relation to body mass index and glucose metabolism. Spine (Phila Pa 1976). 1996;21(21):2474-2478.

[52] Kagotani R, Yoshida M, Muraki S, Oka H, Hashizume H, Yamada H, Enyo Y, Nagata K, Ishimoto Y, Teraguchi M, Tanaka S, Nakamura K, Kawaguchi H, Akune T, Yoshimura N. Prevalence of diffuse idiopathic skeletal hyperostosis (DISH) of the whole spine and its association with lumbar spondylosis and knee osteoarthritis: the ROAD study. J Bone Miner Metab. 2015;33(2):221-229. https://doi.org/10.1007/s00774-014-0583-9.

[53] Levine DN. Pathogenesis of cervical spondylotic myelopathy. J Neurol Neurosurg Psychiatry. 1997;62(4):334-340.

[54] Rogers J, Shepstone L, Dieppe P. Bone formers: osteophyte and enthesophyte formation are positively associated. Ann Rheum Dis. 1997;56(2):85-90.

[55] Hotta Y. Anatomical study of the yellow ligament of spine with special reference to its ossification. J Jpn Orthop Ass. 1985;59(3):311-325.

[56] Menkes CJ, Lane NE. Are osteophytes good or bad? Osteoarthritis Cartilage. 2004;12(Suppl A):S53-S54.

[57] Hardcastle SA, Dieppe P, Gregson CL, Arden NK, Spector TD, Hart DJ, Edwards MH, Dennison EM, Cooper C, Williams M, Davey Smith G, Tobias JH. Osteophytes, enthesophytes, and high bone mass: a bone-forming triad with potential relevance in osteoarthritis. Arthritis Rheumatol. 2014;66(9):2429-2439. https://doi.org/10.1002/art.38729.

[58] Uchino M, Izumi T, Tominaga T, Wakita R, Minehara H, Sekiguchi M, Itoman M. Growth factor expression in the osteophytes of the human femoral head in osteoarthritis. Clin Orthop Relat Res. 2000;377:119-125.

[59] Al-Rawahi M, Luo J, Pollintine P, Dolan P, Adams MA. Mechanical function of vertebral body osteophytes, as revealed by experiments on cadaveric spines. Spine (Phila Pa 1976). 2011;36(10):770-777. https://doi.org/10.1097/BRS.0b013e3181df1a70.

[60] van der Kraan PM, van den Berg WB. Osteophytes: relevance and biology. Osteoarthr Cartil. 2007;15(3):237-244. https://doi.org/10.1016/j.joca.2006.11.006.

[61] Tanaka N. Histopathological studies of the osteophytes and the ossification of the posterior longitudinal ligament in the cervical spine. J Jpn Orthop Ass.1985;60(3):323-336.

[62] Kim KW, Oh YM, Eun JP. Increased prevalence of ossification of posterior longitudinal ligament and increased bone mineral density in patients with ossification of nuchal ligament. Korean J Spine.2016;13(3):139-143. https://doi.org/10.14245/kjs.2016.13.3.139.

[63] Terayama K. Diffuse idiopathic skeletal hyperostosis and ossification of the posterior longitudinal ligament. Bessatsu Seikeigeka. 2004;45:2-6.

[64] Ono K, Ota H, Tada K, Hamada H, Takaoka K. Ossified posterior longitudinal ligament: a clinicopathologic study. Spine (Phila Pa 1976). 1977;2(2):126-138.

[65] Ono K, Yonenobu K, Miyamoto S, Okada K. Pathology of ossification of the posterior longitudinal ligament and ligamentum flavum. Clin Orthop Relat Res. 1999;359:18-26.

[66] Chiba K, Yamamoto I, Hirabayashi H, Iwasaki M, Goto H, Yonenobu K, Toyama Y. Multicenter study investigating the postoperative progression of ossification of the posterior longitudinal ligament in the cervical spine: a new computer-assisted measurement. J Neurosurg Spine. 2005;3(1):17-23. https://doi.org/10.3171/spi.2005.3.1.0017.

[67] Fujimori T, Iwasaki M, Nagamoto Y, Ishii T, Sakaura H, Kashii M, Yoshikawa H, Sugamoto K. Three-dimensional measurement of growth of ossification of the posterior longitudinal ligament. J Neurosurg Spine. 2012;16(3):289-295. https://doi.org/10.3171/2011.11.SPINE11502.

[68] Hori T, Kawaguchi Y, Kimura T. How does the ossification area of the posterior longitudinal ligament progress after cervical laminoplasty? Spine (Phila Pa 1976). 2006;31(24):2807-2812. https://doi.org/10.1097/01.brs.0000245870.97231.65.

[69] Hori T, Kawaguchi Y, Kimura T. How does the ossification area of the posterior longitudinal ligament thicken following cervical laminoplasty? Spine (Phila Pa 1976). 2007;32(19):E551-E556. https://doi.org/10.1097/BRS.0b013e31814614f3.

[70] Lee DH, Cho JH, Kim NH, Kim S, Choi J, Hwang CJ, Lee CS. Radiological risk factors for progression of ossification of posterior longitudinal ligament following

laminoplasty. Spine J. 2018;18(7):1116-1121. https://doi.org/10.1016/j.spinee.2017.10.069.

[71] Katsumi K, Watanabe K, Izumi T, Hirano T, Ohashi M, Mizouchi T, Ito T, Endo N. Natural history of the ossification of cervical posterior longitudinal ligament: a three dimensional analysis. Int Orthop. 2018;42(4):835-842. https://doi.org/10.1007/s00264-017-3667-z.

[72] Kawaguchi Y, Kanamori M, Ishihara H, Nakamura H, Sugimori K, Tsuji H, Kimura T. Progression of ossification of the posterior longitudinal ligament following en bloc cervical laminoplasty. J Bone Joint Surg Am. 2001;83-A(12):1798-802.

[73] Lee CH, Jahng TA, Hyun SJ, Kim KJ, Kim HJ. Expansive laminoplasty versus laminectomy alone versus laminectomy and fusion for cervical ossification of the posterior longitudinal ligament: is there a difference in the clinical outcome and sagittal alignment? Clin Spine Surg. 2016;29(1):E9-E15. https://doi.org/10.1097/BSD.0000000000000058.

[74] Lee CH, Sohn MJ, Lee CH, Choi CY, Han SR, Choi BW. Are there differences in the progression of ossification of the posterior longitudinal ligament following laminoplasty versus fusion?: A meta-analysis. Spine (Phila Pa 1976). 2017;42(12):887-894. https://doi.org/10.1097/BRS.0000000000001933.

[75] Katsumi K, Izumi T, Ito T, Hirano T, Watanabe K, Ohashi M. Posterior instrumented fusion suppresses the progression of ossification of the posterior longitudinal ligament: a comparison of laminoplasty with and without instrumented fusion by three-dimensional analysis. Eur Spine J. 2016;25(5):1634-1640. https://doi.org/10.1007/s00586-015-4328-9.

[76] Ota M, Furuya T, Maki S, Inada T, Kamiya K, Ijima Y, Saito J, Takahashi K, Yamazaki M, Aramomi M, Mannoji C, Koda M. Addition of instrumented fusion after posterior decompression surgery suppresses thickening of ossification of the posterior longitudinal ligament of the cervical spine. J Clin Neurosci. 2016;34:162-165. https://doi.org/10.1016/j.jocn.2016.06.013.

[77] Izumi T, Hirano T, Watanabe K, Sano A, Ito T, Endo N. Three-dimensional evaluation of volume change in ossification of the posterior longitudinal ligament of the cervical spine using computed tomography. Eur Spine J. 2013;22(11):2569-2574. https://doi.org/10.1007/s00586-013-2989-9.

第四章　后纵韧带骨化的自然病程

Shunji Matsunaga

弓伊宁　李　彦 / 译

摘要

后纵韧带骨化（OPLL）是引起脊髓压迫症状的一种重要疾病。手术时机和预防性手术的指征尚不明确。主要原因是缺乏对这种疾病引起脊髓损害症状发生的自然史的研究。本章笔者将介绍对 OPLL 临床症状的自然病程进行的单中心和多中心研究结果，以及该类患者中神经损害症状发生的预测因素。通过 Kaplan-Meier 分析发现，无脊髓病患者中 30 年后的生存率为 71%。笔者通过一项多中心前瞻性研究，分析了无症状后纵韧带骨化的患者发生脊髓病的危险因素。在单因素和多因素 Logistic 回归分析中，脊髓病的发生与椎管狭窄程度、颈椎活动度过大以及旁中央型 OPLL 显著相关。对该疾病的自然病程的了解对于治疗该疾病至关重要，并希望将来能在日本进行进一步的研究。

关键词

后纵韧带骨化；自然病程；脊髓病进展的危险因素

OPLL 是引起脊髓压迫症状的一种重要疾病。这种疾病大约在 180 年前由 Key 首次报道。自从该报道发表以来，已经发表了许多有关这种疾病的流行病学、病因学和治疗方法的报告。该病的流行病学调查主要在日本进行。据报道，日本普通人群中 OPLL 的患病率为 1.9% ~4.3%，所以这并不是一种罕见的疾病。通过家族谱系调查和双胞胎研究，发现 OPLL 病因具有遗传背景。最近在日本进行的遗传分析中发现了一些 OPLL 相关的疾病候选基因。在不久的将来，这种疾病的病因终将被阐明。

对于因 OPLL 而导致严重神经功能损害的患者，应选择手术治疗。目前已经报道了多种外科手术方式，并获得了令人满意的结果。然而，手术的时机和预防性手术的指征尚不明确。主要原因是缺乏对这种疾病导致脊髓症状发生的自然病程的研究。对一些完全没有神经损害症状的患者拍摄颈椎 X 线片时可能会偶然发现巨大的 OPLL。了解该疾病的自然病程对于确定手术时机和预防性手术的指征至关重要。在本章中，笔者将介绍对 OPLL 临床症状自然病程进行的单中心和多中心研究结果，以及该疾病中神经损害症状发生的预测因素。

4.1 日本首次全国性调查的临床特征

关于 OPLL 临床特征的几篇论文已经发表。在日本国内研究人员的论文中，OPLL 患者的临床特征都基本相似。Terayama 是日本卫生、劳动和福利部脊柱韧带骨化研究委员会的前任成员之一，他于 1975 年完成了对 OPLL 的日本首次全国性调查。此次调查选取了包括大学医院在内的 880 家医院，并有 2142 例 OPLL 患者进行了注册。根据本次调查的结果，OPLL 通常在 40 岁以上的患者中发生，男性较多，男女比例为 2∶1~3∶1。男性的平均发病年龄为 51.2 岁，女性为 48.9 岁。67% 的患者年龄在 45~65 岁之间。95% 的患者有一些临床症状，但 5% 的患者没有症状。患者最初的主诉通常包括颈部不适和上肢麻木。OPLL 的典型症状如下：四肢的感觉和运动功能障碍，腱反射亢进，病理征阳性和膀胱功能障碍。多达 16.8% 的患者在日常生活活动中需要帮助；5.4% 的患者表现出症状迅速加重，11.4% 的患者表现为慢性加重。症状自发出现并持续发展。在四肢瘫痪迅速发展的情况下，还会经常出现括约肌功能障碍。23% 的患者有颈部区域外伤史。颈椎创伤可能会加剧症状的发作，在某些情况下，包括四肢瘫痪。然而，对 368 例在初诊时无脊髓病的 OPLL 患者进行的前瞻性研究中发现，只有 6 例（2%）患者随后发生了创伤性脊髓病。对这类患者进行防跌倒创伤教育是非常重要的。

OPLL 好发于 C4、C5 和 C6 节段。OPLL 的最大厚度通常位于 C5 水平。根据侧位 X 线片上的表现，颈椎的 OPLL 可以分为 4 种类型：连续型、混合型、节段型和其他类型。当骨化在椎间盘水平处中断但在椎体后方连续时，称为节段型。如果骨化不间断，则构成连续型。节段型约占 39%，连续型占 27%，混合型占 26%，其他类型占 7%。椎管的矢状径是通过侧位片上椎体的后缘到棘突根部前缘的距离来测量的。该距离被认为是颈椎管的前后径。然后，将骨化厚度占椎管前后径的百分比作为最大椎管狭窄率（图 4.1）。在骨化区域最厚处确定的最大椎管狭窄率，在患有脊髓病的患者中平均为 38%，而在未患骨髓病的患者中为 27%。但是，骨化的程度并不总是与神经功能损害（即瘫痪）的程度相关。即使椎管内骨化很严重，神经损害症状有时也仍较轻。

颈椎的 OPLL 通常伴随胸椎或腰椎部位韧带的骨化，并可能与胸椎的黄韧带骨化或脊椎强直性

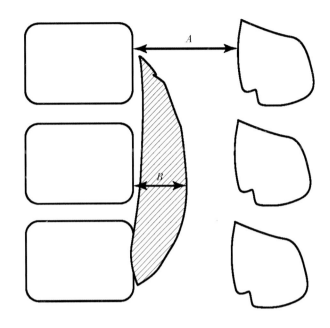

图 4.1 通过 OPLL 在普通 X 线片上计算最大椎管狭窄率的方法［百分比（%）= B（cm）/ A（cm）× 100%］

骨肥厚相混淆。在我们的 166 例颈椎 OPLL 患者中，有 28 例（17%）合并胸椎 OPLL，85 例（51%）合并胸椎或腰椎黄韧带骨化。68 例（41%）的影像学表现为脊椎强直性骨肥厚（Forestier 分类 II 期改变），影响 3 个以上的椎体。此外，在这些个体中还可能伴随髋关节和踝关节韧带骨化，提示确实是有系统性发生弥漫性特发性骨肥厚症（DISH）的倾向。

4.2 骨化的进展

对 OPLL 的进展进行前瞻性评估的研究较少。对 112 例接受了保守治疗的 OPLL 患者进行研究（男 75 例，女 37 例）。他们的年龄为 27~78 岁（平均 54.5 岁），其随访时间为 1~16.9 年。在 5 年的随访中，该组中有 24% 的患者出现骨化长度进展，13% 的患者出现骨化厚度进展，但进展程度很小。进展程度最大的是 1 例连续型 OPLL，在 10 年中最大长度变化为 43mm（相当于两个椎体的高度），厚度变化为 3.4mm。骨化的类型在某些情况下会发生变化。3 例连续型变为了混合型，3 例节

段型变为了混合型，另外 3 例节段型变为了连续型，而 1 例混合型变为了连续型。在生物力学研究中发现，椎间盘应力增加的部位易发生 OPLL 的进展。骨化进展并不总是导致症状加重，尽管在某些患者中情况会发生恶化。随访了 94 例手术患者的骨化过程。该队列中包括 75 例男性和 19 例女性，年龄在 23~79 岁之间（平均 54.8 岁）。随访时间为前路减压和融合术后 8.9 年，椎板成形术后 2.5 年和椎板切除术后 6.6 年。椎板切除术的患者（40%）和椎板成形术治疗的患者（35%）的骨化进展明显，且发生率较高，并且在这些手术后出现骨化进展的间隔时间相对较短，最早出现在手术后 2 个月内，大多数在 6 个月内。与保守治疗组相比，椎板切除术或椎板成形术治疗组的骨化进展率更高。可能的解释包括：由于后方支撑结构的破坏，颈椎机械应力增加，以及椎板成形术或椎板切除术产生的生物刺激。

4.3 OPLL 临床症状的自然病程

　　一般认为 OPLL 患者的预后并不满意。笔者研究了这种疾病的自然进程。在最终的随访研究中，共 450 例患者前瞻性随访平均 17.6 年（10~30 年），以了解疾病的自然病程进展，最后一次评估的平均年龄为 72.6 岁。初始时 127 例患者患有脊髓病，其中 91 例采取了手术治疗。其余 36 例脊髓病患者采取了保守治疗，其中 23 例（65%）的患者出现了脊髓病的加重。对于 323 例初始时无脊髓病的患者，在随访期间有 64 例（20%）出现了脊髓病。Kaplan–Meier 分析估计，初始无脊髓病的患者在 30 年的随访中无脊髓病存活率为 71%（图 4.2）。最大椎管狭窄程度大于 60% 的 45 例患者均患有脊髓病。通过动态 X 线片来判断颈椎的活动范围（图 4.3）。患有脊髓病和最大椎管狭窄程度小于 60% 的患者的运动范围明显更大（表 4.1）。尽管在所有最大椎管狭窄程度大于 60% 的患者中均发现有脊髓病，但在随访期间，初诊时小的 OPLL 很少发展为最大椎管狭窄程度超过

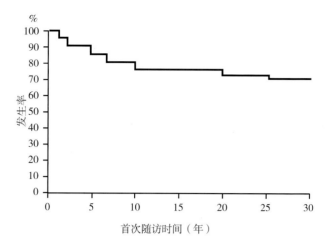

图 4.2　该图显示了在最初无脊髓病患者中的无脊髓病发生率的 Kaplan–Meier 分析结果

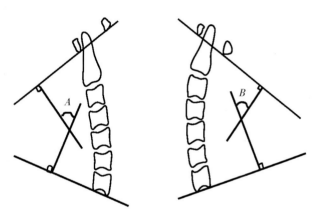

图 4.3　颈椎活动范围（α）的计算方法。A：最大前屈位的 C2/C7 角。B：最大后伸位的 C2/C7 角。α =A+B

表 4.1　最大椎管狭窄程度小于 60% 的患者中有无脊髓病患者的颈椎活动范围

	有脊髓病（n=137）	无脊髓病（n=268）	P 值
平均值（标准差）颈椎活动度（°）	75.6（18.3）	36.5（15.9）	< 0.05

60% 的大 OPLL。因此，不能简单地说 OPLL 会发展为脊髓病。相反，对于最大椎管狭窄程度少于 60% 的 OPLL 患者，动态因素（运动范围）对于脊髓病变的发展似乎非常重要。该长期前瞻性研究的数据表明，对于无脊髓病型 OPLL 患者无须进行预防性手术，尤其是因为症状发展的过程

似乎比预期的要更缓慢。然而，患有创伤性脊髓病的 OPLL 患者的手术效果远不能令人满意。对 OPLL 患者发生脊髓病的危险因素进行研究是非常重要的。

2012 年，日本卫生、劳动和福利部脊椎韧带骨化研究委员会对无症状 OPLL 患者的脊髓病发展进行了多中心前瞻性研究。源自日本全国 17 个脊柱研究所的 109 例 OPLL 患者（男性 66 例，女性 43 例）纳入了这项研究。所有受试者均符合以下入选标准：①有颈椎 OPLL 的放射影像学证据；②初诊时为无症状 OPLL，至少随访 5 年；③获得患者的同意并获得每个机构审查委员会的批准，将临床数据用于本研究。"无症状"定义为，患者无明显脊髓病表现。脊髓病由主观和客观证据综合确定，包括体格检查发现痉挛性步态、肌肉萎缩、无力、手部运动功能障碍、四肢的腱反射异常、病理性反射、阵挛和感觉障碍。所有患有脊髓病的受试者其日常生活均受到影响。这项研究纳入了颈部僵硬和颈椎活动受限的受试者。所有受试者每年都在各自脊柱机构进行临床检查。初次随

访时的年龄为 41~84 岁，平均 59.8 岁。OPLL 分类方面，包括节段型 33 例、连续型 38 例和混合型 38 例。随访时间为 5~26 年（平均 11.3 年）。共有 24.8%（27/109）的受试者在随访期间发生了脊髓病。其余的 82 例患者在至少 5 年的随访期内未发生脊髓病。5 例 X 线片上椎管狭窄大于 60% 的患者在随访 15 年内均发生了脊髓病。通过 Kaplan-Meiyer 分析了无脊髓病率（图 4.4）。在长达 26 年的随访中，椎管狭窄少于 60% 的受试者的无脊髓病率是 66%。出现脊髓病的 27 例受试者中有 6 例有创伤史。在这 6 例受试者中，有 5 例为混合型 OPLL，而另外 1 例为节段型 OPLL。创伤类型方面，包括 3 例楼梯跌落伤、2 例严重的挥鞭伤和 1 例意外的头部挫伤。

4.4　脊髓病发展的危险因素

在我们的研究中，笔者分析了 OPLL 患者脊髓病的发病机制。此外，还设计了一项多中心队列研究，来分析 OPLL 患者脊髓病发展的影像学预

图 4.4　采用 Kaplan-Meier 方法分析 OPLL 无症状受试者的无脊髓病率。粗实线表示椎管狭窄小于 60% 的受试者的数据。虚线表示椎管狭窄程度大于 60% 的受试者的数据

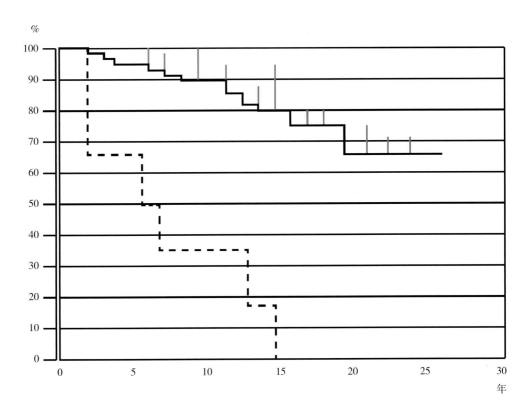

测因素。全国 16 个脊柱研究所的 156 例 OPLL 患者（104 例男性和 52 例女性）参加了这项研究。随访时间为 5~23 年（平均 10.3 年）。在随访期间，每位受试者均接受了普通 X 线、计算机断层扫描（CT）和颈椎磁共振成像（MRI）检查。OPLL 分类方面，包括节段型 45 例、连续型 55 例、混合型 56 例。回顾性分析了脊髓病的发生与颈椎创伤史、普通 X 线片和 CT 上最大的椎管狭窄百分比、颈椎的活动度以及 MRI 或 CT 上轴向骨化模式的关系。共有 90 例患者在初次就诊时伴有脊髓病，而 6 例患者在随访期间发生了脊髓病。其余 60 例患者在整个随访期间均未发生脊髓病。普通 X 线检查中椎管狭窄大于 60% 的 39 例患者均发生了脊髓病。在 117 例最大椎管狭窄程度少于 60% 的患者中，有 57 例（49%）发生了脊髓病。在 117 例最大椎管狭窄程度少于 60% 的患者中，患有脊髓病的患者的颈椎活动度明显大于没有脊髓病的患者（图 4.5）。根据 CT 和 MRI，轴向骨化分型可分为两种：中央型和外侧型。类型的定义如下：中央型定义为 OPLL 的大部分位于 CT 或 MRI 轴位片上椎管宽度的中间 1/3 内（图 4.6a），外侧型定义为 OPLL 的大部分位于椎管宽度中间 1/3 的外侧（图 4.6b）。39 例在 CT 上显示椎管狭窄程度大于 60% 的 OPLL 患者均发生了脊髓病。最大椎管狭窄程度少于 60% 且无颈椎外伤史的脊髓病患者

中 94%（15/16）为外侧型 OPLL。椎管狭窄少于 60% 的患者中，外侧型组的脊髓病发生率（创伤引起的脊髓病除外）明显高于中央型组（表 4.2）。外侧型 OPLL 对发生骨髓病预测的敏感性为 94%，特异性为 60%。在 41 例患者中存在 MRI T2 加权像的脊髓信号变化。在 36 例患者中，由于患者表现出 OPLL 严重压迫脊髓，因此无法确定是否存在脊髓信号改变。脊髓病发生中脊髓信号改变的敏感性为 87%，但特异性为 66%（表 4.3）。156 例受试者中有 15 例患者发生了创伤性脊髓病。在这

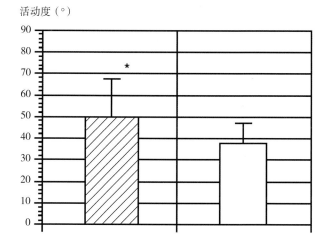

图 4.5 117 例最大椎管狭窄程度低于 60% 的患者中 ROM 与脊髓病的关系，数据表示为平均值 ± 标准差。灰色框表示患有脊髓病的患者（n=57）。空框表示没有脊髓病的患者（n=60）。＊表示 $P < 0.05$

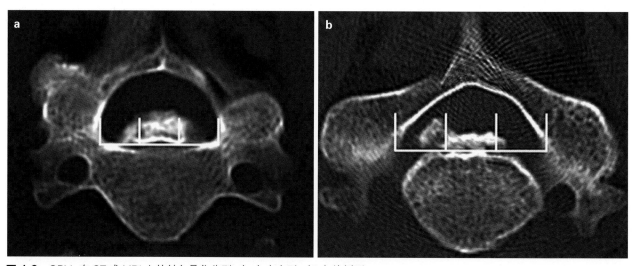

图 4.6 OPLL 在 CT 或 MRI 上的轴向骨化分型。（a）中央型，（b）外侧型

15 例患者中，有 13 例为混合型 OPLL，有 2 例为节段型 OPLL。笔者于 2012 年通过一项多中心前瞻性研究，研究无症状性 OPLL 患者发生脊髓病的危险因素。通过单因素和多因素 Logistic 回归分析患者初次检查时年龄、性别、OPLL 分型、颈椎外伤史、最大椎管狭窄程度、颈椎活动度以及 CT 或 MRI 上轴向骨化分型与 OPLL 无症状受试者脊髓病发生相关性。单因素 Logistic 回归分析显示，脊髓病的发生与最大椎管狭窄程度、颈椎活动度大以及外侧型 OPLL 显著相关（表 4.4）。多因素 Logistic 回归分析显示的结果与单因素分析的结果相同（表 4.5）。了解这种疾病的自然病程对于治疗该疾病至关重要，因此未来在日本开展进一步研究是很有必要的。

表 4.2　CT 上 OPLL 分型与脊髓病之间的关系

	中央型	外侧型	P 值
脊髓病患者比例（%）	23.5（12/51）	61.1（33/54）	0.021

表 4.3　MRI T2 加权像的脊髓信号改变与脊髓病之间的相关性

	T2 加权像高信号	
	阴性	阳性
有脊髓病	27	36
无脊髓病	52	5

灵敏性：36/41（87%）；特异性：52/79（66%）
36 例（23%）患者由于无法确诊而排除

表 4.4　脊髓病发生的单因素 Logistic 回归分析结果

影响因素		脊髓病发生				粗略 OR 值		
		是		否		OR	95% 可信区间	P 值
性别	男性	18	（27.7）	47	（72.3）			
	女性	9	（20.5）	35	（79.5）	0.671	0.270~1.671	0.3920
年龄（岁）	< 65	18	（32.1）	38	（67.9）			
	≥ 65	9	（17.0）	44	（83.0）	0.432	0.174~1.073	0.0706
	平均值 ± 标准差	59.6 ± 8.6		61.3 ± 9.1		0.979	0.932~1.028	0.3960
OPLL 分型	节段型	4	（12.1）	29	（87.9）			
	混合型	18	（47.4）	20	（52.6）	6.536	1.919~22.222	0.0002
	连续型	5	（13.2）	33	（86.8）	1.099	0.269~4.484	0.1405
颈椎外伤史	无	21	（21.9）	75	（78.1）			
	有	6	（46.2）	7	（53.8）	3.062	0.929~10.095	0.0660
颈椎活动度（°）	< 50	7	（17.9）	32	（82.1）			
	≥ 50	20	（28.6）	50	（71.4）	1.829	0.694~4.816	0.2219
	平均值 ± 标准差	55.4 ± 12.9		44.7 ± 12.9		1.082	1.033~1.135	0.0010
轴向骨化分型	中央型	8	（14.8）	46	（85.2）			
	外侧型	19	（34.5）	36	（65.5）	3.035	1.192~7.723	0.0198
最大椎管狭窄程度（%）	< 60	22	（21.2）	82	（78.8）			
	≥ 60	5	（100.0）	0	（0.0）	–	–	
	平均值 ± 标准差	45.6 ± 11.1		38.4 ± 10.8		1.062	1.018~1.109	0.0054

表 4.5 脊髓病发展的多因素 Logistic 回归分析结果

影响因素			最大似然估计分析					OR 值	
			自由度	估计值	标准误差	卡方值	P 值	估计值	95% 可信区间
截距		β_0	1	−17.003	3.682	21.325	< 0.0001		
OPLL 分型	混合型	β_1	1	1.004	0.444	5.108	0.0238	3.863	0.641~23.269
	连续型	β_2	1	−0.656	0.517	1.614	0.2039	0.734	0.099~5.462
颈椎活动度（°）		β_3	1	0.153	0.040	14.566	0.0001	1.165	1.077~1.260
轴向 OPLL 外侧型		β_4	1	1.001	0.405	6.119	0.0134	7.396	1.515~36.101
最大椎管狭窄程度（%）		β_5	1	0.186	0.047	15.716	< 0.0001	1.205	1.099~1.321

参考文献

[1] Bakay L, Cares HL, Smith RJ. Ossification in the region of the posterior longitudinal ligament as a cause of cervical myelopathy. J Neurol Neurosurg Psychiatry. 1970;33:263-268.

[2] Minagi H, Gronner AT. Calcification of the posterior longitudinal ligament: a cause of cervical myelopathy. Am J Roentgenol. 1969;105:365-369.

[3] Nagashima C. Cervical myelopathy due to ossification of the posterior longitudinal ligament. J Neurosurg. 1972;37:653-660.

[4] Ono K, Ota H, Tada K, et al. Ossified posterior longitudinal ligament. A clinicopathologic study. Spine. 1977;2:126-138.

[5] Tsuyama N. Ossification of the posterior longitudinal ligament of the spine. Clin Orthop Relat Res. 1984;184:71-84.

[6] Key GA. On paraplegia depending on the ligament of the spine. Guy Hosp Rep. 1838;3:17-34.

[7] Matsunaga S, Sakou T. Epidemiology of ossification of the posterior longitudinal ligament. In: Yonenobu K, Sakou T, Ono K, editors. OPLL. Tokyo: Springer; 1997. p. 3-17.

[8] Terayama K. Family study of ossification of the posterior longitudinal ligament [in Japanese]. Investigation Committee 1986 report on the ossification of the spinal ligaments of the Japanese Ministry of Public Health and Welfare; 1987. pp. 10-11.

[9] Terayama K. Genetic studies on ossification of then posterior longitudinal ligament of the spine. Spine. 1989;14:1184-1191.

[10] Uehara H, Sakou T, Morimoto N, et al. Familial study of ossification of the posterior longitudinal ligament in the cervical spine [in Japanese]. Seikeigeka to Saigaigeka. 1988;36:800-802.

[11] Miura Y, Furusho T, Ibaraki K, et al. Genetic studies for OPLL: analysis of twin [in Japanese]. Investigation Committee 1991 report on the ossification of the spinal ligaments of the Japanese Ministry of Public Health and Welfare; 1992. pp. 5-7.

[12] Sakou T, Taketomi E, Matsunaga S, et al. Genetic study of ossification of the posterior longitudinal liga- ment in the cervical spine with human leukocyte anti- gen haplotype. Spine. 1991;6:1249-1252.

[13] Matsunaga S, Yamaguchi M, Hayashi K, et al. Genetic analysis of ossification of the posterior longitudinal ligament. Spine. 1999;24:937-938.

[14] Horikoshi T, Maeda K, Kawaguchi Y, et al. A large-scale genetic association study of ossification of the posterior longitudinal ligament of the spine. Hum Genet. 2006;119:611-616.

[15] Karasugi T, Nakajima M, Ikari K, et al. A genome- wide sib-pair linkage analysis of ossification of the posterior longitudinal ligament of the spine. J Bone Miner Metab. 2013;31:136-143.

[16] Nakajima M, Takahashi A, Tsuji T, et al. A genome-wide association study identifies susceptibility loci for ossification of the posterior longitudinal ligament of the spine. Nat Genet. 2014;46:1012-1016.

[17] Nakajima M, Kou I, Ohashi H, et al. Identification and functional characterization of RSPO2 as a susceptibility gene for ossification of the posterior longitudinal ligament of the spine. Am J Hum Genet. 2016;99:202-207.

[18] Yanagi T. Ossification of the posterior longitudinal ligament. A clinical and radiological analysis of forty-six cases [in Japanese]. Brain Nerve. 1970;22:909-921.

[19] Terayama K, Kurokawa T, Seki H. National survey of ossification of the posterior longitudinal liga- ment [in Japanese]. Investigation Committee 1975 report on the ossification of the spinal ligaments of the Japanese Ministry of Public Health and Welfare; 1976. pp. 8-33.

[20] Takeda T, Arima T. A case report of ossification of posterior longitudinal ligament with tetrapalsy by mild trauma [in Japanese]. Rinsho Seikei-geka. 1972;7:949-953.

[21] Katoh S, Ikata T, Hirai N, et al. Influence of minor trauma to the neck on the neurological outcome in patients with ossification of the posterior longitudinal ligament (OPLL) of the cervical spine. Paraplegia. 1995;33:330-333.

[22] Fujimura Y, Nakamura M, Toyama Y. Influence of minor trauma on surgical results in patients with cer- vical OPLL. J Spinal Disord. 1998;11:16-20.

[23] Matsunaga S, Sakou T, Hayashi K, et al. Trauma-induced myelopathy in patients with ossification of the posterior longitudinal ligament. J Neurosurg. 2002;97:172-175.

[24] Forestier J, Lagier R. Ankylosing hyperostosis of the spine. Clin Orthop Relat Res. 1971;74:65-83.

[25] Resnick D, Shaul SR, Robinsons JM. Diffuse idio- pathic skeletal hyperostosis (DISH): forestier's dis- ease with extraspinal manifestations. Radiology. 1975;115:513-524.

[26] Resnick D, Guerra J Jr, Robinson CA, et al. Association of diffuse idiopathic skeletal hyperosto- sis (DISH) and calcification and ossification of the posterior longitudinal ligament. Am J Roentgenol.

1978;131:1049-1053.

[27] Taketomi E. Progression of ossification of the poste- rior longitudinal ligament in the cervical spine. J Jpn Spine Res Soc. 1997;8:359-366.

[28] Matsunaga S, Sakou T, Taketomi E, et al. Effects of strain distribution in the intervertebral discs on the progression of ossification of the posterior longitudi- nal ligaments. Spine. 1996;21:184-189.

[29] Ichimoto H, Kawai S, Oda H, et al. Postoperative progression pattern of ossification of the posterior longitudinal ligament in cervical spine [in Japanese]. Investigation Committee 1980 report on the ossifica- tion of the spinal ligaments of the Japanese Ministry of Public Health and Welfare; 1981. pp. 199-200.

[30] Miyazaki K, Hirofuji E, Onozaki A, et al. Follow- up studies on the development of ossification of the pos- terior longitudinal ligament in the cervical region after simultaneous multisegmental laminectomy [in Japanese]. Spine Spinal Cord. 1993;6:905-910.

[31] Matsunaga S, Sakou T, Taketomi E, et al. The natural course of myelopathy caused by ossification of the posterior longitudinal ligament in the cervical spine.

Clin Orthop Relat Res. 1994;305:168-177.

[32] Matsunaga S, Sakou T, Taketomi E, Komiya S. Clinical course of patients with ossification of the posterior longitudinal ligament: a minimum 10-year cohort study. J Neurosurg. 2004;100:245-248.

[33] Kaplan EL, Meier P. Nonparametric estimation from incomplete observations. J Am Stat Assoc. 1958;53:457-481.

[34] Matsunaga S, Tsuji T, Toyama Y, et al. Risk factors for development of myelopathy in patients with asymp- tomatic ossification of the posterior longitudinal liga- ment. J Spine Res. 2013;4:116-122.

[35] Matsunaga S, Kukita M, Hayashi K, et al. Pathogenesis of myelopathy on the patients with ossification of the posterior longitudinal ligament. J Neurosurg. 2002;96(Suppl 2):168-172.

[36] Matsunaga S, Nakamura K, Seichi A, et al. Radiographic predictors for the development of myelopathy in patients with ossification of the poste- rior longitudinal ligament: a multicenter cohort study. Spine. 2008;33:2648-2650.

第三部分 病理和发病机制

第五章　后纵韧带骨化和黄韧带骨化的最新基础研究概述

Morio Matsumoto

弓伊宁　李　彦/译

尽管对于后纵韧带骨化（OPLL）和黄韧带骨化（OLF）已经进行了广泛的基础研究和临床研究，但其病因目前仍不清楚。然而，近年来在基础研究方面，特别是在遗传学、生物标志物和干细胞等方面取得了一些突破。在本章中，领先的研究人员对基础研究的进展进行了综述，并在本章中简要介绍这些研究。

5.1 OPLL 的遗传学研究

流行病学研究和有关家族史的调查表明，遗传因素在 OPLL 的发病中发挥了一定的作用，至今已经进行了许多关于遗传学的研究。

2013 年，Karasugi 等报道了 214 例日本 OPLL 患者的双胞胎全基因组连锁研究的结果。他们发现在 1p21、2p22~2p24、7q22、16q24 和 20p12 上具有可能的连锁基因。

2014 年，Nakajima 等首次对 1130 例 OPLL 组患者和 7125 例对照组受试者进行了全基因组关联研究（Genome-Wide Association Study，GWAS）。由日本卫生、劳动和福利部赞助的脊柱韧带骨化研究小组成员收集了 1000 多例 OPLL 患者的 DNA 样本（主要研究人员为 Yoshiaki Toyama，Keio 大学教授）。他们找到了 6 个与 OPLL 相关的新易感基因，并进一步分析了这些基因及其周围基因的表达，并发现了一些与 OPLL 病因相关的基因。为了进一步阐明 OPLL 的发病机制，建立了

一个先后分别由日本卫生、劳动和福利部和日本医学研究与发展局（Agency for Medical Research and Development，AMED）资助的基础研究小组。研究小组的成员都分别对每种基因进行了分子功能分析。例如 Nakajima 及其同事研究了编码 R-Spondin2 的基因（RSPO2），并阐明了 RSPO2 引发 OPLL 的功能机制。除 RSPO2 外，还对人和啮齿类动物后纵韧带和黄韧带从组织层面进行了其他 OPLL 易感基因的研究，包括 HAO1、CCDC91 和 CDC5L（数据未发表）。同样，也在 OPLL 模型小鼠，ttw（Tiptoe-Walking）小鼠中进行了相关组织研究。

5.2 OPLL 相关的生物标志物

通过分析患者的血液样本，对 OPLL 和 OLF 患者的代谢产物进行研究。Kawaguchi 等发现超敏 C- 反应蛋白与 OPLL 的进展呈正相关。Niu 等报道，与对照组相比，在 AS、DISH、OPLL 和 OYL 患者中血清骨钙素水平较高，但 Dickkopf 相关蛋白 1（Dickkopf-Related Protein 1，DKK1）的水平较低。Kashii 及其同事报道，男性中患有 OPLL 的血清硬化素水平高于无 OPLL 者，并且 OPLL 与年龄呈正相关，血清硬化素水平与 DKK1 水平呈强烈负相关。

Tsuji 等报道了对 10 例颈椎 OPLL 组患者和对照组受试者使用毛细管电泳飞行时间质谱分析血

浆代谢产物的结果，并使用液相色谱飞行时间质谱分析了亲脂性代谢产物。他们发现5种代谢产物，酰基肉碱（14:0）、棕榈酰肉碱（18:2）、脂肪酸（24:2）、甲状腺素和硫脯氨酸，在OPLL组中明显更多。对这些代谢物的进一步分析将有望阐明OPLL的发病机制。

5.3 干细胞研究

间充质干细胞（Mesenchymal Stem Cells，MSC）是多能基质细胞，可以分化为成骨细胞和软骨细胞，两者都可能在OPLL的发生中起到作用。Asari等研究了在手术过程中获得的人类脊柱韧带。他们使用分化诱导培养基培养了从韧带中分离的细胞，并通过流式细胞仪分析了这些细胞，发现这些细胞的表型特征符合MSC的标准。

同一研究小组对脊柱手术中获得的骨化黄韧带和非骨化黄韧带进行了免疫组化研究。他们发现MSC存在于血管周围区域和脊柱韧带的胶原基质中，OLF样本比非OLF样本在血管周围和胶原基质中的MSC积累更高。在OLF骨化前方附近的软骨细胞中，MSC标记也呈阳性。因此，他们得出结论，MSC可能通过软骨内骨化而促进OLF的骨化过程。

据报道，患者来源的人诱导多能干细胞可用于研究健康和病理性骨的形成，它们可能适用于OPLL和OLF的研究。

5.4 OPLL药物治疗的基础研究

最近进行了一些关于研究候选药物治疗OPLL的有效性的基础研究。Maeda等研究了采用H2阻断剂（法莫替丁）对ttw小鼠OPLL异位骨化进展的有效性。他们发现，如果法莫替丁早于4周龄开始，它就可以有效地抑制异位骨化的进展并降低小鼠的死亡率。Hiratsuka及其同事研究了针对内源性矿化抑制剂焦磷酸盐（PPi）的药物疗法对ttw小鼠脊柱韧带骨化的疗效。他们

发现，碱性磷酸酶抑制剂[左旋咪唑（5mg/kg/d）]与外源性PPi（160μmol/kg/d）联用可延缓脊柱韧带骨化的进程。

到目前为止，还不存在针对OPLL或OLF的有效药物，有必要进一步努力开发预防骨化的发生和发展的药物，以避免初次手术或翻修手术。

5.5 结论

本章概述了有关OPLL和OLF的最新基础研究。目前手术治疗是对OPLL和OLF引起的进行性脊髓病的唯一解决方案。在遗传学、生物标志物和干细胞领域，学者们努力阐明发病机制和病理生理学，以期找到除手术以外的其他治疗方法。

参考文献

[1] Terayama K. Genetic studies on ossification of the posterior longitudinal ligament of the spine. Spine(Phila Pa 1976). 1989;14:1184-1191.

[2] Ikegawa S. Genomic study of ossification of the posterior longitudinal ligament of the spine. Proc Jpn Acad Ser B Phys Biol Sci. 2014;90:405-412.

[3] Jekarl DW, Paek CM, An YJ, Kim YJ, Kim M, Kim Y, Lee J, Sung CH. TGFBR2 gene polymorphism is associated with ossification of the posterior longitudinal ligament. J Clin Neurosci. 2013;20:453-456.

[4] Kamiya M, Harada A, Mizuno M, Iwata H, Yamada Y. Association between a polymorphism of the transforming growth factor-beta1 gene and genetic susceptibility to ossification of the posterior longitudinal ligament in Japanese patients. Spine (Phila Pa 1976). 2001;26:1264-1267.

[5] Kawaguchi Y, Furushima K, Sugimori K, Inoue I, Kimura T. Association between polymorphism of the transforming growth factor-beta1 gene with the radiologic characteristic and ossification of the posterior longitudinal ligament. Spine (Phila Pa 1976). 2003;28:1424-1426.

[6] Wang H, Liu D, Yang Z, Tian B, Li J, Meng X, Wang Z, Yang H, Lin X. Association of bone morphogenetic protein-2 gene polymorphisms with susceptibility to ossification of the posterior longitudinal ligament of the spine and its severity in Chinese patients. Eur Spine J. 2008;17:956-964.

[7] Karasugi T, Nakajima M, Ikari K, Genetic Study Group of Investigation Committee on Ossification of the Spinal Ligaments, Tsuji T, Matsumoto M, Chiba K, Uchida K, Kawaguchi Y, Mizuta H, Ogata N, Iwasaki M, Maeda S, Numasawa T, Abumi K, Kato T, Ozawa H, Taguchi T, Kaito T, Neo M, Yamazaki M, Tadokoro N, Yoshida M, Nakahara S, Endo K, Imagama S, Demura S, Sato K, Seichi A, Ichimura S, Watanabe M, Watanabe K, Nakamura Y, Mori K, Baba H, Toyama Y, Ikegawa S. A genome-wide sib- pair linkage analysis of ossification of the posterior longitudinal ligament of the spine. J Bone Miner Metab. 2013;31:136-143.

[8] Nakajima M, Takahashi A, Tsuji T, Karasugi T, Baba H, Uchida K, Kawabata S, Okawa A, Shindo S, Takeuchi K, Taniguchi Y, Maeda S, Kashii M, Seichi A, Nakajima H, Kawaguchi Y, Fujibayashi S, Takahata M, Tanaka T, Watanabe K, Kida K, Kanchiku T, Ito Z, Mori K, Kaito T, Kobayashi S, Yamada K, Takahashi M, Chiba K, Matsumoto M, Furukawa K, Kubo M, Toyama Y, Genetic Study Group of Investigation Committee on Ossification of the Spinal Ligaments, Ikegawa S. A genome-wide association study iden- tifies susceptibility loci for ossification of the pos- terior longitudinal ligament of the spine. Nat Genet. 2014;46:1012-1016.

[9] Nakajima M, Kou I, Ohashi H, Genetic Study Group of the Investigation Committee on the Ossification of Spinal Ligaments, Ikegawa S. Identification and func- tional characterization of RSPO2 as a susceptibility gene for ossification of the posterior longitudinal liga- ment of the spine. Am J Hum Genet. 2016;99:202-207.

[10] Kawaguchi Y, Nakano M, Yasuda T, Seki S, Suzuki K, Yahara Y, Makino H, Kitajima I, Kimura T. Serum biomarkers in patients with ossification of the poste- rior longitudinal ligament (OPLL): inflammation in OPLL. PLoS One. 2017;12:e0174881.

[11] Niu CC, Lin SS, Yuan LJ, Chen LH, Yang CY, Chung AN, Lu ML, Tsai TT, Lai PL, Chen WJ. Correlation of blood bone turnover biomarkers and Wnt signaling antagonists with AS, DISH, OPLL, and OYL. BMC Musculoskelet Disord. 2017;18:61.

[12] Kashii M, Matuso Y, Sugiura T, Fujimori T, Nagamoto Y, Makino T, Kaito T, Ebina K, Iwasaki M, Yoshikawa H. Circulating sclerostin and dickkopf-1 levels in ossification of the posterior longitudinal ligament of the spine. J Bone Miner Metab. 2016;34:315-324.

[13] Tsuji T, Matsumoto M, Nakamura M, Miyamoto T, Yagi M, Fujita N, Okada E, Nagoshi N, Tsuji O, Watanabe K. Metabolite profiling of plasma in patients with ossification of the posterior longitudinal ligament. J Orthop Sci. 2018;23:878-883.

[14] Harada Y, Furukawa K, Asari T, Chin S, Ono A, Tanaka T, Mizukami H, Murakami M, Yagihashi S, Motomura S, Ishibashi Y. Osteogenic lineage commit- ment of mesenchymal stem cells from patients with ossification of the posterior longitudinal ligament. Biochem Biophys Res Commun. 2014;443:1014-1020.

[15] Asari T, Furukawa K, Tanaka S, Kudo H, Mizukami H, Ono A, Numasawa T, Kumagai G, Motomura S, Yagihashi S, Toh S. Mesenchymal stem cell isolation and characterization from human spinal ligaments. Biochem Biophys Res Commun. 2012;417:1193-1199.

[16] Chin S, Furukawa K, Ono A, Asari T, Harada Y, Wada K, Tanaka T, Inaba W, Mizukami H, Motomura S, Yagihashi S, Ishibashi Y. Immunohistochemical local- ization of mesenchymal stem cells in ossified human spinal ligaments. Biochem Biophys Res Commun. 2013;436:698-704.

[17] Kawai S, Yoshitomi H, Sunaga J, Alev C, Nagata S, Nishio M, Hada M, Koyama Y, Uemura M, Sekiguchi K, Maekawa H, Ikeya M, Tamaki S, Jin Y, Harada Y, Fukiage K, Adachi T, Matsuda S, Toguchida J. In vitro bone-like nodules generated from patient-derived iPSCs recapitulate pathological bone phenotypes. Nat Biomed Eng. 2019;3:558-570.

[18] Maeda Y, Yamamoto K, Yamakawa A, Aini H, Takato T, Chung UI, Ohba S. The H2 blocker famotidine suppresses progression of ossification of the posterior longitudinal ligament in a mouse model. RMD Open. 2015;1:e000068.

[19] Hiratsuka S, Takahata M, Shimizu T, Hamano H, Ota M, Sato D, Iwasaki N. Drug therapy targeting pyro- phosphate slows the ossification of spinal ligaments in twy mice. J Orthop Res. 2018;36:1256-1261.

第六章　后纵韧带骨化的组织病理学特征

Shingo Maeda, Ichiro Kawamura, Hiroyuki Tominaga, Noboru Taniguchi
弓伊宁　李　彦 / 译

摘要

后纵韧带骨化（OPLL）主要通过软骨内骨化发生。尽管研究人员多年来一直试图阐明 OPLL 的发病机制，但仍不清楚韧带中哪些细胞类型具有软骨形成能力。此外，无软骨形成的直接骨形成的机制仍不清楚。为了判断 OPLL 骨化区域周围细胞的骨软骨形成潜能，我们用免疫组织化学方法评估了一系列特定的软骨内骨化的蛋白质。我们在纤维软骨区域发现了 SOX9/ Ⅱ 型胶原蛋白阳性软骨细胞，表达 X 型胶原蛋白的肥大软骨细胞，以及在骨化区域之间的基质纤维区域（Stromal Fibrous Area，SFA）中表达 RUNX2、成骨相关转录因子和骨唾液蛋白的成骨细胞，因此证实了软骨内骨化过程的理论。此外，变性韧带中的成骨细胞和血管细胞，以及骨化区域外的 SFA 中的细胞均表达成骨细胞标志物和 SOX9，表明这些细胞是双潜能骨软骨起源细胞。此外，我们还发现血管细胞和基质纤维细胞表现出双潜能的骨软骨形成特征。总之，我们的观察表明这些骨软骨间质中的任何或全部细胞都可能是 OPLL 的起源。

关键词

软骨内骨化；SOX9；Ⅱ型胶原蛋白；X型胶原蛋白；RUNX2；成骨相关转录因子；骨唾液蛋白

6.1 引言

组织学研究表明，OPLL 的骨化主要通过类似于软骨内骨化的过程发生，因为在退化后纵韧带（PLL）的骨化前沿附近观察到了钙化的软骨和纤维状软骨病变。PLL 肥大被认为是 OPLL 的初始步骤。软骨形成的主调节因子 SOX9 可启动软骨内骨的形成，该调节因子可驱动软骨特异性基质蛋白［例如 Ⅱ 型胶原蛋白（COL Ⅱ）、XI 型胶原蛋白（COL XI）和软骨聚集蛋白］在软骨细胞中的表达。初始软骨通过软骨细胞的增殖和基质合成而增大。然后，软骨细胞停止增殖并增大，成为表达 Indian Hedgehog Homolog（IHH）的前肥大性软骨细胞，并继续分化为沉积 X 型胶原（COL X）的肥大性软骨细胞。肥大的软骨细胞使周围的基质矿化，并吸引血管和破软骨细胞。破软骨细胞开始降解软骨基质，为成骨细胞提供空间，成骨细胞的祖细胞从血管或邻近的软骨膜迁移来而形成骨。成骨细胞的分化是由转录因子 RUNX2 和成骨相关转录因子（Osterix，OSX）所驱动的，分化的成骨细胞会产生骨基质蛋白，例如骨唾液蛋白（BSP）和骨钙蛋白。PLL 中软骨形成起始的机制仍然不清楚，并且尚不清楚 PLL 中的哪种细胞拥有软骨形成能力。另外，由于 OPLL 的部分骨化区域缺少软骨形成区域，因此部分骨化似乎是由间充质成骨细胞直接形成的。但是，尚不清楚哪个 PLL 中的细胞负责启动 OPLL。为了解释这些问题，对软骨内骨化标记蛋白的表达进行系统的免疫组织化学评估是描述细胞特征的一种选择。为此，我们对OPLL患者标本中的成骨细胞标记蛋白（RUNX2，OSX和BSP）和软骨细胞特异性蛋白（SOX9，COL Ⅱ和COL X）采用免疫组织化学方法研究了变性PLL中细胞的成骨分化状态，包括软骨细胞样细胞、韧带细胞、血管细胞和基质细胞。我们发现，软骨细胞样细胞在纤维软骨区域（Fibro-Cartilage Area，FCA）中SOX9和COL Ⅱ呈阳性（图6.1），肥大性软骨细胞区域（HCA）中的肥大性软骨细胞产生COL X（图6.2），而成骨细胞在OA和OA边缘之间的SFA中表达RUNX2、OSX和BSP（图6.3）。这些发现证实了软骨内骨化样过程在产生OPLL中的作用。此外，我们发现变性韧带区域（Degenerated Ligament Area，DLA）中包含成骨细胞（图6.4）、血管细胞和基质细胞（图6.5和图6.6）。这些细

胞表达大量的成骨细胞标志物，及相对较少的SOX9，这增加了OPLL形成的可能性，至少在部分程度上，OPLL的形成是由这些双潜能骨软骨祖细胞始发的。

6.2 FCA

Baba及其同事先前的报道描述了在OPLL患者的骨化前端存在FCA和钙化软骨区（CCA）。他们的免疫组织化学结果表明，FCA中的软骨细胞样细胞表达SOX9、COL XI和IHH，而CCA中的肥大性软骨细胞样细胞COL X呈阳性，CCA中的间充质细胞SOX9和COL XI抗体呈阳性。这些结果明确地支持了OPLL形成中的软骨内骨化理论。同样，我们还观察到了表达SOX9和COL Ⅱ的圆形细胞，表明该区域为FCA（图6.1）。这些细胞没有产生COL X（未显示），表明这些细胞处于软

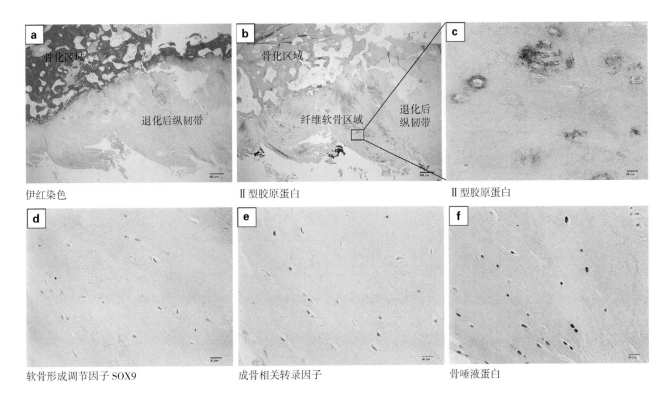

图6.1　1例59岁男性OPLL患者（局限型，L4~L5）的纤维软骨区域（FCA）免疫组织化学评估（病例1）。（a）变性PLL中骨化区域（Ossified Area，OA）和FCA的苏木精和伊红染色（Hematoxylin and Eosin，HE）。标尺 =500μm。（b，c）Ⅱ型胶原蛋白（COL Ⅱ）的免疫组织化学结果。标尺 =100μm，20μm。（d~f）使用所示抗体的免疫组织化学结果。标尺 =20μm

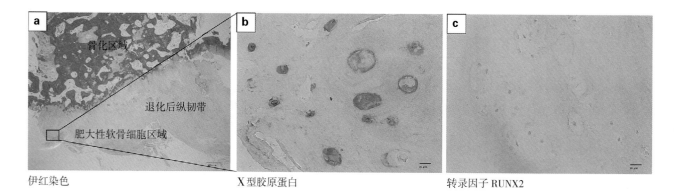

伊红染色   X型胶原蛋白   转录因子 RUNX2

图 6.2 病例 1：OPLL 肥大性软骨细胞区域（Hyper-Trophic Cartilage Area，HCA）的免疫组织化学评估。(a) PLL 的骨化区域（Ossified Area，OA）和 HCA 的苏木精和伊红染色（Hematoxylin and Eosin，HE）。标尺 =500μm。(b，c) 使用 X 型胶原蛋白（COL X）或 RUNX2 的抗体对方框区域的免疫组织化学图像。标尺 =20μm

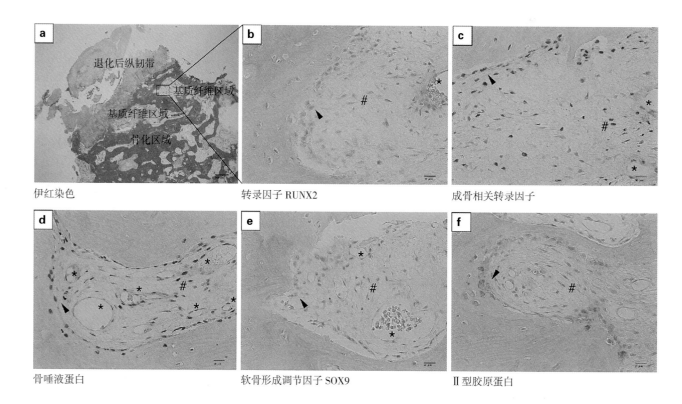

伊红染色   转录因子 RUNX2   成骨相关转录因子

骨唾液蛋白   软骨形成调节因子 SOX9   Ⅱ型胶原蛋白

图 6.3 病例 1：OPLL 的间质纤维区的免疫组织化学评估。(a) 苏木精和伊红染色的骨化区域（Ossified Area，OA）和靠近退化 PLL 的 OA 中的 SFA。标尺 =500μm。(b~f) 图 (a) 中方框区域的免疫组织化学图像。使用的抗体如图所示。标尺 =20μm。血管细胞（＊号）、基质细胞（＃号）和成骨细胞内膜细胞（箭头）如图所示

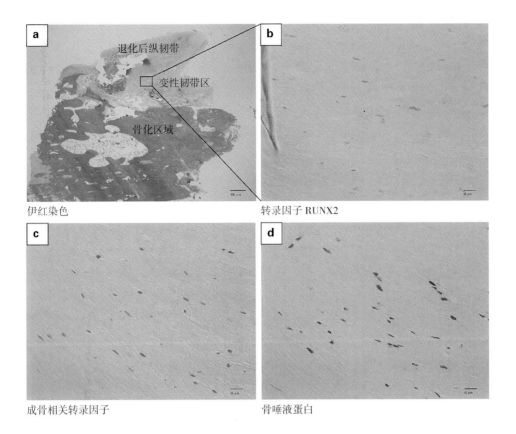

图 6.4 1 例 48 岁男性 OPLL 患者（节段型，C5）的变性韧带区域（Degenerated Ligament Area，DLA）的免疫组织化学评估（病例 2）。（a）PLL 的骨化区域和 DLA 的苏木精和伊红染色。标尺 =500μm。（b~d）图（a）中方框区域的免疫组织化学图像。所使用的抗体如图所示。标尺 =20μm

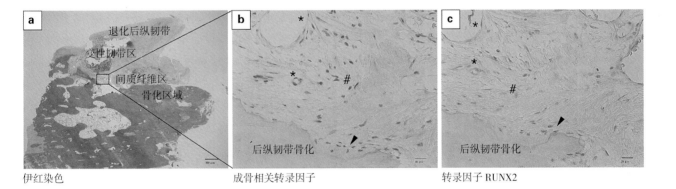

图 6.5 病例 2：变性韧带区域（Degenerated Ligament Area，DLA）和骨化区域（Ossified Area，OA）之间的基质纤维区域（Stromal Fibrous Area，SFA）的免疫组织化学评估。（a）DLA 和 OA 之间的 SFA 的苏木精和伊红染色。标尺 =500μm。（b，c）图（a）中方框区域的免疫组织化学图像。所使用的抗体如图所示。标尺 =20μm。血管细胞（＊号）、基质细胞（＃号）和成骨细胞内膜细胞（箭头）如图所述

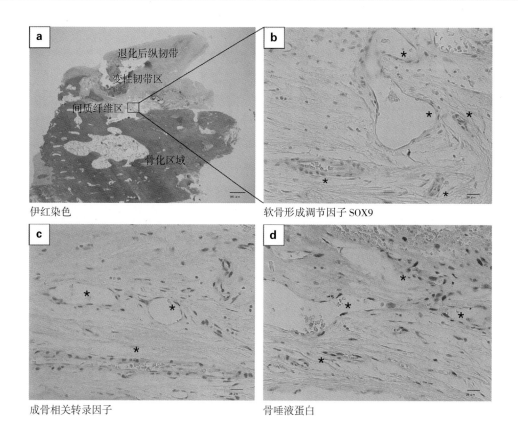

图 6.6 病例 2：变性韧带区域（Degenerated Ligament Area，DLA）和骨化区域（Ossified Area，OA）之间的基质纤维区域（Stromal Fibrous Area，SFA）中血管细胞的免疫组织化学评估。（a）DLA 和 OA 之间的 SFA 的苏木精和伊红染色。标尺 =500μm。（b~d）图（a）中方框区域的免疫组织化学图像。所使用的抗体如图所示。标尺 =20μm。血管细胞（ * 号）如图所示

骨细胞分化的早期阶段，这是软骨内骨化的起始步骤。有趣的是，在这些细胞中也检测到 OSX 和 BSP，表明这些韧带细胞也具有双潜能的特点。

6.3 HCA

在 OA 附近退变的肥大性 PLL 中（图 6.2），巨大的圆形肥大细胞聚集成簇，在周围的基质中产生 COL X（图 6.2a）。这些细胞 SOX9 和 COL II 呈阴性（未显示），但 RUNX2 呈弱阳性（图 6.2c），表明软骨形成的终末分化状态，即软骨内骨化的后期。

6.4 OA 中的 SFA

OPLL 的 OA 由编织骨组成，并且是多孔结构，孔中充满了 SFA。SFA 看起来不像典型的骨

髓，尽管该区域存在小血管（图 6.3， * 号），但缺少造血细胞。基质梭形细胞大致充满了空间（图 6.3b~f， # 号），而且在 OA 边缘的成骨细胞内膜细胞也很明显（图 6.3，箭头）。基质细胞、血管细胞和内膜细胞中 OSX 和 BSP 抗体均呈强阳性（图 6.3c~d），并且 SOX9 和 RUNX2 呈弱阳性（图 6.3b，e），故推测这些细胞具有骨软骨形成潜能。COL II 仅在内膜细胞中为阳性（图 6.3f）。SFA 的这些特征可能代表了在软骨内骨化的最后阶段观察到的初级海绵状骨的特征。

6.5 DLA 中的成骨细胞韧带细胞

DLA 中的纺锤形细胞（图 6.4）RUNX2 弱表达，OSX 轻度表达，BSP 强烈沉积（图 6.4b~d）。由于这些细胞位于 PLL 的深层，因此这些韧带细

胞可能直接分化为成骨细胞，这可能是直接骨化而无软骨内骨化的诱导剂。

6.6 DLA 和 OA 之间 SFA 中的成骨细胞

在连接 DLA 和 OA 的 SFA 中（图 6.5），梭形细胞大致充满了 SFA，并高表达 OSX 和低表达 RUNX2（图 6.5b~c，＃号），尽管它们所有的软骨细胞标志物（未显示）都呈阴性，但表明这些细胞是成骨细胞。OPLL 边缘的成骨细胞内膜细胞被认为是成骨细胞，因为它们可以被抗 RUNX2 和 OSX 的抗体染色（图 6.5b~c，箭头）。血管 OSX 和 RUNX2 染色呈阳性（图 6.5b~c，＊号）。SFA 另一个区域的血管细胞（图 6.6）OSX 和 BSP 也呈阳性，并被认为是成骨细胞。这些细胞似乎是从血管壁迁移到 PLL 基质中的（图 6.6c~d，＊号）。值得注意的是，这些血管细胞中的 SOX9 呈弱阳性（图 6.6b），表明这些血管细胞具有骨软骨双潜能特征。这些结果证明，这些双能细胞可能是软骨内骨化和（或）OPLL 直接骨形成的来源。

血管钙化是一个众所周知的成骨性骨形成过程，由沉积在胶原蛋白、骨桥蛋白和其他骨基质蛋白的骨样基质上的羟基磷灰石组成，其调节通过激活特定转录因子而形成，包括 RUNX2 和 SOX9。此外，低密度脂蛋白受体相关蛋白5，即经典的 WNT 通路的共同受体，在成骨细胞的分化和骨量的调节中很重要，在动脉和瓣膜钙化中很活跃。重要的是，WNT 通路中经典信号分子 R-Spondin 2 的分泌激动剂配体被认为是 OPLL 的易感基因，它可以通过刺激 WNT 通路抑制软骨形成或促进成骨。这些发现以及我们关于血管的免疫组织化学结果促使我们推测，某些 OPLL 的形成可能是由血管细胞通过类似于血管钙化的过程直接始发的。

6.7 结论

我们的一系列免疫组织化学研究的结果证明

了人类 OPLL 中的以下发现：

1. 我们检测了骨化前沿附近肥大软骨细胞周围基质中 COL X 和 FCA 软骨细胞样细胞中 SOX9 和 COL Ⅱ 的表达，并确认了 OPLL 形成中软骨内骨化的理论。

2. FCA 中的这些“软骨细胞”也表达 OSX 和 BSP，表明其具有骨软骨双潜能特征（图 6.1）。

3. 我们对 SFA 中的血管细胞和基质纤维细胞进行了表征，发现这些间充质细胞也显示出骨软骨双潜能特征（图 6.3 和图 6.6），并且可能是，或者至少部分是，OPLL 软骨内骨化或直接骨化的启动因素。

4. PLL 中的纺锤形韧带细胞表达成骨细胞特异性标志物（图 6.4），增加了韧带细胞在特定的变性条件下直接生成成骨细胞的可能性，从而构成了直接骨化而无软骨形成。

参考文献

[1] Sato R, Uchida K, Kobayashi S, Yayama T, Kokubo Y, Nakajima H, et al. Ossification of the posterior longitudinal ligament of the cervical spine: histopathological findings around the calcification and ossification front. J Neurosurg Spine. 2007;7(2):174-183.

[2] Hashizume Y. Pathological studies on the ossification of the posterior longitudinal ligament (OPLL). Acta Pathol Jpn. 1980;30(2):255-273.

[3] Liao CC, Lee ST. Symptomatic ossification of the posterior longitudinal ligament of the lumbar spine. Case report. J Neurosurg. 1999;91(Suppl 2):230-232.

[4] Sugita D, Yayama T, Uchida K, Kokubo Y, Nakajima H, Yamagishi A, et al. Indian hedgehog signaling promotes chondrocyte differentiation in enchondral ossification in human cervical ossification of the posterior longitudinal ligament. Spine (Phila Pa 1976). 2013;38(22):E1388-E1396.

[5] Mizuno J, Nakagawa H, Hashizume Y. Analysis of hypertrophy of the posterior longitudinal ligament of the cervical spine, on the basis of clinical and experimental studies. Neurosurgery. 2001;49(5):1091-1097. discussion 7-8.

[6] Motegi H, Yamazaki M, Goto S, Mikata A, Moriya H. Proliferating cell nuclear antigen in hypertrophied spinal ligaments. Immunohistochemical localization

of proliferating cell nuclear antigen in hypertrophied posterior longitudinal ligament of the cervical spine. Spine (Phila Pa 1976). 1998;23(3):305-310.

[7] Song J, Mizuno J, Hashizume Y, Nakagawa H. Immunohistochemistry of symptomatic hypertro- phy of the posterior longitudinal ligament with special reference to ligamentous ossification. Spinal Cord. 2006;44(9):576-581.

[8] Akiyama H, Chaboissier MC, Martin JF, Schedl A, de Crombrugghe B. The transcription factor Sox9 has essential roles in successive steps of the chondrocyte differentiation pathway and is required for expression of Sox5 and Sox6. Genes Dev. 2002;16(21):2813-2828.

[9] Kronenberg HM. Developmental regulation of the growth plate. Nature. 2003;423(6937):332-336.

[10] Komori T, Yagi H, Nomura S, Yamaguchi A, Sasaki K, Deguchi K, et al. Targeted disruption of Cbfa1 results in a complete lack of bone formation owing to matura- tional arrest of osteoblasts. Cell. 1997;89(5):755-764.

[11] Nakashima K, Zhou X, Kunkel G, Zhang Z, Deng JM, Behringer RR, et al. The novel zinc finger- containing transcription factor osterix is required for osteoblast differentiation and bone formation. Cell. 2002;108(1):17-29.

[12] Rajamannan NM, Subramaniam M, Rickard D, Stock SR, Donovan J, Springett M, et al. Human aortic valve calcification is associated with an osteoblast pheno- type. Circulation. 2003;107(17):2181-2184.

[13] Demer LL, Tintut Y. Inflammatory, metabolic, and genetic mechanisms of vascular calcification. Arterioscler Thromb Vasc Biol. 2014;34(4):715-723.

[14] Mohler ER 3rd, Gannon F, Reynolds C, Zimmerman R, Keane MG, Kaplan FS. Bone formation and inflammation in cardiac valves. Circulation. 2001;103(11):1522-1528.

[15] Mohler ER 3rd, Adam LP, McClelland P, Graham L, Hathaway DR. Detection of osteopontin in calcified human aortic valves. Arterioscler Thromb Vasc Biol. 1997;17(3):547-552.

[16] Caira FC, Stock SR, Gleason TG, McGee EC, Huang J, Bonow RO, et al. Human degenerative valve dis- ease is associated with up-regulation of low-density lipoprotein receptor-related protein 5 receptor- mediated bone formation. J Am Coll Cardiol. 2006;47(8):1707-1712.

[17] Boyden LM, Mao J, Belsky J, Mitzner L, Farhi A, Mitnick MA, et al. High bone density due to a muta- tion in LDL-receptor-related protein 5. N Engl J Med. 2002;346(20):1513-1521.

[18] Gong Y, Slee RB, Fukai N, Rawadi G, Roman-Roman S, Reginato AM, et al. LDL receptor-related protein 5 (LRP5) affects bone accrual and eye development. Cell. 2001;107(4):513-523.

[19] Babij P, Zhao W, Small C, Kharode Y, Yaworsky PJ, Bouxsein ML, et al. High bone mass in mice expressing a mutant LRP5 gene. J Bone Miner Res. 2003;18(6):960-974.

[20] Awan Z, Denis M, Bailey D, Giaid A, Prat A, Goltzman D, et al. The LDLR deficient mouse as a model for aortic calcification and quantification by micro-computed tomography. Atherosclerosis. 2011;219(2):455-462.

[21] Rajamannan NM. The role of Lrp5/6 in cardiac valve disease: experimental hypercholesterolemia in the ApoE-/- /Lrp5-/- mice. J Cell Biochem. 2011;112(10):2987-2991.

[22] Nakajima M, Takahashi A, Tsuji T, Karasugi T, Baba H, Uchida K, et al. A genome-wide association study identifies susceptibility loci for ossification of the pos- terior longitudinal ligament of the spine. Nat Genet. 2014;46(9):1012-1016.

[23] Nakajima M, Kou I, Ohashi H, Genetic Study Group of the Investigation Committee on the Ossification of Spinal L, Ikegawa S. Identification and functional characterization of RSPO2 as a susceptibility gene for ossification of the posterior longitudinal ligament of the spine. Am J Hum Genet. 2016;99(1):202-207.

[24] Knight MN, Karuppaiah K, Lowe M, Mohanty S, Zondervan RL, Bell S, et al. R-spondin-2 is a Wnt agonist that regulates osteoblast activity and bone mass. Bone Res. 2018;6:24.

第七章　间充质干细胞的异常引起人类脊柱韧带的异位骨化

Ken-Ichi Furukawa, Shunfu Chin, Toru Asari, Kanichiro Wada, Gentaro Kumagai, Yasuyuki Ishibashi

翟书珩　李　彦 / 译

摘要

脊柱韧带的异位骨化及其进展后压迫脊髓可导致严重的神经功能障碍。手术治疗是一种成熟的治疗方式，而且已经取得了相当大的成功，但是常常伴有骨化再次进展引起神经并发症的较高风险。由于异位骨化发生发展的具体机制尚不清楚，对于这种疾病的药物治疗尚未确定。然而，患者需要一种安全有效的治疗来提高生活质量。脊柱韧带的异位骨化被认为是多因素疾病，受遗传因素以及如机械应力等环境因素影响。在本章中，我们探讨了疾病相关研究的进展，特别是针对引起初始骨化的因素和出现何种类型的异常。有骨化患者的间充质干细胞因为具有高度的成骨能力，所以被认为其异常分化为成骨细胞，而不是韧带细胞。阐明脊柱韧带组织中这些细胞的遗传和表观遗传变异，对于理解疾病的机制尤为重要。

关键词

脊柱韧带；异位骨化；间充质干细胞；机械应力；基因改变；全基因组关联分析；表观遗传变异；DNA 甲基化

缩略词

CXCR4	CXC 基因趋化因子受体 4
LF	黄韧带
MSC	间充质干细胞
OLF	黄韧带骨化
OPLL	后纵韧带骨化
PLL	后纵韧带
SDF-1	基质细胞衍生因子 1

7.1 引言

脊柱由一系列椎骨组成。多个后纵韧带纵向连接单个椎骨使脊柱稳定，并在确保协调运动中起到重要的作用。脊柱的两个韧带，后纵韧带和黄韧带，分别位于椎管的后方和前方，分别在椎管中与纵向走行的脊髓毗邻。脊柱韧带的骨化（后纵韧带骨化或黄韧带骨化）是一种发生在脊柱韧带异位骨化的疾病。可能是由于衰老，韧带组织发生小的钙化。然而，当骨化程度超过一定量时将会压迫脊髓，导致手足的麻木甚至瘫痪。

目前对于脊柱韧带骨化的发展尚没有有效的预防措施，除了手术以外没有其他的治疗选择，而手术具有极大的侵入性并给患者带来了负担。在术后也常常有复发的可能性。因此，提高患者的生活质量、建立安全有效的药物治疗是当务之急。正是由于这个原因，确定疾病的病因和病理机制至关重要。

由于这种疾病被发现具有遗传性，所以推测

其病因与遗传因素有关，对于致病基因的研究仍在进行。从流行病学角度，认为内分泌和代谢性疾病与脊柱韧带骨化的病因相关。临床上，骨化的发生与发展更容易出现在韧带机械应力集中的位置。因此，脊柱韧带的骨化被认为是由多种因素联合影响的多因素疾病。为了明确疾病的病因，我们回到它的起源上，弄清是什么引起初始骨化和出现何种类型的异常。一旦发生的机制明确，治疗的目标也会变得明确。

7.2 在脊柱韧带的异位骨化中是何种类型的细胞骨化

7.2.1 韧带组织的细胞骨化

细胞培养技术的进展使我们能够将细胞从韧带组织中分离出来并在体外保存。此外，在患者的知情同意下，我们也基于研究的目的获取了术后弃置的脊柱韧带组织。从这些组织中，韧带可以被胶原酶等酶类消化分解以分离出细胞，进而培养成成纤维细胞样脊柱韧带细胞。这些细胞的长期培养，即使是在没有传代的普通介质内，也会导致它们从细胞融汇的时间点（细胞均匀覆盖在培养皿的整个表面）开始逐渐钙化。这可以用在一个韧带组织骨化的体外模型系统中。骨化患者的韧带细胞同没有骨化的如颈椎病患者的韧带细胞相比，在诱导骨化的培养基反应后其骨化进展得更加迅速（图 7.1）。

当培养的脊柱韧带细胞暴露在多种应力下，比如以重复拉伸刺激的机械应力的形式，其被认为是骨化的诱发因素。通过诱导多种骨化相关基因的表达，促使细胞骨化（图 7.2）。

此外，骨化患者的细胞与非骨化患者的细胞相比，其骨化相关基因对于机械应力的反应表现出更高的敏感性。这表明起源于骨化患者的韧带细胞更容易在单独细胞的水平上骨化，强烈提示以下几点：①经历骨化的主体是组成韧带组织的

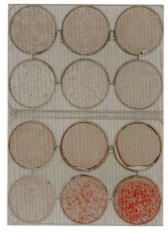

图 7.1 骨化患者和非骨化患者脊柱韧带细胞的钙化情况。对骨化及非骨化患者韧带组织制备的韧带细胞进行 4 周以上的培养，矿物质沉积（钙化）由茜素红 S 染色检测。开始培养 4 周后，骨化患者的细胞发生明显的钙化

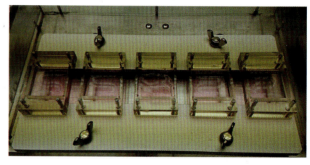

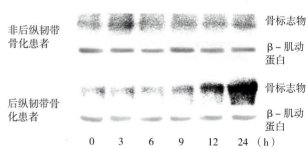

图 7.2 人工培养的韧带细胞所承受机械应力的情况。韧带细胞培养在可扩展的容器内（上图），并在固定周期（120%，0.5Hz）进行单轴循环拉伸，以施加机械应力。采用 Western Blot 方法分析骨标志物 BMP2 的生成情况。β-actin 作为细胞蛋白的内参。骨化患者的韧带细胞中 BMP2 表达水平呈时间依赖性增强，而非骨化患者的韧带细胞中 BMP2 表达水平无时间依赖性增强

细胞本身；②取自患者的韧带细胞经历了一些变异；③在原有异常的基础上附加的各种应力和环境因素可能会引起骨化。基于这些发现，我们认为韧带细胞在修复韧带损坏部分的进程中产生骨化。以上观点通过临床发现可以证实：骨化更容易出现在机械应力所影响的位置，而且在脊柱手术后常常发生骨化进展。

7.2.2 间充质干细胞作为骨化对象且存在于韧带组织中

在之前的研究中使用从胶原酶消化韧带组织中获得的细胞再进行培养，因而，很可能获得混合的细胞类型。事实上，培养皿中骨化的细胞是多种多样的，并可以在细胞中观察到骨化能力的不同。由于对高度骨化潜能细胞的确认可能会促使对骨化机制的理解，我们假设负责组织修复的细胞存在于韧带组织中，但是它们携带了一种使其骨化的突变基因。因此，当发生组织修复时它们表现成骨细胞而不是韧带细胞。

首先，我们尝试去证明间充质干细胞存在于韧带组织中。使用流式细胞术，我们从胶原酶消化韧带组织中获得的细胞群中分离了带有间充质干细胞表面标记的细胞（CD73-，CD90- 和 CD105 阳性，以及 CD11b-，CD19-，CD34-，CD45- 和人类白细胞抗原 DR 阴性）。其次，通过细胞分选仪纯化韧带组织中的间充质干细胞，表明骨化患者和非骨化患者的韧带组织增殖的潜力没有明显的差异。此外，两种组织类型的间充质干细胞具有多种分化潜能（成骨、成软骨和成脂肪）。然而，骨化患者间充质干细胞的成骨分化潜能明显高于非骨化患者。

随后，通过免疫组织化学染色对间充质干细胞进行定位，发现血管的周细胞表达间充质干细胞标记。此外，非骨化患者组织中几乎不包含血管，而骨化患者组织中包含血管组织从骨化位置周围延伸至韧带实质，而且间充质干细胞广泛出现在骨化区域的血管周围，而类软骨细胞的肥厚经常发现于骨化连接处并表达间充质干细胞标记。这强烈表明，间充质干细胞通过软骨内骨化通路参与韧带的异位骨化，包括血管生成，其中间充质干细胞的改变起到重要的作用。这些改变可能包括间充质干细胞调控因子基质细胞衍生因子 1（SDF-1）及其受体基因趋化因子受体 4（CXCR4）。与健康韧带组织相比，成骨韧带起源的间充质干细胞表现出高表达的 SDF-1 和 CXCR4，同时加强了间充质干细胞的运动性和对 SDF-1 的趋化性。这种运动性和趋化性被 CXCR4 的一种特异性抑制因子 AMD3100 所抑制，说明间充质干细胞在 SDF-1/CXCR4 系统中的迁移可引起骨化（图 7.3）。

7.2.3 软骨内成骨和间充质干细胞

在骨化韧带组织的实质中，在骨化前可观察到肥大的软骨细胞。这些细胞表达软骨特异性结缔组织生长因子。此外，在这些细胞骨化前可以观察到间充质干细胞因子的表达，说明其起源于间充质干细胞。

据报道，骨化患者的骨化韧带中有大量的血管，且在脊柱手术中的出血量较大。这说明韧带骨化也遵循软骨内成骨的途径，这是一种骨代谢的正常机制，包括通过血管侵入的方式由软骨转化成骨。我们观察到一种软骨组织表达的因子，如软骨源性抑制因子 -1，会抑制成骨并维持软骨组织，也会在韧带组织的间充质干细胞中表达。此外，与没有骨化的患者相比，它在骨化患者间充质干细胞中的表达显著减少。

考虑到韧带骨化遵循着软骨内成骨的进程，可以想象软骨源性抑制因子 -1 表达降低会导致血管浸润并促使异位骨化。这个机制可以作为药物治疗的靶点。

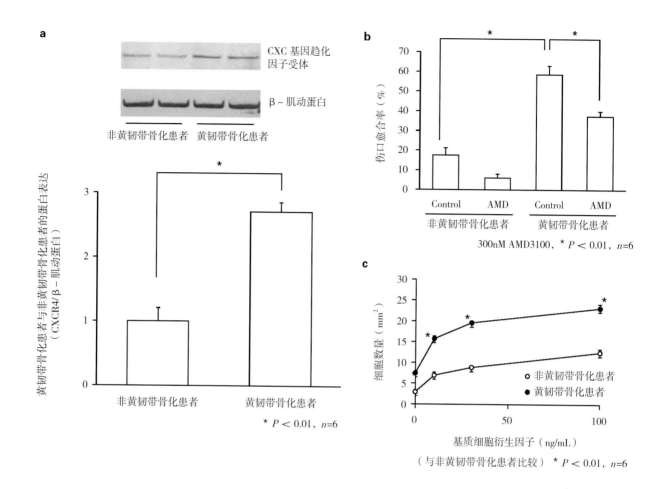

图 7.3　脊柱韧带组织中表达了 SDF-1 和 CXCR4，并控制间充质干细胞的迁移活性。(a) 通过 RT-PCR 对 CXCR4 进行 mRNA 水平的分析，并通过 Western Blot 方法检测其在骨化患者和非骨化患者间充质干细胞中的蛋白表达。以 β-肌动蛋白为内参将 CXCR4 的表达规范化。在 AMD3100（一种 CXCR4 的有效抑制剂）存在的情况下，通过伤口愈合实验分析间充质干细胞的迁移活性。在含有不同浓度 SDF-1 的趋化室里测量间充质干细胞向 SDF-1 的迁移

7.3 什么决定了健康间充质干细胞和骨化间充质干细胞间的不同

7.3.1 遗传机制

骨化患者脊柱韧带组织中的间充质干细胞如何获得高度的骨化能力？进行性骨化性纤维增殖症是一种由间充质干细胞异常引起的异位骨化的遗传性疾病。这种疾病由激活蛋白受体样激酶-2 基因突变引起，导致血管内皮起源的细胞转化成间充质干细胞，进而导致骨化。为了确定

脊柱韧带骨化症基因变异的候选基因，Nakajima 和 Takegami 等进行了全基因组关联研究。他们关注到 R-Spondin 2 作为脊柱韧带骨化的易感基因。R-Spondin 2 蛋白在软骨内成骨中起到关键的作用，促进增殖的软骨细胞分化为肥大的软骨细胞。可以推测它的功能在骨化患者中存在差异，促进异位骨化。然而，是否只有一种基因会主导疾病尚不清楚，因此，其他基因的突变也需要纳入考虑。

7.3.2 表观遗传机制

我们正在通过另一种表观遗传机制途径来解

决这个问题，转化是通过基因组 DNA 的修饰而不是通过核酸序列的改变。DNA 甲基化的改变已经在多种疾病的发病机制中被证实。例如，据 Montes 等报道，在血管平滑肌的钙化，就是上异位骨化涉及表观遗传机制的一个例子。他们认为慢性肾衰竭的血管钙化是由血管平滑肌特异性蛋白 SM22α 表达降低所引起的，导致血管平滑肌细胞转化为成骨细胞。研究发现，这种减少是由 SM22α 转录调控位点甲基化的增加所引起的。一些表观遗传机制是已知的，但是我们关注于基因组 DNA 甲基化的表达调节。这涉及一种以基因转录调节区域为中心的高密度胞嘧啶 – 尿嘧啶核苷酸序列 CpG，以及通过 CpG 岛甲基化对基因表达的抑制。

间充质干细胞经过 DNA 甲基化抑制剂（5-Aza-2′- 脱氧胞苷，5AdC）的处理所产生的去甲基化 DNA，会导致一些成骨基因表达的改变。我们发现，源于骨化患者和非骨化患者组织的间充质干细胞经 5AdC 处理后都可以去甲基化。通过微阵列分析转录组的表达变化，我们可以筛选出骨化患者间充质干细胞进行低 DNA 甲基化后高表达的基因，以及非骨化患者间充质干细胞进行高甲基化后被抑制的基因。这种方法确定了两种参与骨化调控的候选基因：WNT 家族成员 5A（WNT5A）和胶质细胞源性神经营养因子（GDNF）。用以这些基因为靶点的小干扰 RNA 对间充质干细胞进行处理，明显抑制了这些基因以及如碱性磷酸酶、骨形态发生蛋白 2、人类相关转录因子 2 等成骨基因的表达。由此我们推测，WNT5A 和 GDNF 参与

这些成骨基因的上游调控。也说明骨化患者间充质干细胞的 WNT5A 和 GDNF 基因并不受甲基化的抑制，所以它们更容易骨化。这为 DNA 甲基化参与韧带骨化提供了证据。此外，由于这些基因的表达被强甲基化抑制，源于骨化患者的间充质干细胞可以用来鉴定促使骨化的基因。研究表明，参与血管形成的特定基因由 DNA 甲基化所调控，并且源于骨化患者与非骨化患者的间充质干细胞具有不同的甲基化特征（据我们未发表的观察）。在未来的工作中，我们计划利用新一代测序技术去研究间充质干细胞的甲基化异常转化，以揭示全基因组甲基化的特征及其与骨化相关的改变。

7.4 结论

主导脊柱韧带异位骨化的细胞被认为是存在于韧带组织的间充质干细胞。它们的主要作用是修复损伤的组织，通过自身复制能力和多能化，根据需要分化增殖成韧带细胞。然而，骨化患者的间充质干细胞由于具有较高的成骨能力，被认为错分化为成骨细胞，而不是韧带细胞。如图 7.4 所示，我们认为表观遗传机制是患者间充质干细胞转化的机制之一。目前，我们正关注于 DNA 甲基化作为表观遗传学的一种机制，但我们也尝试分析组蛋白乙酰化和非编码 RNA 调控等其他机制。临床医学基础研究的重点在于如何将结果与治疗相联系。因此，如果间充质干细胞转化的机制可以阐明，发展靶向治疗和相关药物将成为可能。

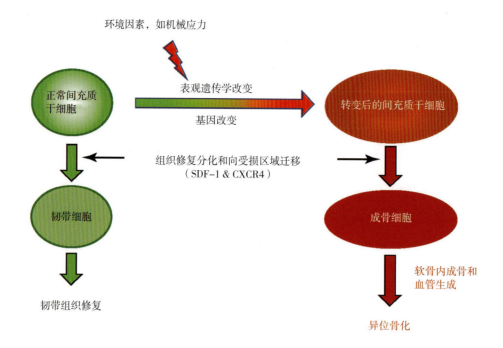

图 7.4 间充质干细胞在脊柱韧带骨化中的作用。韧带组织中存在正常的间充质干细胞，其功能是分化增殖为韧带细胞，修复韧带组织损伤。在骨化患者中，由于一些环境因素如机械应力所引起的遗传突变或表观遗传学改变，引起韧带组织的间充质干细胞改变。因此，在韧带组织修复期间，它们错误地分化为成骨细胞，进行软骨内成骨和血管生成，进而导致异位骨化

参考文献

[1] Resnick D, Shaul SR, Robins JM. Diffuse idiopathic skeletal hyperostosis (DISH). Radiography.1975;115:513-524.

[2] Matsunaga S, Sakou T.In: Yonenobu K, Sakou T, OnoK, editors. Ossification of the posterior longitudinal ligament. Tokyo: Springer;1997.p.11-17.

[3] Kawaguchi Y, Nakano M, Yasuda T, Seki S, Hori T, Suzuki K, Makino H, Kimura T. Characteristics of ossification of the spinal ligament; incidence of ossification of the ligamentum flavum in patients with cervical ossification of the posterior longitudinal ligament—analysis of the whole spine using multidetector CT. J Orthop Sci.2016;21:439-445.

[4] Tetreault L, Nakashima H, Kato S, Kryshtalskyj M, Nagoshi N, Nouri A, Singh A, Fehlings MG. A systematic review of classification systems for cervical ossification of the posterior longitudinal ligament. Global Spine J.2019;9:85-103.

[5] Joaquim AF, Makhni MC, Riew KD. Post-operative nerve injuries after cervical spine surgery. Int Orthop.2019;43:791-795.

[6] Taketomi E, Sakou T, Matsunaga S, Yamaguchi M. Family study of a twin with ossification of the posterior longitudinal ligament in the cervical spine. Spine. 1992;17:S55-S56.

[7] Okawa A, Nakamura I, Goto S, Moriya H, Nakamura Y, Ikegawa S. Mutation in Npps in a mouse model of ossification of the posterior longitudinal ligament of the spine. Nat Genet.1998;19:271-273.

[8] Tanaka T, Ikari K, Furushima K, Okada A, Tanaka H, Furukawa K, Yoshida K, Ikeda T, Ikegawa S, Hunt SC, Takeda J, Toh S, Harata S, Nakajima T, Inoue I. Genomewide linkage and linkage disequilibrium analyses identify COL6A1, on chromosome 21, as the locus for ossification of the posterior longitudinal ligament of the spine. Am J Hum Genet.2003;73:812-822.

[9] Nakajima M, Takahashi A, Tsuji T, Karasugi T, Baba H, Uchida K, Kawabata S, Okawa A, Shindo S, Takeuchi K, Taniguchi Y, Maeda S, Kashii M, Seichi A, Nakajima H, Kawaguchi Y, Fujibayashi S, Takahata M, Tanaka T, Watanabe K, Kida K, Kanchiku T, Ito Z, Mori K, Kaito T, Kobayashi S, Yamada K, Takahashi M, Chiba K, Matsumoto M, Furukawa K, Kubo M, Toyama Y, Genetic Study Group of Investigation Committee on Ossification of the Spinal Ligaments, Ikegawa S. A genomewide association study identifies susceptibility loci for ossification of the posterior longitudinal ligament of the spine. Nat Genet.2014;46:1012-1017.

[10] Inamasu J, Guiot BH, Sachs DC. Ossification of the posterior longitudinal ligament: an update on its biology, epidemiology, and natural history. Neurosurgery.2006;58:1027-1039.

[11] Furukawa KI. Pharmacological aspect of ectopic ossification in spinal ligament tissues. Pharmacol Ther.2008;118:352-358.

[12] Matsunaga S, Sakou T, Taketomi E, Nakanisi K. Effects of strain distribution in the intervertebral discs on the progression of ossification of the posterior longitudinal ligaments. Spine.1996;21:184-189.

[13] Kon T, Yamazaki M, Tagawa M, Goto S, Terakado A, Moriya H, Fujimura S. Bone morphogenetic protein-2 stimulates differentiation of cultured spinal ligament cells from patients with ossification of the posterior longitudinal ligament. Calcif Tissue Int.1997;60:291-296.

[14] Tanaka H, Nagai E, Murata H, Tsubone T, Shirakura Y, Sugiyama T, Taguchi T, Kawai S. Involvement of bone morphogenic protein-2 (BMP-2) in the pathological ossification process of the spinal ligament. Rheumatology (Oxford, England). 2001;40:1163-1168.

[15] Tanno M, Furukawa KI, Ueyama K, Harata S, Motomura S. Uniaxial cyclic stretch induces osteogenic differentiation and synthesis of bone morphogenetic proteins of spinal ligament cells derived from patients with ossification of the posterior longitudinal ligaments. Bone.2003;33:475-484.

[16] Iwasaki K, Furukawa KI, Tanno M, Kusumi T, Ueyama K, Tanaka M, Kudo H, Toh S, Harata S, Motomura S. Uni-axial cyclic stretch induces Cbfa1 expression in spinal ligament cells derived from patients with ossification of the posterior longitudinal ligament. Calcif Tissue Int.2004;74:448-457.

[17] Iwasawa T, Iwasaki K, Sawada T, Okada A, Ueyama K, Motomura S, Harata S, Inoue I, Toh S, Furukawa KI. Pathophysiological role of endothelin in ectopic ossification of human spinal ligaments induced by mechanical stress. Calcif Tissue Int. 2006;79:422-430.

[18] Li JM, Zhang Y, Ren Y, Liu BG, Lin X, Yang J, Zhao HC, Wang YJ, Song L. Uniaxial cyclic stretch promotes osteogenic differentiation and synthesis of BMP2 in the C3H10T1/2 cells with BMP2 gene variant of rs2273073 (T / G). PLoS One.2014;9:e106598.

[19] Asari T, Tanaka S, Kudo H, Mizukami H, Ono A, Numasawa T, Kumagai G, Motomura S, Yagihashi S, Toh S. Mesenchymal stem cell isolation and characterization from human spinal ligaments. Biochem Biophys Res Commun.2012;417:1193-1199.

[20] Nancarrow-Lei R, Mafi P, Mafi R, Khan W. A systemic review of adult mesenchymal stem cell sources and their multilineage differentiation potential relevant to musculoskeletal tissue repair and regeneration. Curr Stem Cell Res Ther.2017;12:601-610.

[21] Harada Y, Furukawa KI, Asari T, Chin S, Ono A, Tanaka T, Mizukami H, Yagihashi S, Motomura S, Ishibashi Y. Osteogenic lineage commitment of mesenchymal stem cells from patients with ossification of the posterior longitudinal ligament. Biochem Biophys Res Commun.2014;443:1014-1020.

[22] Chin S, Furukawa KI, Ono A, Asari T, Harada Y, Wada K, Tanaka T, Inaba W, Mizukami H, Motomura S, Yagihashi S, Ishibashi Y. Immunohistochemical localization of mesenchymal stem cells in ossified human spinal ligaments. Biochem Biophys Res Commun.2013;436:698-704.

[23] Kucia M, Reca R, Miekus K, Wanzeck J, Wojakowski W, Janowska-Wieczorek A, Ratajczak J, Ratajczak MZ. Trafficking of normal stem cells and metastasis of cancer stem cells involve similar mechanisms pivotal role of the SDF-1-CXCR4 axis. Stem Cells.2005;23:879-894.

[24] Chin S, Furukawa KI, Kurotaki K, Nagasaki S, Wada K, Kumagai G, Motomura S, Ishibashi Y. Facilitation of chemotaxis activity of mesenchymal stem cells via stromal cell-derived factor-1 and its receptor may promote ectopic ossification of human spinal ligaments. J Pharmacol Exp Ther.2019;369:1-8.

[25] Yamamoto Y, Furukawa KI, Ueyama K, Nakanishi T, Takigawa M, Harata S. Possible roles of CTGF/Hcs24 in the initiation and development of ossification of the posterior longitudinal ligament. Spine.2002;27:1852-1857.

[26] Kishiya M, Furukawa KI, Yokoyama T, Kudo H, Ono A, Numasawa T, Wada K, Toh S. Comparison of cardiovascular parameters between patients with ossification of posterior longitudinal ligament and patients with cervical spondylotic myelopathy. J Spin Disord Tech.2009;22:361-366.

[27] Hiraki Y, Inoue H, Iyama K, Kamizono A, Ochiai M, Shukunami C, Iijima S, Suzuki F, Kondo J. Identification of chondromodulin I as a novel endothelial cell growth inhibitor. Purification and its localization in the avascular zone of epiphyseal cartilage. J Biol Chem.1997;272:32419-32426.

[28] van Dinther M, Visser N, de Gorter DJ, Doorn J, Goumans MJ, de Boer J, ten Dijke P. ALK2 R206H mutation linked to fibrodysplasia ossificans progressiva confers constitutive activity to the BMP type I receptor and sensitizes mesenchymal cells to BMPinduced osteoblast differentiation and bone formation. J Bone Miner Res.2010;25:1208-1215.

[29] Medici D, Shore EM, Lounev VY, Kaplan FS, Kalluri R, Olsen BR. Conversion of vascular endothelial cells into multipotent stem-like cells. Nat Med.2010;16:1400-1406.

[30] Nakajima M, Kou I, Ohashi H, Genetic Study Group of the Investigation Committee on the Ossification of Spinal Ligaments, Ikegawa S. Identification and functional characterization of RSPO2 as a susceptibility gene for ossification of the posterior longitudinal ligament of the spine. Am J Hum Genet.2016;99:202-207.

[31] Takegami Y, Ohkawara B, Ito M, Masuda A, Nakashima H, Ishiguro N, Ohno K. R-spondin 2 facilitates differentiation of proliferating chondrocytes into hypertrophic chondrocytes by enhancing Wnt/β-catenin signaling in endochondral ossification. Biochem Biophys Res Commun.2016;473:255-264.

[32] Pérez-Campo FM, Riancho JA. Epigenetic mechanisms regulating mesenchymal stem cell differentiation. Curr Genomics. 2015;16:368-383.

[33] Montes de Oca A, Madueño JA, Martinez-Moreno JM, Guerrero F, Muñoz-Castañeda J, Rodriguez-Ortiz ME, Mendoza FJ, Almaden Y, Lopez I, Rodriguez M, Aquilera-Tejero E. High-phosphate-induced calcification is related to SM22α promoter methylation in vascular smooth muscle cells. J Bone Miner Res.2010;25:1996-2005.

[34] Chiba N, Furukawa KI, Takayama S, Asari T, Chin S, Harada Y, Kumagai G, Wada K, Tanaka T, Ono A, Motomura S, Ishibashi Y. Decreased DNA methylation in the promoter region of the WNT5A and GDNF genes may promote the osteogenicity of mesenchymal stem cells from patients with ossified spinal ligaments. J Pharmacol Sci.2015;127:467-473.

第八章　后纵韧带骨化遗传学研究简史

Shiro Ikegawa

刘　啸 / 译

摘要

本章简要回顾了日本关于后纵韧带骨化（Ossification of the Posterior Longitudinal Ligaments，OPLL）遗传学和基因组学研究，包括连锁研究、关联研究和小鼠模型研究。

关键词

连锁研究；关联研究；全基因组关联研究；R- 脊椎蛋白 2；ttw；核苷酸焦磷酸酶；磷酸盐；焦磷酸盐

8.1　人体研究

8.1.1　连锁研究

流行病学研究已经指出了与后纵韧带骨化（OPLL）易感性有关的遗传因素。OPLL 的现代遗传学研究始于同胞的人类白细胞抗原（HLA）单倍型分析。在已报道的与 HLA 相关的研究基础上，Koga 等通过使用 6p 号染色体 HLA 区域中的 7 个微卫星标记对来自 53 个家庭的 91 个受影响同胞对进行 OPLL 遗传连锁检测。他们在标记 D6S276（$P=5.9 \times 10^{-6}$）上发现强连锁，并报告 COL11A2 为 OPLL 可能的易感基因。

同一小组对来自 70 个家庭的 99 个受影响同胞对进行了全基因组连锁研究，以鉴定与 OPLL 相关的遗传位点。在 21q22.3 的 D21S1903 标记附近检测到了连锁的最佳证据。然后对连锁区域进行了连锁不平衡的广泛研究，其单核苷酸多态性（SNP）覆盖 20Mb。用 COL6A1 中的 3 个 SNP 进行单倍型分析得出的单点 P 值为 7×10^{-7}。

为了克服以前的连锁研究中的低效率问题，Karasugi 等在日本厚生劳动省的资助下，在脊椎韧带骨化研究委员会遗传研究小组的支持下，该研究组进行了全基因组连锁研究（主持人：Yoshiaki Toyama 教授）。该研究使用了来自日本各地的 410 个颈椎 OPLL 样本（214 个受影响的同胞对），发现了在 1p21、2p22~2p24、7q22、16q24 和 20p12 上具有潜在的连锁基因位点。在没有糖尿病并发症的亚组中，使用其他标志物进行的精细作图可检测到 20p12 号染色体上 D20S894 的最高 NPL 评分（3.43，$P=2.7 \times 10^{-4}$）。

8.1.2　关联研究

由于连锁研究的分辨率低，以及 SNP 高通量基因分型系统的发展，基因组研究人员开始使用关联研究为多基因定位基因位点。OPLL 遗传研究就是这种情况。OPLL 的关联研究有很多，但是几乎所有候选基因关联研究都只检查了少于 500 例患者中的单个变异体或基因。最大的一项是 Horikoshi 等的研究，该研究检查了 711 例 OPLL 患者和 896 例对照患者的 35 个候选基因中总共 109 个 SNP，但是结果并不明显。然而，TGF-β3 中的内含子 SNP 显示出最显著的相关性（$P=4.0 \times 10^{-4}$）。TGF-β3 位于与 OPLL 相关的基因组区域内。在脊柱韧带骨化研究委员会遗传研究组的支持下（项目负责人：Yoshiaki Toyama 教授），Nakajima 等进行了世界首次的全基因组关联研究（GWAS）。他们检查了 1112 例患者和 6810 例对照患者，使用另外一组独立的 548 例日本 OPLL 患者和 6469 例日本对照患者进行了复制研究。GWAS 确定了 6 个具有全基因组关联显著性水平的 OPLL 基因位点（表 8.1）。大多数基因位点不包含明显的候选基因。

8.1.3 R- 脊椎蛋白 2（R-Spondin 2）

在由庆应义塾大学的 Morio Matsumoto 教授负责的日本医学研究与发展局（AMED）项目的支持下，Nakajima 等对 OPLL 基因位点进行了 GWAS 后的计算机和体外功能研究。其中，他们在 8q23.1 染色体上的 R-Spondin 2 基因（RSPO2）上游发现了一个候选功能变异体。R-Spondin 2 是 R-Spondin 分泌蛋白家族的成员。R-Spondin 家族由 4 个已知成员（R-Spondin 1~4）组成，它们具有 40% ~60% 的氨基酸同源性和相似的组织区域。R-Spondins 被鉴定为富含亮氨酸重复序列的 G 蛋白偶联受体（LGR）的配体，包括与 Frizzled/ 低密度脂蛋白受体相关蛋白（LRP）5/6 相关的 LGR4、5 和 6-WNT 受体复合物。

R-Spondin 2 是经典 WNT/β-Catenin 信号传导的激动剂。软骨细胞分化的早期，R-Spondin 2 的表达降低。R-Spondin 2 通过激活 WNT/β-Catenin 信号传导抑制早期软骨细胞分化标记基因的表达。rs374810 是 GWAS 中 8q23.1 染色体上最显著相关的 SNP，位于 RSPO2 的软骨细胞启动子区域。转录子 CCAAT- 增强子结合蛋白 β（C/EBPβ）与包含 rs374810 的 RSPO2 核心启动子区域特异性结合，并增加了 RSPO2 的表达。rs374810 的风险等位基因影响启动子与 C/EBPβ 的结合并降低 RSPO2 转录。

8.1.4 扩展全基因组关联研究（GWAS）

GWAS 仅说明了 OPLL 总遗传变异的 2%。了解 OPLL 需要更多的遗传信息。在 AMED 的支持下（项目负责人：庆应义塾大学的 Morio Matsumoto 教授），RIKEN 小组正在使用 1600 多个 OPLL 项目进行扩展的 GWAS。对之前的 GWAS 和新的 GWAS 进行的 Meta 分析将确定 OPLL 的其他易感基因位点。

8.2 小鼠研究

8.2.1 ttw 小鼠

ttw［足尖行走；以前称为 twy（Yoshimura 足尖行走）］小鼠是一种优秀的用于异位骨化的小鼠模型。ttw 是源自 ICR（jcl）菌株的天然突变体。

表 8.1 日本人中 GWAS 识别的 OPLL 基因位点

Lead SNP	染色体	相关区域内或附近的基因	P 值	OR 值（95% 可信区间）
rs927485	6p21.1	CDC5L，MIR4642，SUPT3H	9.40×10^{-9}	1.33（1.21~1.46）
rs374810	8q23.1	RSPO2	1.88×10^{-13}	1.34（1.24~1.44）
rs13279799	8q23.3	LINC00536，EIF3H	1.28×10^{-10}	1.28（1.19~1.38）
rs1979679	12p11.22	CCDC91	4.34×10^{-12}	1.30（1.21~1.40）
rs11045000	12p12.2	LOC100506393	2.95×10^{-11}	1.28（1.19~1.38）
rs2423294	20p12.3	HAO1	1.10×10^{-13}	1.41（1.29~1.55）

遗传方式是完全外显的常染色体隐性遗传。小鼠异位骨化的进展很容易通过四肢关节的挛缩进行监测，从而导致特征性的足尖行走。ttw 表现出各种软组织的骨化。早在出生后 3 周，就可以在肌腱、耳软骨和关节周围组织中观察到钙化。第 4 周，在纤维环中可以观察到异位钙化。在跟腱中，它最初表现为跟腱中央的钙化灶（图 8.1a），然后沿胶原纤维纵向延伸。钙化沿着肌腱的主体进

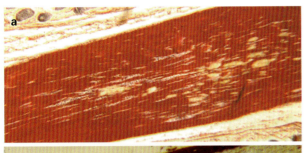

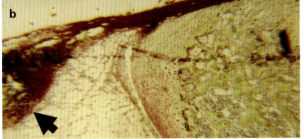

图 8.1　跟腱的组织学。HE 染色。（a）4 周龄时的肌腱中部。肌腱中央的钙化灶是最初的病变。（b）在 6 周龄时的跟腱止点。肌腱骨化病变（箭头）与跟骨不连续（右）

展，最后融合到骨骼上（图 8.2）。因此，ttw 异位骨化的最初事件不是韧带附着端病变（图 8.1b）。ttw 的异位骨化是通过不同于软骨内骨化的机制发生的。

8.2.2 核苷酸焦磷酸酶和焦磷酸盐

通过使用参数连锁分析进行位置克隆，然后采用候选基因方法，Ikegawa 的研究小组已经确定，ttw 是由编码核苷酸焦磷酸酶（NPPS）的 Enpp1 的无意义突变（c.1813G > T；p.Gly568*）所引起的。NPPS 是具有碱性磷酸二酯酶 - Ⅰ 和核苷酸焦磷酸酶活性的膜结合外切酶。ttw 突变导致 NPPS 功能丧失；ttw 中血清和成骨细胞中的 NPPS 活性显著降低（图 8.3，表 8.2）。NPPS 生成无机磷酸盐和焦磷酸盐（PPi）。PPi 是生理性和病理性钙化和骨化的主要抑制剂。PPi 会抑制磷酸钙的沉淀和羟基磷灰石从组织到骨基质中。这些证据表明，与 NPPS 相关的 PPi 代谢在调节异位骨化中起重要作用。值得注意的是，异位骨化的另一种小鼠模型 ANK（强直）也由 PPi 代谢异常引起。其起因于 PPi 膜转运蛋白功能突变的丧失，导致细胞外 PPi 减少。

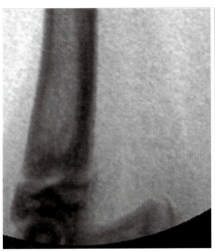
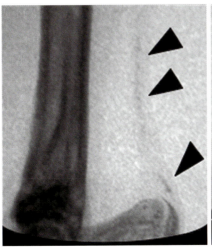
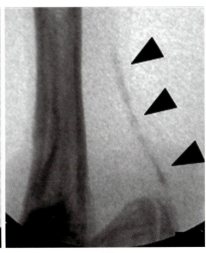

| 4 周 | 4.5 周 | 5 周 |

图 8.2　跟腱异位骨化的早期阶段。跟腱的侧位 X 线片（软 X 射线）显示出异位骨化进展（箭头）。病变沿着肌腱的实质进展并融合到骨骼

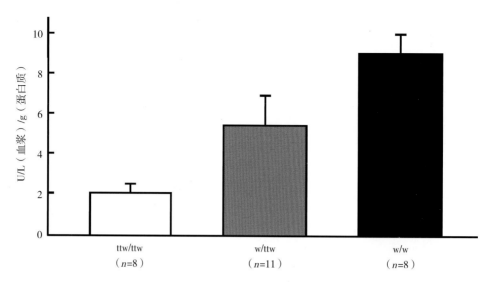

图 8.3 跟腱中核苷酸焦磷酸酶（NPPS）活性降低。通过 TMPNP（胸苷单磷酸对硝基苯酯）测定法测定 ttw 及其未受影响的同窝小鼠的血浆磷酸二酯酶活性（w/w 和 ttw/w；w：野生型）。405nm 处的吸光度由 Biorad550 型微量滴定仪确定。通过蛋白质测定试剂盒（Biorad）测量总蛋白质。同一份样本进行两次测量。磷酸二酯酶活性表示为 U/L（血浆）/g（蛋白质）（1U= 每小时可催化 1mol 底物的磷酸二酯酶活性）。活性随 ttw 等位基因数目的增加而降低，在 ttw 中几乎不存在。圆柱表示平均值，并标出标准偏差。样本数在括号内

表 8.2 ttw 中 NPPS 活性和 PPi 水平降低

表型	NPPS （p mol/h/mg 蛋白质）	PPi （p mol/h/mg 蛋白质）
野生型	363 ± 69	0.15 ± 0.06
ttw	142 ± 22	0.11 ± 0.04

从培养的成骨细胞的条件培养基中分离出的囊泡中的 NPPS 活性和 PPi。野生型小鼠是 ttw 的同窝仔，是 ttw 突变的非纯合子基因型

8.2.3 磷酸盐

　　NPPS-PPi 代谢与磷酸盐（Pi）代谢密切相关。PPi 被碱性磷酸酶（ALP）降解为 Pi。低磷酸酯酶症是由 ALP 缺乏引起的一种异质性疾病，由于 PPi 增加导致骨化明显降低。Pi 代谢异常的患者可能与 OPLL 和相关疾病有关。患有低磷酸盐血症性佝偻病 / 骨软化症（MIM#307800）和甲状旁腺功能低下的患者通常会并发脊柱和四肢的肌腱和韧带异位骨化。ENPP1 中功能突变的双等位基因（隐性）丧失导致常染色体隐性形式的低磷酸酯酶

性佝偻病（MIM#613312）和婴儿泛发性动脉钙化（MIM#208000）。

　　为了阐明 ttw 异位骨化的机制，Koshizuka 等研究了饮食中钙和 Pi 对 ttw 表型的影响。饮食中高或低含量的钙和 Pi 的组合测试显示，高 Pi 饮食显著加速了异位骨化。为了鉴定参与异位骨化的基因，他们通过差异展示法检查了高磷饮食中 ttw 增强骨化过程中基因的表达谱。在 3 周龄断奶后，用高 Ca- 高 Pi 或高 Ca- 低 Pi 饮食喂养 ttw 小鼠，在饮食开始后 2 周后处死小鼠。对耳软骨进行差异显示分析。他们鉴定出了 9 个显示差异表达的小鼠个基因。9 个基因中有 6 个是新的（表 8.3）。其中包括胱抑素 10（也称为胭脂红）。Yamada 等指出胭脂红在生理和病理条件下通过 NPP1 的转录抑制作用促进软骨内骨化过程中的软骨细胞钙化。

致谢： 感谢参与这项研究的 OPLL 患者及其家属和日本 OPLL 患者网络（Zensekichuren，Yasuko Masuda 总裁）。

表8.3　通过高磷饮食对 ttw 的差异显示分析鉴定出新的小鼠基因

基因符号	基因名称	高磷酸盐饮食下的表达	人类对应	假定功能
Prg4	Proteoglycan 4	增加	PRG4[a]	ECM 蛋白质
RNase4	Rnase A family，4	增加	RNASE4	核糖核酸酶
Cst10	Cystatin 10	增加	（－）	酶抑制剂
Calm4	Calmodulin 4	减少	（－）	
Wrap73[b]	WD Repeat Containing，Antisense to Trp73	减少	WDR8	Intra－Ca 调节剂
EtosI	Ectopic Ossification 1	减少	（－）	ncRNA

a：别名为巨核细胞刺激因子（MSF）和关节表面区域蛋白（SZP）
b：最早报告为 Wdr8

参考文献

[1] Taketomi E, Sakou T, Matsunaga S, Yamaguchi M. Family study of a twin with ossification of the posterior longitudinal ligament in the cervical spine. Spine. 1992;17:S55-S56.

[2] Matsunaga S, Sakou T. Epidemiology of ossification of the posterior longitudinal ligament. In: Yonenobu K, Sakou T, Ono K, editors. OPLL. Tokyo: Springer; 1997. p. 11-17.

[3] Sakou T, Matsunaga S, Koga H. Recent progress in the study of pathogenesis of ossification of the posterior longitudinal ligament. J Orthop Sci. 2000;5:310-315.

[4] Koga H, Sakou T, Taketomi E, Hayashi K, Numasawa T, Harata S, Yone K, Matsunaga S, Otterud B, Inoue I, Leppert M. Genetic mapping of ossification of the posterior longitudinal ligament of the spine. Am J Hum Genet. 1998;62:1460-1467.

[5] Sakou T, Taketomi E, Matsunaga S, Yamaguchi M, Sonoda S, Yashiki S. Genetic study of ossification of the posterior longitudinal ligament in the cervical spine with human leukocyte antigen haplotype. Spine(Phila Pa 1976). 1991;16:1249-1252.

[6] Matsunaga S, Yamaguchi M, Hayashi K, Sakou T. Genetic analysis of ossification of the posterior longitudinal ligament. Spine (Phila Pa 1976). 1999;24:937-938.

[7] Tanaka T, Ikari K, Furushima K, Okada A, Tanaka H, Furukawa KI, Yoshida K, Ikeda T, Ikegawa S, Hunt SC, Takeda JTS, Harata S, Nakajima T, Inoue I. Genomewide linkage and linkage disequilibrium analyses identify COL6A1, on chromosome 21, as the locus for ossification of the posterior longitudinal ligament of the spine. Am J Hum Genet. 2003;73:812-822.

[8] Karasugi T, Nakajima M, Ikari K, Genetic Study Group of Investigation Committee on Ossification of the Spinal Ligaments, Tsuji T, Matsumoto M, Chiba K, Uchida K, Kawaguchi Y, Mizuta H, Ogata N, Iwasaki M, Maeda S, Numasawa T, Abumi K, Kato T, Ozawa H, Taguchi T, Kaito T, Neo M, Yamazaki M, Tadokoro N, Yoshida M, Nakahara S, Endo K, Imagama S, Demura S, Sato K, Seichi A, Ichimura S, Watanabe M, Watanabe K, Nakamura Y, Mori K, Baba H, Toyama Y, Ikegawa S. A genome-wide sib-pair linkage analysis of ossification of the posterior longitudinal ligament of the spine. J Bone Miner Metab. 2013;31:136-143.

[9] Horikoshi T, Maeda K, Kawaguchi Y, Chiba K, Mori K, Koshizuka Y, Hirabayashi S, Sugimori K, Matsumoto M, Kawaguchi H, Takahashi M, Inoue H, Kimura T, Matsusue Y, Inoue I, Baba H, Nakamura K, Ikegawa S. A large-scale genetic association study of ossification of the posterior longitudinal ligament of the spine. Hum Genet. 2006;119:611-616.

[10] Nakajima M, Takahashi A, Tsuji T, Karasugi T, Baba H, Uchida K, Kawabata S, Okawa A, Shindo S, Takeuchi K, Taniguchi Y, Maeda S, Kashii M, Seichi A, Nakajima H, Kawaguchi Y, Fujibayashi S, Takahata M, Tanaka T, Watanabe K, Kida K, Kanchiku T, Ito Z, Mori K, Kaito T, Kobayashi S, Yamada K, Takahashi M, Chiba K, Matsumoto M, Furukawa K, Kubo M, Toyama Y, Genetic Study Group of Investigation Committee on Ossification of the Spinal Ligaments, Ikegawa S. A genome-wide association study identifies susceptibility loci for ossification of the posterior longitudinal ligament of the spine. Nat Genet. 2014;46:1012-1016.

[11] Nakajima M, Kou I, Ohashi H, Genetic Study Group of Investigation Committee on the Ossification of Spinal Ligaments, Ikegawa S. Identification and functional characterization of RSPO2 as a susceptibility gene for ossification of the posterior longitudinal ligament of the spine. Am J Hum Genet. 2016;99:202-207.

[12] de Lau WB, Snel B, Clevers HC. The R-spondin protein

family. Genome Biol. 2012;13:242.

[13] de Lau W, Barker N, Low TY, Koo BK, Li VS, Teunissen H, Kujala P, Haegebarth A, Peters PJ, van de Wetering M, Stange DE, van Es JE, Guardavaccaro D, Schasfoort RB, Mohri Y, Nishimori K, Mohammed S, Heck AJ, Clevers H. Lgr5 homologues associate with Wnt receptors and mediate R-spondin signalling. Nature. 2011;476:293-297.

[14] Hosoda Y, Yoshimura Y, Higaki SA. New breed of mouse showing multiple osteochondral lesions twy mouse. Ryumachi. 1981;21:157-164.

[15] Okawa A, Nakamura I, Goto S, Moriya H, Nakamura Y, Ikegawa S. Mutation in Npps in a mouse model of ossification of the posterior longitudinal ligament of the spine. Nat Genet. 1998a;19:271-273.

[16] Okawa A, Ikegawa S, Nakamura I, Goto S, Moriya H, Nakamura Y. Mapping of a gene responsible for twy (tip-toe walking Yoshimura), a mouse model of ossification of the posterior longitudinal ligament of the spine (OPLL). Mamm Genome. 1998b;9:155-156.

[17] Fleisch H. Diphosphonates: history and mechanisms of action. Metab Bone Dis Rel Res. 1981;3:279-288.

[18] Meyer JL. Can biological calcification occur in the presence of pyrophosphate? Arch Biochem Biophys. 1984;231:1-8.

[19] Ho AM, Johnson MD, Kingsley DM. Role of the mouse ank gene in control of tissue calcification and arthritis. Science. 2000;289:265-270.

[20] Takuwa Y, Matsumoto T, Kurokawa T, Iizuka M, Hoshino Y, Hata K, Ogata E. Calcium metabolism in paravertebral ligamentous ossification. Acta Endocrinol. 1985;109:428-432.

[21] Kawaguchi Y, Nakano M, Yasuda T, Seki S, Suzuki K, Yahara Y, Makino H, Kitajima I, Kimura T. Serum biomarkers in patients with ossification of the posterior longitudinal ligament (OPLL): inflammation in OPLL. PLoS One. 2017;12:e0174881.

[22] Yoshikawa S, Shiba M, Suzuki A. Spinal-cord compression in untreated adult cases of vitamin-D resistant rickets. J Bone Joint Surg Am. 1968;50:743-752.

[23] Okazaki T, Takuwa Y, Yamamoto M, Matsumoto T, Igarashi T, Kurokawa T, Ogata E. Ossification of the paravertebral ligaments: a frequent complication of hypoparathyroidism. Metabolism. 1984;33:710-713.

[24] Koshizuka Y, Ikegawa S, Sano M, Nakamura K, Nakamura Y. Isolation of novel mouse genes associated with ectopic ossification by differential display method using ttw, a mouse model for ectopic ossification. Cytogenet Cell Genet. 2001a;94:163-168.

[25] Ikegawa S, Sano M, Koshizuka Y, Nakamura Y. Isolation, characterization and mapping of the mouse and human PRG4 (proteoglycan 4) genes. Cytogenet Cell Genet. 2000;90:291-297.

[26] Koshizuka Y, Ikegawa S, Sano M, Nakamura K, Nakamura Y. Isolation, characterization, and mapping of the mouse and human WDR8 genes, members of a novel wd repeat gene family. Genomics. 2001b;72:252-259.

[27] Yamada T, Kawano H, Koshizuka Y, Fukuda T, Yoshimura K, Kamekura S, Saito T, Ikeda T, Kawasaki Y, Azuma Y, Ikegawa S, Hoshi K, Chung UI, Nakamura K, Kato S, Kawaguchi H. Carminerin contributes to chondrocyte calcification during endochondral ossification. Nat Med. 2006;12(6):665-670.

第九章 后纵韧带骨化相关基因在后纵韧带骨化发展中的潜在作用概述

Taku Saito

刘 啸 / 译

摘要

除了经典的基因组研究以外，还进行了后纵韧带骨化（Ossification of the Posterior Longitudinal Ligaments，OPLL）的全基因组关联研究，并识别出了易感基因位点和候选基因。其中，R- 脊椎蛋白 2（RSPO2）已被视为有效的候选基因。RSPO2 是 R- 脊椎蛋白分泌蛋白家族的成员，并增强了标准 WNT 信号通路活性。最近的一项研究表明，RSPO2 抑制了软骨细胞的早期分化，并且在带有风险等位基因的成纤维细胞中其表达明显降低。这些发现表明，RSPO2 可能通过抑制经典 WNT 信号传导来抑制间充质干细胞向软骨细胞的分化。为了更深入地了解 OPLL 的病理生理，需要合适的实验动物模型和 OPLL 患者手术标本中候选基因的表达分析。

关键词

后纵韧带骨化（OPLL）；全基因组关联研究（GWAS）；易感基因

许多旨在鉴定与后纵韧带骨化（OPLL）的发病机制相关的遗传因素的研究已经完成。既往受影响的同胞对连锁研究和候选基因关联研究指出许多与这种疾病易感性相关的基因或基因位点：XI 型胶原 α2 链（COL11A2）、类维生素 AX 受体 β（RXRB）、外核苷酸焦磷酸酶 / 磷酸二酯酶 1（ENPP1）、转化生长因子 β1（TGFB1）、白介素 1β（IL1B）、雌激素受体 1（ESR1）、VI 型胶原 α1 链（COL6A1）、TGFB3、骨形态发生蛋白 2（BMP2）、维生素 D 受体（VDR）、矮小相关转录因子 2（RUNX2）、白介素 15 受体亚基 α（IL15RA）和生长分化因子 2（GDF2）。通过这些策略，已经研究了与结缔组织、骨形成、矿物质代谢和炎症有关的基因。最近，Nakajima 等在约 8000 名个体中进行了针对颈椎 OPLL 的全基因组关联研究（GWAS），随后对另外约 7000 名个体进行复制研究。发现了 6 个易感基因位点，并重新鉴定了位于相关区域或附近区域的几个基因作为 OPLL 易感性的候选基因，包括羟酸氧化酶 1（HAO1）、R- 脊椎蛋白 2（RSPO2）、真核翻译起始因子 3 亚基 E（EIF3E）、ER 膜蛋白复合物亚基 2（EMC2）和卷曲螺旋结构域蛋白 91（CCDC91）。值得注意的是，GWAS 数据表明，来自受影响同胞对连锁研究和候选基因关联研究的所有候选基因的 P 值都在 0.0091~0.41 范围内，远高于 GWAS 中的标准显著性水平。

与通过基因组研究取得的成就相反，由于大多数 OPLL 的病理生理机制尚不清楚，候选基因的功能很难检测。在 OPLL 发生骨化前，普遍观察到纤维软骨细胞增殖和基质增生。然而，在对标本进行组织学检查时，骨化过程并不总是软骨内的，而是有时为膜状的。各种细胞可能都参与到这些复杂的过程中，例如韧带细胞、祖细胞、组织常驻干细胞、肌腱附着点纤维化的软骨细胞、巨噬细胞和其他免疫相关细胞。为了阐明候选基因的作用，我们必须寻找基因在其中发挥作用的责任细胞。此外，没有用于 OPLL 的有用的实验动物模型。这些问题使得很难研究候选基因在 OPLL 病理生理中的作用。

尽管有这些局限性，RSPO2 仍被认为是导致 OPLL 易感性的有效候选基因。RSPO2 是 R-脊椎蛋白家族的成员，该家族由 4 个成员组成（RSPO1~4）。R-脊椎蛋白是与富含亮氨酸重复序列的 G 蛋白偶联受体（LRP）结合的分泌蛋白。RSPO2 与经典 WNT 信号通路的调节有关。经典的 WNT 信号传导通路是软骨和骨骼发育的主要调节因子之一。WNT 信号传导应该严格调节正常的软骨内骨化，其丧失或获得功能导致骨骼生长的严重损害。这些研究表明，经典的 WNT 信号传导抑制了间充质干细胞向软骨细胞的分化，但促进了软骨细胞和成骨细胞的肥厚性分化。在小鼠胚胎的顶端外胚层脊和脊柱中观察到 RSPO2 表达，而在 RSPO2 缺失小鼠的脊柱中，经典的 WNT 途径的活性降低了。RSPO2 缺失小鼠在肢体和颅面区域表现为发育不全和畸形。在 WNT 和 BMP 蛋白的作用下，RSPO2 促进成骨细胞分化和矿化。同时，RSPO2 抑制软骨细胞分化和软骨基质产生。

Nakajima 等进行了 RSPO2 的实验分析，并报道了其在 OPLL 的病理生理中的作用。RSPO2 抑制软骨细胞的早期分化，并且已经确定了与 CCAAT/ 增强子结合蛋白 β（C/EBPβ）诱导 RSPO2 相关的单核苷酸多态性（SNP）。值得注意的是，携带风险等位基因的成纤维细胞中 RSPO2 的表达明显降低。从这些发现可以得出结论，RSPO2 可能通过抑制经典 WNT 信号传导通路而抑制间充质干细胞向软骨细胞的分化，并有助于后纵韧带的稳态。同时，没有关于 RSPO2 在后纵韧带或在具有 OPLL 的人体组织样品中的表达模式的数据。最近的一项研究表明，部分的滑膜巨噬细胞通过产生 RSPO2 来促进骨关节炎的进展。为

了全面了解 OPLL 的病理生理，应阐明相关的细胞间相互作用和信号传导，并应在这种情况下检查包括 RSPO2 在内的易感基因的作用。

致谢：感谢 Edanz（www.edanzediting.co.jp）编写此手稿的英文文本。

参考文献

[1] Koga H, Hayashi K, Taketomi E, Matsunaga S, Yashiki S, Fujiyoshi T, et al. Restriction fragment length polymorphism of genes of the alpha 2(XI) collagen, bone morphogenetic protein-2, alkaline phosphatase, and tumor necrosis factoralpha among patients with ossification of posterior longitudinal ligament and controls from the Japanese population. Spine (Phila Pa 1976). 1996;21(4):469-473.

[2] Numasawa T, Koga H, Ueyama K, Maeda S, Sakou T, Harata S, et al. Human retinoic X receptor beta: complete genomic sequence and mutation search for ossification of posterior longitudinal ligament of the spine. J Bone Miner Res. 1999;14(4):500-508.

[3] Nakamura I, Ikegawa S, Okawa A, Okuda S, Koshizuka Y, Kawaguchi H, et al. Association of the human NPPS gene with ossification of the posterior longitudinal ligament of the spine (OPLL). Hum Genet. 1999;104(6):492-497.

[4] Kamiya M, Harada A, Mizuno M, Iwata H, Yamada Y. Association between a polymorphism of the transforming growth factor-beta1 gene and genetic susceptibility to ossification of the posterior longitudinal ligament in Japanese patients. Spine (Phila Pa 1976). 2001;26(11):1264-1266. discussion 6-7.

[5] Ogata N, Koshizuka Y, Miura T, Iwasaki M, Hosoi T, Shiraki M, et al. Association of bone metabolism regulatory factor gene polymorphisms with susceptibility to ossification of the posterior longitudinal ligament of the spine and its severity. Spine (Phila Pa 1976). 2002;27(16):1765-1771.

[6] Tanaka T, Ikari K, Furushima K, Okada A, Tanaka H, Furukawa K, et al. Genomewide linkage and linkage disequilibrium analyses identify COL6A1, on chromosome 21, as the locus for ossification of the posterior longitudinal ligament of the spine. Am J Hum Genet. 2003;73(4):812-822.

[7] Horikoshi T, Maeda K, Kawaguchi Y, Chiba K, Mori K, Koshizuka Y, et al. A large-scale genetic association

study of ossification of the posterior longitudinal ligament of the spine. Hum Genet. 2006;119(6):611-616.

[8] Wang H, Liu D, Yang Z, Tian B, Li J, Meng X, et al. Association of bone morphogenetic protein-2 gene polymorphisms with susceptibility to ossification of the posterior longitudinal ligament of the spine and its severity in Chinese patients. Eur Spine J. 2008;17(7):956-964.

[9] Kobashi G, Ohta K, Washio M, Okamoto K, Sasaki S, Yokoyama T, et al. FokI variant of vitamin D receptor gene and factors related to atherosclerosis associated with ossification of the posterior longitudinal ligament of the spine: a multi-hospital case-control study. Spine (Phila Pa 1976). 2008;33(16):E553-E558.

[10] Liu Y, Zhao Y, Chen Y, Shi G, Yuan W. RUNX2 polymorphisms associated with OPLL and OLF in the Han population. Clin Orthop Relat Res. 2010;468(12):3333-3341.

[11] Kim DH, Jeong YS, Chon J, Yoo SD, Kim HS, Kang SW, et al. Association between interleukin 15 receptor, alpha (IL15RA) polymorphism and Korean patients with ossification of the posterior longitudinal ligament. Cytokine. 2011;55(3):343-346.

[12] Ren Y, Liu ZZ, Feng J, Wan H, Li JH, Wang H, et al. Association of a BMP9 haplotype with ossification of the posterior longitudinal ligament (OPLL) in a Chinese population. PLoS One. 2012;7(7):e40587.

[13] Nakajima M, Takahashi A, Tsuji T, Karasugi T, Baba H, Uchida K, et al. A genome-wide association study identifies susceptibility loci for ossification of the posterior longitudinal ligament of the spine. Nat Genet. 2014;46(9):1012-1016.

[14] Ikegawa S. Genomic study of ossification of the posterior longitudinal ligament of the spine. Proc Jpn Acad Ser B Phys Biol Sci. 2014;90(10):405-412.

[15] Ono K, Yonenobu K, Miyamoto S, Okada K. Pathology of ossification of the posterior longitudinal ligament and ligamentum flavum. Clin Orthop Relat Res. 1999;(359):18-26.

[16] de Lau WB, Snel B, Clevers HC. The R-spondin protein family. Genome Biol. 2012;13(3):242.

[17] Kazanskaya O, Glinka A, del Barco BI, Stannek P, Niehrs C, Wu W. R-Spondin2 is a secreted activator of Wnt/beta-catenin signaling and is required for Xenopus myogenesis. Dev Cell. 2004;7(4):525-534.

[18] Kim KA, Wagle M, Tran K, Zhan X, Dixon MA, Liu S, et al. R-Spondin family members regulate the Wnt pathway by a common mechanism. Mol Biol Cell. 2008;19(6):2588-2596.

[19] Day TF, Guo X, Garrett-Beal L, Yang Y. Wnt/beta-catenin signaling in mesenchymal progenitors controls osteoblast and chondrocyte differentiation during vertebrate skeletogenesis. Dev Cell. 2005;8(5):739-750.

[20] Hill TP, Spater D, Taketo MM, Birchmeier W, Hartmann C. Canonical Wnt/beta-catenin signaling prevents osteoblasts from differentiating into chondrocytes. Dev Cell. 2005;8(5):727-738.

[21] Tamamura Y, Otani T, Kanatani N, Koyama E, Kitagaki J, Komori T, et al. Developmental regulation of Wnt/beta-catenin signals is required for growth plate assembly, cartilage integrity, and endochondral ossification. J Biol Chem. 2005;280(19):19185-19195.

[22] Nam JS, Turcotte TJ, Yoon JK. Dynamic expression of R-spondin family genes in mouse development. Gene Expr Patterns. 2007;7(3):306-312.

[23] Yamada W, Nagao K, Horikoshi K, Fujikura A, Ikeda E, Inagaki Y, et al. Craniofacial malformation in R-spondin2 knockout mice. Biochem Biophys Res Commun. 2009;381(3):453-458.

[24] Aoki M, Kiyonari H, Nakamura H, Okamoto H. R-spondin2 expression in the apical ectodermal ridge is essential for outgrowth and patterning in mouse limb development. Develop Growth Differ. 2008;50(2):85-95.

[25] Friedman MS, Oyserman SM, Hankenson KD. Wnt11 promotes osteoblast maturation and mineralization through R-spondin 2. J Biol Chem. 2009;284(21):14117-14125.

[26] Takegami Y, Ohkawara B, Ito M, Masuda A, Nakashima H, Ishiguro N, et al. R-spondin 2 facilitates differentiation of proliferating chondrocytes into hypertrophicchondrocytes by enhancing Wnt/beta-catenin signaling in endochondral ossification. Biochem Biophys Res Commun. 2016;473(1):255-264.

[27] Nakajima M, Kou I, Ohashi H, Ikegawa S. Identification and functional characterization of RSPO2 as a susceptibility gene for ossification of the posterior longitudinal ligament of the spine. Am J Hum Genet. 2016;99(1):202-207.

[28] Zhang H, Lin C, Zeng C, Wang Z, Wang H, Lu J, et al. Synovial macrophage M1 polarisation exacerbates experimental osteoarthritis partially through R-spondin-2. Ann Rheum Dis. 2018;77(10):1524-1534.

第十章 诱导性多能干细胞技术在后纵韧带骨化中的应用

Junya Toguchida

刘 啸/译

摘要

后纵韧带骨化（Ossification of the Posterior Longitudinal Ligaments，OPLL）是一种多因素疾病，既有遗传因素又有后天因素。尽管当前的手术疗法在大多数患者中显示出良好疗效，但术后疾病加重的高发病率仍然是有待克服的问题。开发预防疾病进展的治疗药物不可避免地需要准确理解骨化的病理机制，为此明确具体遗传因素意义重大。患者来源的诱导性多能干细胞（iPSCs）已在体外用于疾病表型研究，并为单基因遗传性疾病筛选可治疗药物，这在某些疾病中已有成功报道。目前，iPSCs应用于OPLL相关的研究主要有两种方法。一种方法是从有多位受影响兄弟姐妹的OPLL患者中提取iPSCs，结合全外显子组分析细胞分化潜能、筛选候选突变基因。另一种方法是采用全基因组关联研究（GWAS）分析的疾病相关基因意义。采用基因组编辑方法从同一克隆中分离携带风险和非风险等位基因的iPSCs，并比较其分化特性以研究每个基因功能。尽管存在许多问题需要克服，但这些方法将有助于理解OPLL，并为开发治疗该疾病药物开辟道路。

关键词

iPSCs；疾病概要；GWAS遗传因子

10.1 概述

OPLL是异位骨化（Heterotopic Ossification，HO）引起的疾病之一，是软组织中骨组织形成的过程。在某些情况下因被偶然发现而做出诊断，大多数患者直到出现疼痛和（或）神经系统疾病才注意到该疾病，因此一般在患者就医时骨化组织已经足够大到引起脊髓或神经压迫。由于目前尚无药物能够消除骨化组织，因此手术治疗是减轻患者痛苦和困扰的唯一选择。目前，术前和术中影像学方法以及外科技术的发展使得手术安全性得到很好的保障，并且在大多数情况下功能恢复良好。手术要么通过前路直接切除骨化组织，要么切除脊柱的后部结构，在骨化的组织保持原状的情况下减压脊髓。患者术后骨化组织复发或加重的发生率大概7年内为30%，10年内为70%，这将严重影响术后患者远期预后。阻止疾病进展的治疗药物将对患者非常有益，但目前还暂无有效药物，这部分归因于对该疾病的发病机制了解有限。众所周知，OPLL是一种多因素疾病，遗传因素和后天因素均被认为与该疾病发展相关。目前，已根据家族发病率进行广泛分析以确定遗传危险因素，许多基因（例如HLA、VDR或TGF-βR）的特定SNP（单核苷酸多态性）被报道与该病发生率有关，但研究结果重复性差以及相应基因功能意义尚未得到验证。在后天因素中，肥胖和糖尿病与

OPLL 最为相关，因此，显然代谢信号参与 OPLL 的发生，尽管确切机制尚未得到证实。

在本章中，我将介绍使用诱导性多能干细胞（iPSCs）进行疾病建模和药物开发，以及其在理解和 OPLL 治疗药物开发方面的可能应用。

10.2 诱导性多能干细胞

2006 年，Yamanaka 研究小组宣布，通过反转录病毒技术将 4 种转录因子（Oct3/4、Sox2、Klf4 和 c-Myc）转入小鼠皮肤成纤维细胞中，建立胚胎干细胞样细胞，并将其命名为 iPSCs。尽管第一代 iPSCs 因不能建立成年嵌合体特性而不能完全称为真正意义上的多能干细胞，但 Yamanaka 小组在 2007 年培养出的具有种系功能的第二代小鼠 iPSCs 具备完全分化成为小鼠的性能，同时他们也证明了采用相同方法可以培养出人类 iPSCs。这一令人惊讶的发现清楚地表明了哺乳动物细胞的非凡可塑性，为发育和干细胞生物学做出巨大贡献。为此，2012 年 Yamanaka 因"发现成熟细胞能够被重新编程成为多能性干细胞"被授予诺贝尔奖。

10.3 iPSCs 的临床应用

除了科学研究贡献之外，iPSCs 的两个显著特性是无限增殖以及理论上能够分化为任何类型的体细胞，这吸引了许多研究人员在各种临床领域进行应用。其中之一是 iPSCs 来源的分化细胞应用于再生治疗。总体概念是由患者的体细胞（如皮肤成纤维细胞或外周血细胞）建立 iPSCs，然后诱导其分化为目标体细胞，进而用于细胞移植。该应用的关键技术是诱导质量合适的目标体细胞作为分化细胞，并且在体外培养过程中不会引起有害基因突变发生。2014 年，也就是人类 iPSCs 被发现仅 7 年之后，首次将 iPSCs 来源细胞针对一种与年龄相关的黄斑变性的眼部疾病进行试验，该实验将患者来源 iPSCs 分化的视

网膜色素上皮细胞移植到患者眼部，相应成果于 2017 年被报道。这种类型的移植（自体移植）优势之一是没有免疫排斥的风险。然而，为了确保细胞的安全性，每种病例治疗均需大量的时间和成本，这对于许多患者而言不太现实。为了促进 iPSCs 来源分化细胞进行细胞治疗，很有必要培养用于异源移植的 iPSCs，该移植可以用于大量的受体。供体细胞上的 HLA，特别是 HLA-A、B 和 DR，是确定受体免疫系统免疫反应的关键分子。任何单个基因位点的错配都会引起免疫排斥。解决这个问题的一种方法是从所有单倍型纯合子日本人的供体中建立 iPSCs。例如，理论上采用携带 3 个主要 HLA 位点纯合子的 iPSCs 移植能够使大约 16% 的日本人不会引起免疫排斥反应，这种方法已经覆盖大约 30% 的日本人。目前，这些 HLA 纯合 iPSCs 已经应用于多种临床疾病治疗，例如帕金森氏病（UMIN000033564）和角膜病（UMIN000036539）。除了这种 HLA- 纯合方法之外，研究人员还通过构建 HLA 修饰的 iPSCs，预期能够在任何供体中引起最小的免疫反应。iPSCs 的另一个重要应用是疾病建模和药物开发，我将在下一部分中详细介绍。

10.4 疾病建模和药物开发

疾病建模的概念可以理解为"培养皿中的疾病"，该过程由多个连续步骤组成，采用患者来源的细胞在培养皿中建立疾病模型（图 10.1）。该模型成功与否取决于几个重要步骤。第一步是选择适合这种方法的疾病。理想的疾病是具有完全外显能力和同质表型的单基因疾病。疾病表型可以通过细胞水平来评估，并且对应表型细胞可以在体外诱导形成，同时细胞缺陷（功能丧失或功能增强）可以通过测量一些标志物进行评估。第二步是招募目标疾病的患者，他们可以提供全面的临床信息以保证临床诊断，在目标疾病显示出很大的异质性时这一点将更为重要。第三步是建立具有质量保障且无任何基因突变的 iPSCs。

图10.1 OPLL进展。（a）后纵韧带骨化可能形成步骤。蓝色和红色区域分别代表软骨和骨组织。（b）骨化发展过程中可能的细胞分化步骤

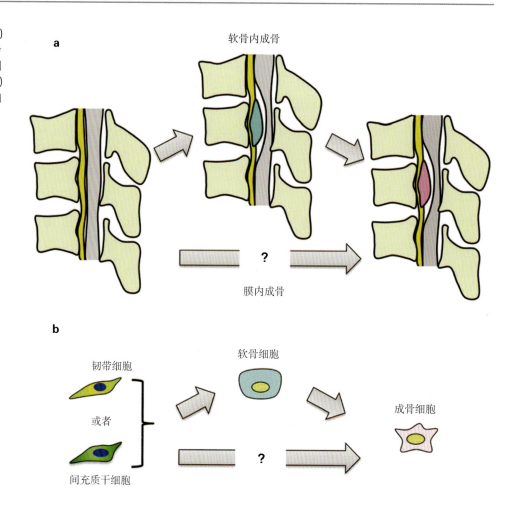

在大多数情况下，需要对照组iPSCs在体外证明疾病表型，而早期从健康供体建立的iPSCs就用于此目的。但是，这种对照组细胞中除了致病基因以外的其他基因组信息可能会影响表型，因此目前研究人员正在通过基因编辑突变挽救的iPSCs用作对照组细胞。最后一步是将iPSCs诱导成为目标体细胞或组织的方法，该方法应该具备良好的可靠性和重复性，并且理想状态下能够在化学修饰环境中进行。应通过细胞形态，特定表面标记的表达，可溶性因子的增加或减少以及生理功能来模拟对应的疾病表型。一旦疾病表型构建成功，研究者应考虑进行药物筛选，并通过减少实验步骤以及缩小实验范围来缩短分化周期。

10.5 iPSCs在异位骨化疾病中的应用

骨化性纤维增生（FOP）是一种罕见的遗传病，其特征是在骨骼肌、肌腱或韧带中出现异位骨化。异位成骨由生理创伤和炎症反应引起，疼痛性肿胀周期性地引发，这称为爆发，并且在发作后数周或数月形成骨化组织。FOP患者的ACVR1基因存在一个错义突变，该突变编码一种骨形态发生蛋白（BMP）的Ⅰ型受体之一。由于爆发会加剧疾病的发生，我们预期爆发时产生的因子会诱导软组织中前体细胞异常BMP信号，并试图通过在体外构建FOP患者来源的iPSCs诱导形成的间充质干细胞（MSC）来寻找相关因素（图10.2）。作为结果，我们通过突变体ACVR1成

图 10.2 疾病特异性 iPSCs 在疾病建模和药物开发中应用的基本概念

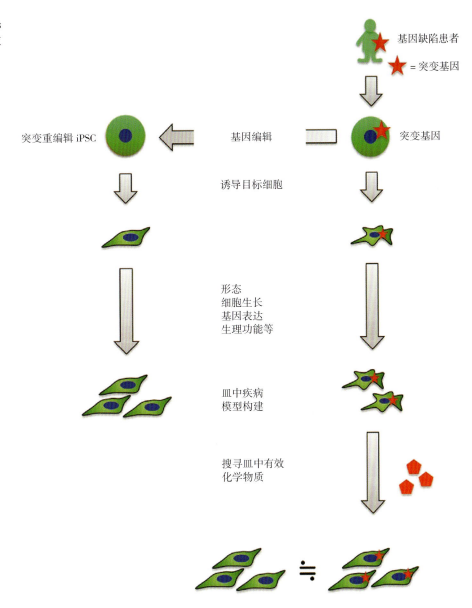

功鉴定激活素 –A 是异位骨化诱导剂。然后，我们筛选抑制激活素 –A 的化学物质，并鉴定出 mTOR 抑制剂雷帕霉素（西罗莫司）可有效抑制激活素 –A 触发的体内外异位骨化形成。由于雷帕霉素已获准在日本用于另一种罕见疾病，因此我们已经开始进行 FOP 患者的雷帕霉素临床试验（UMIN000028429）。

10.6 iPSCs 在 OPLL 应用中的问题

与 FOP 疾病应用不同，疾病特异性 iPSCs 在 OPLL 研究中的应用有许多困难需要克服。首先，OPLL 不是单基因疾病，而是多因素疾病。尽管流行病学数据表明有遗传因素参与，但对每个患者的影响可能明显不同，因此选择合适的患者并非易事。其次，也是最难的一点是我们不知道骨化韧带的起源细胞。FOP 中异位骨化的组织学发现表明，骨化爆发点成纤维细胞分化为软骨细胞，因此我们使用从 iPSCs 诱导的 MSC 作为异位骨化前体评估软骨分化过程的差异（图 10.2）。如果这在 OPLL 中也适用，则韧带组织中的 MSC 将成为目标体细胞的可能候选者，这方面可以通过原代培养 MSC 得以证明。尽管已发表的组织学数据表明，骨化组织通过软骨内成骨发育形成，但遗传因素可能与成骨过程有关，因此，我们必须研究 MSC 的软骨和成骨过程。另外，有可能存在韧带细胞向软骨细胞或成骨细胞的转分化，这种情况应予以考虑。由于韧带的骨化优先发生在例如后纵韧带、前纵韧带和黄韧带等脊柱韧带上，但很少发生在四肢其他韧带上，提示脊柱局部因素也可能参与韧带

骨化形成。因此，我们必须分析许多可能的过程，包括 MSC 的软骨分化、成骨分化或韧带细胞的转分化（图 10.3）。最后，尽管我们鉴定出遗传因素的候选基因，但关键还是如何在体内证明这种候选基因功能。目前而言，ttw 小鼠是 OPLL 的唯一小鼠模型，对人 OPLL 未必适用。将来体外 iPSCs 来源韧带组织的发展可能会替代体内实验。

考虑到这些棘手的问题，我将介绍 iPSCs 应用

图 10.3 疾病特异性 iPSCs 在骨化性纤维增生药物开发中的应用

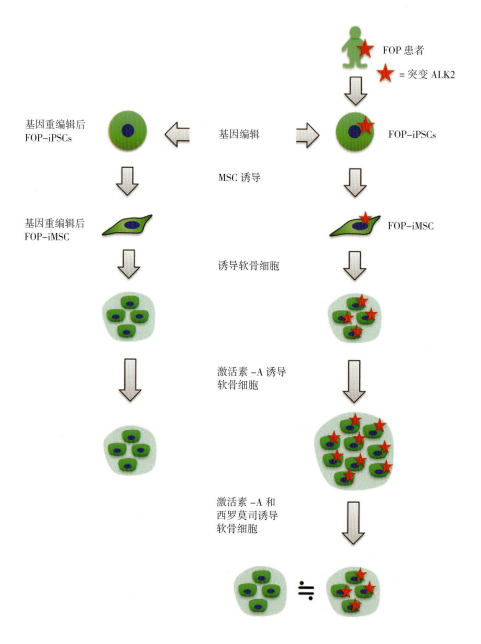

OPLL 研究的两种可能方法。

10.7 OPLL 家族病例研究策略

第一种方法是使用具有多个受影响兄弟姐妹

同胞的患者来明确遗传因素，这类患者中遗传因素所起的作用可能比散发性 OPLL 患者要强得多（图 10.4）。该策略最为重要的一步是选择患者。目前，我们对这类患者的筛选标准是存在两个以上受影响兄弟姐妹、发病较早且没有后天因素影

图 10.4 OPLL 家族病例筛选策略。序列分析流程示意图

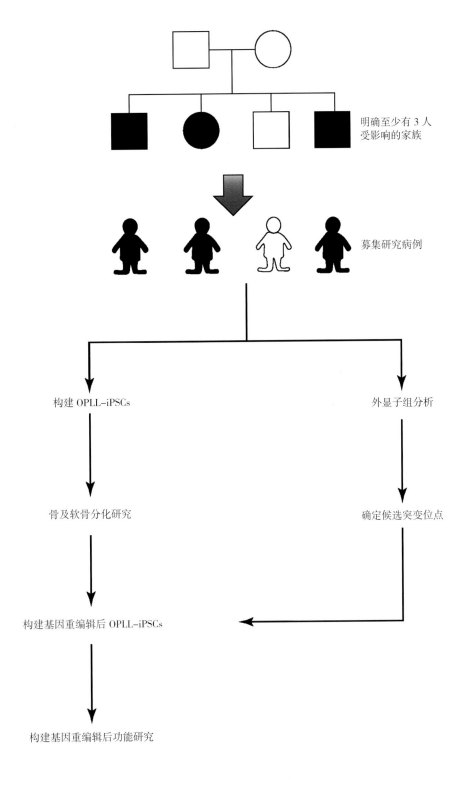

明确至少有 3 人受影响的家族

募集研究病例

构建 OPLL–iPSCs　　　　　　　外显子组分析

骨及软骨分化研究　　　　　　　确定候选突变位点

构建基因重编辑后 OPLL–iPSCs

构建基因重编辑后功能研究

响（例如糖尿病）。尽管由于起病相对较晚而很难定义"未受影响"，但无论从患病兄弟姐妹，还是从未患病成员来源的 iPSCs 都将非常有用。来源 iPSCs 的 MSC 将用于软骨形成和成骨分化特性研究。除了从健康供体中建立 iPSCs 之外，未受影响兄弟姐妹的 iPSCs 也将用作对照。同时，采用基因组分析（例如整个外显子组分析）鉴定与 OPLL 相关的基因突变。候选基因突变将是没有先前特征的罕见 SNP，在所有受影响的成员中很常见，但在未受影响的成员中并不常见。通过对体内组织进行免疫染色获得组织表达信息以缩小候选范围，并通过诱导对来自 iPSCs 的每种类型细胞进行证实。候选基因功能重要性将通过功能丧失或获得性实验进行分析。如果已知候选基因的生化功能，将通过特定抑制剂或 siRNA 进行功能丧失实验。功能获得性实验将通过表达载体转染进行验证。在这两种类型实验中，结果显示均是与骨化过程相关的体外表型，例如软骨基质或茜素红骨样结节形成。最后，将基因编辑拯救过的 iPSCs 修饰携带候选突变的 iPSCs，研究被拯救后的 iPSCs 功能效应以鉴定突变点对 OPLL 进展的意义。

10.8 OPLL-GWAS 策略

第二种方法是全基因组关联研究（GWAS）。GWAS 是剖析多因素疾病遗传因素的方法之一。结合整个基因组中大量 SNP 数据和大量具有可靠临床信息的患者，Shiro Ikegawa 研究小组成功地鉴定出与 OPLL 发生率有关的 6 个 SNP。下一步是通过验证每个 SNP 的功能意义确定是否参与 OPLL 发展过程，这并不是一个简单的过程，我们现在正在采用 iPSCs 挑战这一难题（图 10.5）。第一步是选择与每个 SNP 相关的基因。一些 SNP 位于编码区附近，但其他可能位于内含子甚至基因间区的中间，甚至作为增强子。下一步是获取每个基因在骨骼或软骨中蛋白表达的信息，如上一节所述。由于某些风险基因可能间接影响骨化过程，例如肾脏中的无机磷酸盐代谢，应通过差异化策略对其进行分析。下一步是功能丧失或获得实验，这在上一节中同样进行了介绍。如果我们找到这样的基因，那么下一步就是确定 SNP 是否真的影响这种表型。为此，简单地将一个 iPSCs 表型与一个风险等位基因进行比较，而将另一个 iPSCs 表

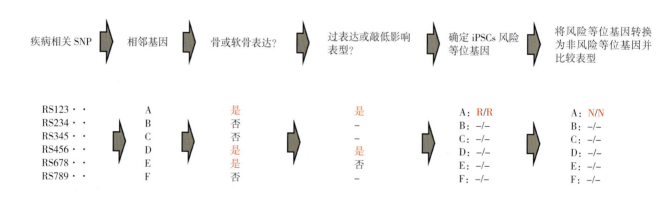

图 10.5 OPLL-GWAS 策略。序列分析流程图。从疾病相关 SNP 的信息开始，通过组织表达和功能选择合适的基因，然后在标准 iPSCs 中鉴定出具有纯合子的 iPSCs，这些纯合子是所选基因的风险等位基因。最后将风险等位基因转换为非风险等位基因，并将表型与亲本克隆进行比较

型与一个非风险等位基因进行比较并不合理，因为每个 iPSCs 基因组背景可能会影响该表型，并使 SNP 的作用不确切。为了克服这个问题，将通过基因组编辑从具有风险等位基因的人中分离出具有非风险等位基因的 iPSCs，这样表型差异将仅归因于 SNP 差异。接下来更为有趣的实验是检测多种风险 SNP 的积累是否具有协同效应，这可通过对 iPSCs 进行序列基因组编辑来实现。

10.9 结论

OPLL 病理学仍然存在许多难题，将 iPSCs 应用于这种疾病研究是一个具有挑战性的问题。接下来进一步研究将需要考虑其他因素，例如机械作用或代谢组学作用，以及葡萄糖浓度。

参考文献

[1] Abiola R, Rubery P, Mes n A. Ossi cation of the posterior longitudinal ligament: etiology, diagnosis, and outcomes of nonoperative and operative management. Global Spine J. 2016; 6: 195-204.

[2] Iwasaki M, Kawaguchi Y, Kimura T, et al. Long-term results of expansive laminoplasty for ossification of the posterior longitudinal ligament of the cervical spine: more than 10 years follow up. J Neurosurg. 2002; 96:180-189.

[3] Matsunaga S, Sakou T. Ossification of the posterior longitudinal ligament of the cervical spine. Etiology and natural history. SPINE. 2014;37: E309-E314.

[4] Wilson JR, Patel AA, Brodt ED, et al. Genetics and heritability of cervical spondylotic myelopathy and ossification of the posterior longitudinal ligament. Results of a systematic review. SPINE. 2013;38: S123-S146.

[5] Nam DC, Lee HJ, Lee CJ, et al. Molecular pathophysiology of ossification of the posterior longitudinal ligament (OPLL). Biomol Ther (Seoul). 2019; 27:342-348.

[6] Takahashi K, Yamanaka S. Induction of pluripotent stem cells from mouse embryonic and adult fibroblast cultures by defined factors. Cell. 2006; 126:663-676.

[7] Okita K, Ichisaka T, Yamanaka S. Generation of germline-competent induced pluripotent stem cells.

Nature. 2007; 448:313-317.

[8] Takahashi K, Tanabe K, Ohnuki M, et al. Induction of pluripotent stem cells from adult human fibroblasts by defined factors. Cell. 2007; 131:861-872.

[9] Mandai M, Watanabe A, Kurimoto Y, et al. Autologous induced stem-cell-derived retinal cells for macular degeneration. N Engl J Med. 2017; 376:1038-1046.

[10] Okita K, Matsumura Y, Sato Y, et al. A more efficient method to generate integration-free human iPS cells. Nat Methods. 2011; 8:409-412.

[11] Umekage M, Sato Y, Takasu N. Overview: an iPS cell stock at CiRA. In amm Regen. 2019; 39:17.

[12] Xu H, Wang B, Ono M, et al. Targeted disruption of HLA genes via CRISPR-Cas9 generates iPSCs with enhanced immune compatibility. Cell Stem Cell. 2019;24: 566-578.

[13] Grskovic M, Javaherian A, Strulovici B, et al. Induced pluripotent stem cells—opportunities for disease modeling and drug discovery. Nat Rev Drug Discov. 2011;10: 915-929.

[14] Jang YY, Ye Z. Gene correction in patient-specific iPSCs for therapy development and disease modeling. Hum Genet. 2016; 135:1041-1058.

[15] Kaplan FS, Glaser DL, Shore EM, et al. The pheno-type of fibrodysplasia ossificans progressiva. Clin Rev Bone Mineral Metabo. 2005; 3:183-188.

[16] Shore EM, Xu M, Feldman GJ, et al. A recurrent mutation in the BMP type I receptor ACVR1 causes inherited and sporadic fibrodysplasia ossificans pregressiva. Nat Genet. 2006; 38:525-527.

[17] Matsumoto Y, Ikeya M, Hino K, et al. New protocol to optimize ips cells for genome analysis of fibrodysplasia ossificans progressiva. Stem Cells. 2015; 33:1730-1742.

[18] Hino K, Ikeya M, Horigome K, et al. Neofunction of ACVR1 in fibrodysplasia ossificans progressiva. Proc Natl Acad Sci U S A. 2015; 112:15438-15443.

[19] Hino K, Horigome K, Nishio M, et al. Enhanced mTOR signaling triggered by Activin-A in chondrogenesis of fibrodysplasia ossificans progressiva (FOP). J Clin Invest. 2017;127:3339-3352.

[20] Pignolo RJ, Suda RK, Kaplan FS. The fibrodysplasia ossificans progressiva lesion. Clin Rev Bone Miner Metab. 2005; 3:195-200.

[21] Asari T, Furukawa KI, Tanaka S, et al. Mesenchymal stem cell isolation and characterization from human spinal ligament. Biochem Biophys Res Commun. 2012; 417:1193-1199.

[22] Yonemori K, Imamura T, Ishidou Y, et al. Bone morphogenetic protein receptors and activin receptors are highly expressed in ossified ligament tissues of

patients with ossification of the posterior longitudinal ligament. Am J Pathol. 1997; 150:1335-1347.

[23] Okawa A, Nakamura I, Goto S, et al. Mutation in Npps in a mouse model of ossi fication of the posterior longitudinal ligament of the spine. Nat Genet. 1998;19:271-273.

[24] Ikegawa S. A short history of the genome-wide association study: where we were and where we are going. Genom Inform. 2012; 10:220-225.

[25] Nakajima M, Takahashi A, Tsuji T, et al. A genome-wide association study identifies susceptibility loci for ossification of the posterior longitudinal ligament of the spine. Nat Genet. 2014; 46:1012-1016.

第十一章 足尖行走（ttw）小鼠后纵韧带骨化发展机制

Takeshi Miyamoto

刘　啸 / 译

摘要

后纵韧带骨化（Ossification of the Posterior Longitudinal Ligaments，OPLL）是以脊柱韧带的异位骨化为特征的疾病，由于异位骨化组织引起的椎管狭窄或神经压迫导致一些神经功能受损。由于 OPLL 是一种罕见的疾病，其发病机制尚不清楚，因此尚未研究出旨在防止异位骨化或减慢其进展的治疗策略。以前，足尖行走（ttw）小鼠在包括跟腱和 PLL 在内的几种组织中表现出异位骨化，使这些小鼠成为 OPLL 模型。随后显示 ttw 小鼠在核苷酸焦磷酸酶 / 磷酸二酯酶 1（Enpp1）基因中具有功能缺失突变。最近，由于 Enpp1 功能障碍而引起的异位骨化的机制已经阐明，并被证明含有过多的维生素 D 信号。

关键词

后纵韧带骨化（OPLL）；足尖行走（ttw）小鼠；核苷酸焦磷酸酶 / 磷酸二酯酶 1（Enpp1）；维生素 D 受体（VDR）；FGF23；Klotho 老化；磷酸盐代谢

11.1 背景

在足尖行走（ttw）小鼠中鉴定出 OPLL 表型，显示其在核苷酸焦磷酸酶 / 磷酸二酯酶 1（Enpp1）基因的核苷酸 1813 处具有纯 G 到 T 取代，该基因将残基 568 处的甘氨酸密码子更改为终止密码子。Enpp1 的功能是生成胞外焦磷酸盐（PPi）所必需的，它可以抑制羟磷灰石晶体沉积。因此，尽管尚不清楚 ttw 小鼠中发现的异位骨化的具体机制，但可能是由于羟基磷灰石晶体沉积的抑制功能丧失所致。Enpp1 突变在 OPLL 患者中也可以观察到，因此 ttw 小鼠被认为是该疾病的动物模型。人类 Enpp1 突变还引起常染色体隐性低磷酸盐血症性佝偻病（ARHR）或婴儿期全身动脉钙化（GACI）。Enpp1$^{ASJ/ASJ}$ 小鼠，一种不同的 Enpp1 突变体，据报道表现出 GACI 样表型。

11.2 OPLL 表型在高磷酸盐饮食 ttw 小鼠中恶化

与低磷酸盐血症性佝偻病相关的表型相一致，ttw 小鼠的血清磷酸盐（Pi）水平明显低于对照组。OPLL 患者的血清 Pi 水平也相对较低。有趣的是，在 ttw 小鼠中，喂食高磷酸盐饮食（HPD）不会升高血清 Pi 水平，反而会促进 OPLL 表型的恶化。一项不同的研究报道，通过喂食高磷酸盐饮食可以加速 ttw 小鼠耳朵中的异位骨化，而关于给 ttw 小鼠喂 HPD 时肾脏和主动脉中的异位钙化也有报道。在该研究中，ttw 小鼠在开始 HPD 喂养后失去活动能力并衰弱，于 3 周内死亡。最后，用 HPD 喂养的 ttw 小鼠表现出骨量减少和皮肤萎缩，表现出类似于人类衰老的表型，还出现在具有 Klotho 基因突变的小鼠（kl/kl 小鼠）中，这是人类衰老的模型。

11.3 HPD 喂养的 ttw 小鼠显示血清中 FGF23 和活性维生素 D_3 [1，25（OH）$_2D_3$] 升高

FGF23 和维生素 D_3 都是磷酸代谢的关键调节剂。活性维生素 D_3 [1，25（OH）$_2D_3$] 促进肠道磷酸盐的吸收，升高的血清 Pi 刺激骨骼内骨细胞 FGF23 的表达（图 11.1）。传导 FGF23 信号需要 FGF 受体（FGFR）和 Klotho 的复合物形成。FGF23 与 FGFR 和 Klotho 复合物结合以抑制 Cyp27b1 的表达。Cyp27b1 是一种将 25（OH）D（一种维生素 D_3 的非活性形式）转化为活性维生素 D_3 [1，25（OH）$_2D_3$] 的酶（图 11.1）。因此，升高的血清 FGF23 会导致 1，25（OH）$_2D_3$ 水平降低，并通过负反馈机制下调从肠道吸收的 Pi。因此，在正常情况下，不能同时提高 FGF23 和 1，25（OH）$_2D_3$ 水平。然而，在用 HPD 喂养的 ttw 小鼠的血清中，两者同时升高。一致的是，与喂食正常饮食的 ttw 小鼠或喂食 HPD 的 ttw 小鼠相比，喂食 HPD 的 ttw 小鼠肾脏中的 Cyp27b1 表达显著升高。

11.4 在喂食 HPD 的 ttw 小鼠中 Klotho 被下调

如上所述，在用 HPD 喂养的 ttw 小鼠中观察到的表型与在 Klotho 缺乏的 kl/kl 小鼠中观察到的表型相似。实际上，与用正常饮食喂养的 ttw 小鼠或 HPD 喂养的野生型小鼠相比，用 HPD 喂养的

图 11.1 Klotho 和活性维生素 D_3 对磷酸盐水平的调节。饮食中的磷酸盐（Pi）从肠道中吸收，血清磷的水平升高刺激了骨细胞中 FGF23 的表达。骨骼分泌的 FGF23 与肾脏中的 Klotho/FGF 受体（FGFR）复合物结合并抑制 Cyp27b1 的表达，从而催化 25（OH）D 转化为活性维生素 D_3 [1，25（OH）$_2D_3$，] 从而以负反馈的方式促进从肠道吸收磷

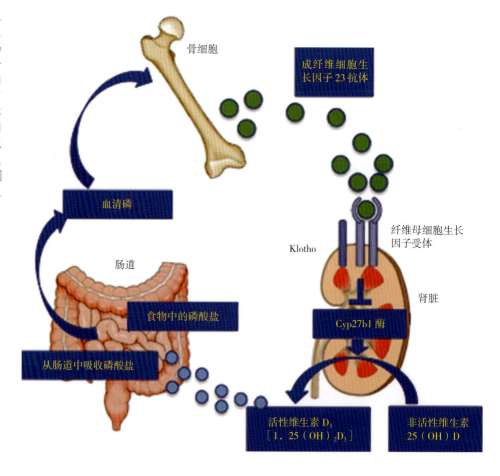

ttw 小鼠肾脏中的 Klotho 表达显著降低。用 ttw 小鼠与过表达 Klotho 的转基因小鼠杂交可以部分挽救 ttw 小鼠中发现的表型，表明这些表型是由于 Klotho 下调引起的。因此，在 kl/kl 小鼠中也观察到 OPLL 表型。

据报道，缺乏 FGF23 的小鼠表现出与衰老相关的表型，与 kl/kl 小鼠相似。以异位血管钙化为特征的肿瘤性钙化病是由 Klotho 或 FGF23 的功能丧失突变引起的。因此，Klotho 和 FGF23 可能协同抑制异位钙化。通过阻断维生素 D 受体（VDR）的功能，可以消除 kl/kl 或 FGF23 缺陷型小鼠中与衰老相关的表型，这表明过多的维生素 D 信号传导会促进异位钙化，可能是由于 Klotho 或 FGF23 功能缺失引起的。

11.5 减少维生素 D 信号改善 ttw 小鼠的 OPLL 进展

如上所述，在用 HPD 喂养的 ttw 小鼠中观察到的表型与 kl/kl 小鼠相似，通过 VDR 抑制消除

了 kl/kl 小鼠表型，并且假设用 HPD 喂养的 ttw 小鼠中的表型可以通过抑制 VDR 来挽救。的确，即使在磷酸盐超载的条件下，给 ttw 小鼠饲喂高磷酸盐低维生素 D 饮食（HPLD）也可以挽救 ttw 小鼠的表型。此外，将 ttw 与缺乏 VDR 的小鼠杂交会完全消除在喂食 HPD 的 ttw 小鼠中观察到的表型。综上所述，这些结果表明在磷酸盐超负荷条件下 ttw 小鼠体内 OPLL 的发育归因于肾脏中 Klotho 表达的降低。Klotho 下调导致 Cyp27b1 表达升高和 1, 25（OH）$_2$D$_3$ 水平升高。我们建议用 Enpp1 在磷酸盐超负荷的条件下维持肾脏中 Klotho 的表达（图 11.2）。

11.6 未来方向

根据对 ttw 小鼠的分析，过量的 VDR 信号传导可能构成预防 OPLL 进展的治疗靶标。尽管在 OPLL 患者中报告了 Enpp1 基因突变，但现在确定在 ttw 小鼠中见到的系统是否适用于人类 OPLL 患者至关重要。由于维生素 D$_3$ 是骨骼健康所必需

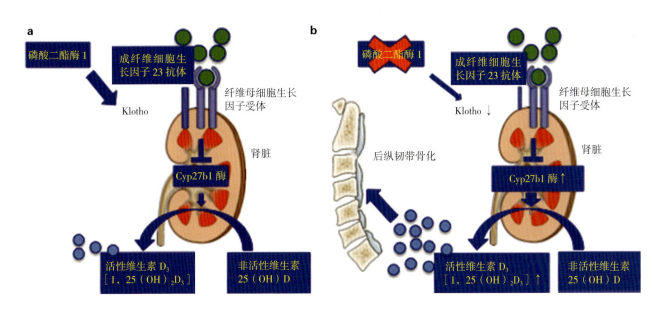

图 11.2　在磷酸盐超载的条件下用 Enpp1 维持体内磷酸盐动态平衡和 Klotho 的表达。（a）在饮食中磷酸盐超负荷的情况下，Enpp1 需要通过 FGF23 维持肾脏 Klotho 的表达以抑制 Cyp27b1 的表达，进而抑制活性维生素 D$_3$ 的水平。由于维生素 D$_3$ 的活性形式 1, 25（OH）$_2$D$_3$ 刺激肠道磷酸盐的吸收，因此 Enpp1 对磷酸盐水平进行负反馈调节。（b）在饮食中磷酸盐超负荷的条件下，Ennp1 的缺失显著下调了肾脏 Klotho 的表达。因此，FGF23 无法传导抑制 Cyp27b1 表达所需的信号，从而导致 1, 25（OH）$_2$D$_3$ 过量生产和异位骨化

的，并且据报道维生素 D_3 的低水平与老年人的脆性骨折有关，因此应谨慎处理 VDR 信号，适当地维持骨稳态以平衡异位骨化对 PLL 的影响。

参考文献

[1] Okawa A, Nakamura I, Goto S, Moriya H, Nakamura Y, Ikegawa S. Mutation in Npps in a mouse model of ossification of the posterior longitudinal ligament of the spine. Nat Genet. 1998 Jul;19(3):271-273.

[2] Johnson KA, Hessle L, Vaingankar S, Wennberg C, Mauro S, Narisawa S, Goding JW, Sano K, Millan JL, Terkeltaub R. Osteoblast tissue-nonspecific alkaline phosphatase antagonizes and regulates PC-1. Am J Physiol Regul Integr Comp Physiol. 2000;279(4):R1365-R1377.

[3] Nakamura I, Ikegawa S, Okawa A, Okuda S, Koshizuka Y, Kawaguchi H, Nakamura K, Koyama T, Goto S, Toguchida J, Matsushita M, Ochi T, Takaoka K, Nakamura Y. Association of the human NPPS gene with ossification of the posterior longitudinal ligament of the spine (OPLL). Hum Genet. 1999;104(6):492-497.

[4] Koshizuka Y, Kawaguchi H, Ogata N, Ikeda T, Mabuchi A, Seichi A, Nakamura Y, Nakamura K, Ikegawa S. Nucleotide pyrophosphatase gene polymorphism associated with ossification of the posterior longitudinal ligament of the spine. J Bone Miner Res. 2002;17(1):138-144.

[5] Tahara M, Aiba A, Yamazaki M, Ikeda Y, Goto S, Moriya H, Okawa A. The extent of ossification of posterior longitudinal ligament of the spine associated with nucleotide pyrophosphatase gene and leptin receptor gene polymorphisms. Spine (Phila Pa 1976). 2005;30(8):877-880.

[6] Rutsch F, Ruf N, Vaingankar S, Toliat MR, Suk A, Höhne W, Schauer G, Lehmann M, Roscioli T, Schnabel D, Epplen JT, Knisely A, Superti-Furga A, McGill J, Filippone M, Sinaiko AR, Vallance H, Hinrichs B, Smith W, Ferre M, Terkeltaub R, Nürnberg P. Mutations in ENPP1 are associated with 'idiopathic' infantile arterial calcification. Nat Genet. 2003;34(4):379-381.

[7] Rutsch F, Vaingankar S, Johnson K, Goldfine I, Maddux B, Schauerte P, Kalhoff H, Sano K, Boisvert WA, Superti-Furga A, Terkeltaub R. PC-1 nucleoside triphosphate pyrophosphohydrolase deficiency in idiopathic infantile arterial calcification. Am J Pathol. 2001;158(2):543-554.

[8] Lorenz-Depiereux B, Schnabel D, Tiosano D, Häusler G, Strom TM. Loss-of-function ENPP1 mutations cause both generalized arterial calcification of infancy and autosomal-recessive hypophosphatemic rickets. Am J Hum Genet. 2010;86(2):267-272.

[9] Levy-Litan V, Hershkovitz E, Avizov L, Leventhal N, Bercovich D, Chalifa-Caspi V, Manor E, Buriakovsky S, Hadad Y, Goding J, Parvari R. Autosomal-recessive hypophosphatemic rickets is associated with an inactivation mutation in the ENPP1 gene. Am J Hum Genet. 2010;86(2):273-278.

[10] Li Q, Guo H, Chou DW, Berndt A, Sundberg JP, Uitto J. Mutant Enpp1asj mice as a model for generalized arterial calcification of infancy. Dis Model Mech. 2013;6(5):1227-1235.

[11] Watanabe R, Fujita N, Sato Y, Kobayashi T, Morita M, Oike T, Miyamoto K, Kuro-O M, Michigami T, Fukumoto S, Tsuji T, Toyama Y, Nakamura M, Matsumoto M, Miyamoto T. Enpp1 is an anti-aging factor that regulates Klotho under phosphate overload conditions. Sci Rep. 2017;7(1):7786.

[12] Kawaguchi Y, Nakano M, Yasuda T, Seki S, Suzuki K, Yahara Y, Makino H, Kitajima I, Kimura T. Serum biomarkers in patients with ossification of the posterior longitudinal ligament (OPLL): inflammation in OPLL. PLoS One. 2017;12(5):e0174881.

[13] Koshizuka Y, Ikegawa S, Sano M, Nakamura K, Nakamura Y. Isolation of novel mouse genes associated with ectopic ossification by differential display method using ttw, a mouse model for ectopic ossification. Cytogenet Cell Genet. 2001;94(3-4):163-168.

[14] Kuro-o M, Matsumura Y, Aizawa H, Kawaguchi H, Suga T, Utsugi T, Ohyama Y, Kurabayashi M, Kaname T, Kume E, Iwasaki H, Iida A, Shiraki-Iida T, Nishikawa S, Nagai R, Nabeshima YI. Mutation of the mouse klotho gene leads to a syndrome resembling ageing. Nature. 1997;390(6655):45-51.

[15] Shimada T, Kakitani M, Yamazaki Y, Hasegawa H, Takeuchi Y, Fujita T, Fukumoto S, Tomizuka K, Yamashita T. Targeted ablation of Fgf23 demonstrates an essential physiological role of FGF23 in phosphate and vitamin D metabolism. J Clin Invest. 2004;113(4):561-568.

[16] Ichikawa S, Imel EA, Kreiter ML, Yu X, Mackenzie DS, Sorenson AH, Goetz R, Mohammadi M, White KE, Econs MJ. A homozygous missense mutation in human KLOTHO causes severe tumoral calcinosis. J Clin Invest. 2007;117(9):2684-2691.

[17] Araya K, Fukumoto S, Backenroth R, Takeuchi Y, Nakayama K, Ito N, Yoshii N, Yamazaki Y, Yamashita T, Silver J, Igarashi T, Fujita T. A novel mutation in

fibroblast growth factor 23 gene as a cause of tumoral calcinosis. J Clin Endocrinol Metab. 2005;90(10):5523-5527.

[18] Hesse M, Fröhlich LF, Zeitz U, Lanske B, Erben RG. Ablation of vitamin D signaling rescues bone, mineral, and glucose homeostasis in Fgf-23 deficient mice. Matrix Biol. 2007;26(2):75-84.

[19] Anour R, Andrukhova O, Ritter E, Zeitz U, Erben RG. Klotho lacks a vitamin D independent physiological role in glucose homeostasis, bone turnover, and steady-state PTH secretion in vivo. PLoS One. 2012;7(2):e31376.

[20] Streicher C, Zeitz U, Andrukhova O, Rupprecht A, Pohl E, Larsson TE, Windisch W, Lanske B, Erben RG. Long-term Fgf23 deficiency does not influence aging, glucose homeostasis, or fat metabolism in mice with a nonfunctioning vitamin D receptor. Endocrinology. 2012;153(4):1795-1805.

[21] Sakuma M, Endo N, Oinuma T, Hayami T, Endo E, Yazawa T, Watanabe K, Watanabe S. Vitamin D and intact PTH status in patients with hip fracture. Osteoporos Int. 2006;17(11):1608-1614.

[22] Sakuma M, Endo N, Oinuma T. Serum 25-OHD insufficiency as a risk factor for hip fracture. J Bone Miner Metab. 2007;25(3):147-150.

[23] Sakuma M, Endo N, Hagino H, Harada A, Matsui Y, Nakano T, Nakamura K. Serum 25-hydroxyvitamin D status in hip and spine-fracture patients in Japan. J Orthop Sci. 2011;16(4):418-423.

[24] LeBoff MS, Kohlmeier L, Hurwitz S, Franklin J, Wright J, Glowacki J. Occult vitamin D deficiency in postmenopausal US women with acute hip fracture. JAMA. 1999;281(16):1505-1511.

第十二章　应用弥散张量纤维束成像在体内追踪足尖行走吉村（twy）小鼠的神经束

Tsunehiko Konomi, Morito Takano, Yuji Komaki, Keigo Hikishima, Kanehiro Fujiyoshi, Osahiko Tsuji, Hideyuki Okano, Morio Matsumoto, Masaya Nakamura

毛天立 / 译

摘要

在后纵韧带骨化（Ossification of the Posterior Longitudinal Ligaments，OPLL）过程中，轴突破坏会导致运动和感觉功能受损。足尖行走吉村（Tip-Toe Walking Yoshimura，twy）小鼠可出现自发性颈部韧带钙化，进而导致慢性脊髓压迫。为了明确弥散张量纤维束成像（Diffusion Tensor Tractography，DTT）能否在体内评价 twy 小鼠因慢性脊髓压迫性导致的轴突破坏，我们先后对 6 周龄、15 周龄和 20 周龄的 twy 小鼠进行 DTT。通过使用 7.0T（Biospec 70/16）和冷冻探针（Bruker Biospin GmbH，埃特林根市，德国）进行磁共振成像检查，使用 TrackVis 软件（马萨诸塞州总医院，马萨诸塞州，美国）进行弥散张量图像分析。我们成功描绘了 twy 小鼠的高分辨率 DTT，每只 twy 小鼠在 C2~C3 水平都能观察到进展的韧带钙化，RT-97 或 SMI-31 阳性的纤维数量随着脊髓压迫严重的程度减轻而减少。我们的研究表明，DTT 的定量分析能够在 twy 小鼠神经功能恶化之前检测到受压脊髓的细微损伤。因此，在临床环境下，对于颈椎 OPLL 患者，DTT 可以作为一种新的有效的成像模式。

关键词

弥散张量纤维束成像；twy 小鼠；后纵韧带骨化；纤维束；颈脊髓病；脊髓压迫；Stejskal-Tanner 扩散制剂；RT-97；SMI-31；滚筒式跑步机；Digigait 分析

12.1 引言

颈椎 OPLL 压迫脊髓会导致感觉和运动功能减退。当患者出现严重的脊髓病变时，应明确建议行 OPLL 手术治疗，且应在症状进一步恶化之前进行手术治疗。然而，对于没有任何症状或仅有轻度脊髓病的患者，尽管颈椎平片上有明显的 OPLL，但手术治疗的适应证和时机仍存在争议。虽然常规磁共振成像（Magnetic Resonance Imaging，MRI）提供了有关脊髓受压的有用信息，但有时候脊髓受压程度与临床症状之间存在差异。

弥散张量成像（Diffusion Tensor Imaging，DTI）是一种磁共振成像技术，可用于评估细胞外水分子在白质神经纤维之间的扩散情况。DTI 参数可以发现白质的细微病理变化，在分析各种中枢神经系统疾病方面非常有用。DTT 是对 DTI 数据进行分析和重建，通过跟踪神经纤维的走行，追踪特定的神经通路。最近有研究将 DTT 应用于人类脊髓压迫的患者，将 DTT 用于脊髓型颈椎病导致的神经系统损伤的严重程度分级，因为它提供了衡量微观结构改变的客观测量指标。

但是，据我们所知，目前还没有研究用 OPLL 动物模型探究疾病过程中受压脊髓随时间的连续性改变，以及 DTT 结果与组织学 / 功能分析之间的比较。之前有研究发现，twy 小鼠是一个很好的 OPLL 动物模型，可以用于研究慢性脊髓压迫所致的脊髓功能障碍的病理改变。这种小鼠可出现自发性脊髓压迫，非常适合研究无人工干预的慢性脊髓机械性压迫。本研究通过比较 twy 小鼠在不同时间段 DTT 和组织学及运动功能的结果，探讨 DTT 是否能有效评估受压迫脊髓中神经纤维的情况。

12.2 MRI 与组织学的比较

对 6 周龄、15 周龄和 20 周龄的 twy 小鼠进行常规 MRI 检查，使用 7.0T 磁铁（BioSpec 70/16；德国埃特林根 Bruker BioSpin）和低温正交射频表面探针（CryoProbe；瑞士费兰登 Bruker BioSpin AG）提高灵敏度。在全身麻醉下进行常规和弥散张量 MRI，麻醉由肌肉注射氯胺酮（50mg/kg；日本东京 Sankyo）和甲苯噻嗪（5mg/kg；德国勒沃库森 Bayer）诱导，由异氟醚（Foren；日本东京 Abbott）维持。在 20 周龄的 twy 小鼠中，由于寰枢椎膜钙化，在 C2~C3 水平观察到严重的脊髓压迫。MRI 精确地显示了严重的脊髓压迫，与组织学结果一致。为了探究异位钙化对 20 周龄 twy 小鼠脊髓的影响，我们在组织上测量了脊髓的横截面积，并将其与椎管狭窄率进行比较。脊髓横截面积与椎管狭窄率呈显著负相关（$r=-0.7840$，$P=0.0457$）。

12.3 DTT 的连续性改变

在同一只 twy 小鼠的不同年龄行上颈椎脊髓的 T2 加权成像（T2WI），对异位钙化引起的脊髓压迫进行连续性描述（图 12.1a）。利用基于 Stejskal-Tanner 扩散制剂的自旋回波序列获得 DTI 数据组，DTI 结果显示在 6 周龄和 15 周龄时轻度和中度脊髓压迫导致纤维束绕过异位钙化点；而在 20 周龄时，严重的脊髓压迫导致纤维束中断（图

12.1b）。

用弥散工具箱和 TrackVis 软件（马萨诸塞州总医院，马萨诸塞州，美国）进行弥散张量纤维束成像。弥散张量可以用椭球体来表示，位于体素中心的质子扩散到椭球体中任何一点的概率相等。纤维跟踪从人工选择的感兴趣区域（Region of Interest，ROI）开始，跟踪线根据每个体素的主特征向量进行双向延伸。做纤维束成像时，将一个 ROI 放在 C2~C3 水平作为中心 ROI，一个 ROI 放在 C0~C1 水平作为对照 ROI。我们测定了每个样本 C2~C3（中心）和 C0~C1 水平（对照 / 头端）的纤维数量。为了定量分析压迫脊髓神经纤维束的连续性变化过程，我们计算了 6 周龄、15 周龄和 20 周龄 twy 小鼠的椎管狭窄率和纤维束（Tract Fiber，TF）比值（图 12.2a）。椎管狭窄率定义为 100-（脊髓面积 / 椎管面积）× 100%，TF 比值定义为 C2~C3 水平的纤维束数量 /C0~C1 水平的纤维束数量。TF 比值在 15 周龄时没有显著变化，而在 20 周龄时显著下降（图 12.2b）。

为了明确检测出的纤维束是否有意义，我们在 20 周龄 twy 小鼠中，分别用 RT-97 和 SMI-31 阳性纤维做 DTT，并比较两者的结果（图 12.2c、e）。组织切片主要用以下抗体染色：抗 -RT-97（小鼠 IgG1，1∶200，美国马萨诸塞州 Millipore）用于显示正常神经纤维，抗 SMI-31（小鼠 IgG1，1∶200，Covance）用于显示高磷酸化的正常轴突。TF 比值与 RT-97 阳性面积（$r=0.7865$，$P=0.0449$，图 12.2d）和 SMI-31 阳性面积（$r=0.7746$，$P=0.0489$，图 12.2f）呈正相关。

12.4 TF 比值、椎管狭窄率和运动功能之间的相关性

随着 twy 小鼠年龄的增长，椎管狭窄逐渐加重。为了研究 TF 比值和椎管狭窄率之间的时间关系，我们用 5 只 twy 小鼠分析了它们在 6 周龄、15 周龄和 20 周龄时的相关性（图 12.3a）。随着小鼠年龄的增长，椎管狭窄变得越来越严重，TF 比

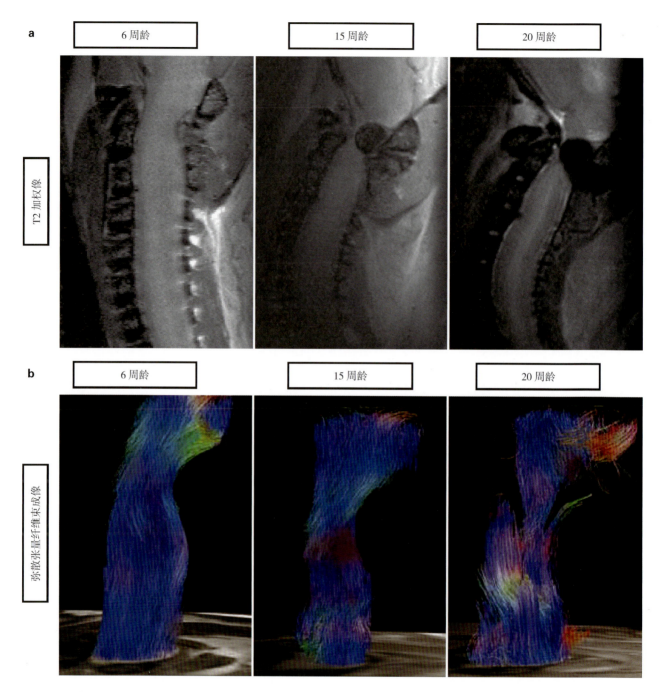

a

| 6周龄 | 15周龄 | 20周龄 |

T2加权像

b

| 6周龄 | 15周龄 | 20周龄 |

弥散张量纤维束成像

图 12.1 根据 twy 小鼠周龄（6周龄、15周龄和20周龄）拍摄的矢状位 T2 加权像（a）和弥散张量纤维束成像（b）。结果显示寰枢椎膜钙化进行性加重，纤维束逐渐减少

值逐渐下降。有趣的是，二元线性回归分析显示，当椎管狭窄率超过 50%，TF 比值会急剧下降（交点：52%，图 12.3b）。

慢性脊髓压迫可导致 twy 小鼠出现进行性瘫痪，我们通过滚筒式跑步机试验（日本东京 Muromachi Kikai 有限公司）和 Digigait 分析

（Mouse Specifics，美国马萨诸塞州 Quincy）评估小鼠的运动功能，将结果与 20 周龄 twy 小鼠的 TF 比值和椎管狭窄率进行比较。当 TF 比值小于 0.9，椎管狭窄率大于 60% 时，滚筒式跑步机的结果显示潜伏期和步幅均显著降低。Digigait 分析的结果与滚筒式跑步机一致，发现 2 只重度脊髓压迫

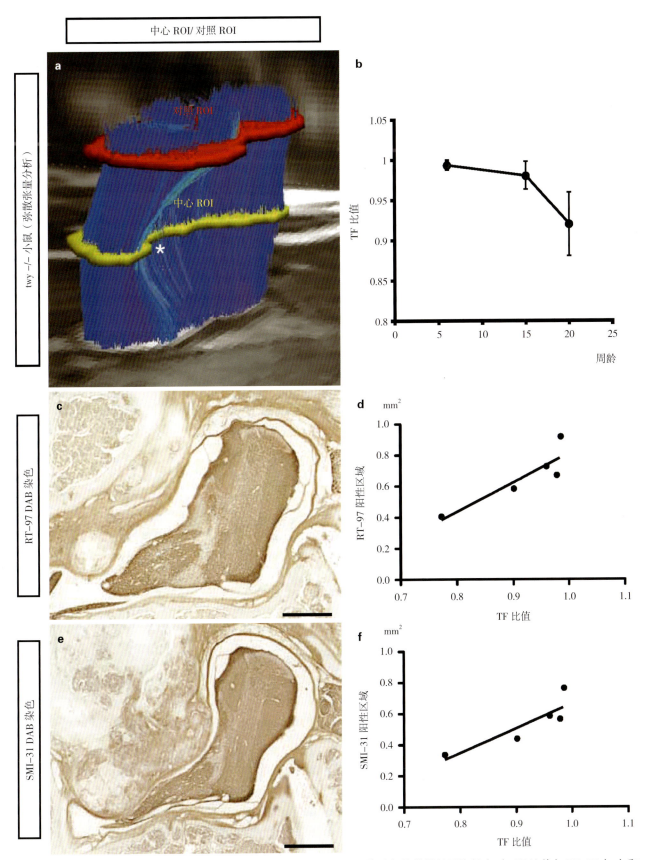

图 12.2　将 ROI 置于 C0~C1 和 C2~C3 水平（a）生成纤维束。TF 比值随年龄的增长而降低（b）。TF 比值与 RT-97（c）和 SMI-31（e）染色的神经束阳性面积呈正相关。标尺：500μm（d，*r*=0.7865；f，*r*=0.7746）

图 12.3 TF 比值与椎管狭窄率的相关性（a，蓝点：6 周龄；黄点：15 周龄；红点：20 周龄）。二元线性回归分析显示，椎管狭窄率超过 50% 会导致 TF 比值急剧下降（b，浅绿色：*r*=−0.2827；深绿色：*r*=−0.8705）

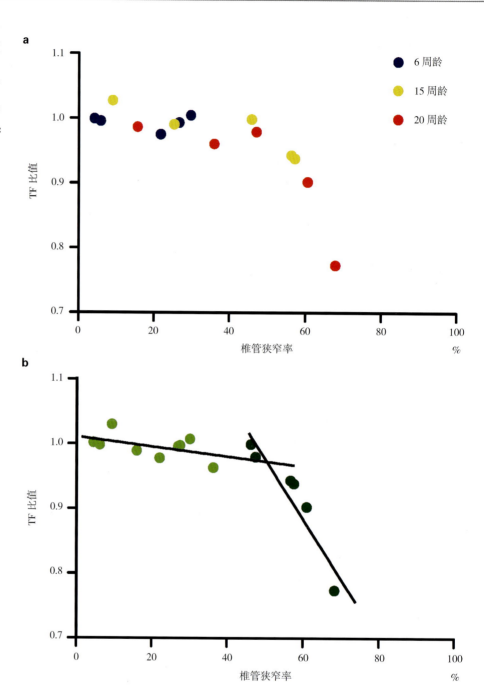

（椎管狭窄率＞60%）的 twy 小鼠不能在跑步机上行走，而其他轻度或中度脊髓压迫（椎管狭窄率＜50%）的 twy 小鼠可以以 8cm/s 的速度在跑步机上行走。

12.5 讨论

本研究发现，DTT 可以用来评估 twy 小鼠

因慢性进行性脊髓压迫造成的神经纤维束改变。DTT 显示的纤维束数目与 RT−97 和 SMI−31 阳性神经纤维面积及运动功能分析结果显著相关。研究结果还表明，当椎管狭窄率超过 50% 时，在出现明显神经功能受损之前就会导致神经纤维的急剧减少。

之前有研究表明，椎管狭窄率超过 60% 的 OPLL 患者都会出现脊髓病变；而在椎管狭窄率小

于 60% 的患者中，脊髓病变患者的颈椎活动度明显大于无脊髓病变者。此外，OPLL 患者的手术结果也表明，椎管狭窄率超过 50% 的患者和颈椎活动度相对较大的患者，术后恢复较差。最近有研究探讨了 OPLL 所致颈脊髓病的手术选择，表明手术治疗的效果取决于术前神经功能损伤的程度、患者的年龄以及病程的长短，因此尽早诊断非常必要。

然而，目前还没有研究发现一个有效的客观工具来明确颈脊髓病的手术指征。虽然常规 MRI 能够显示脊髓受压的情况，但有时候脊髓压迫的程度与临床症状之间并不一致。我们既往的动物实验和临床研究发现，DTT 在检查脊髓损伤、压迫性颈脊髓病和周围神经损伤方面非常有用。Kara 等发现脊髓型颈椎病（CSM）患者在常规 MRI 序列出现 T2 高信号之前，DTT 已经显示出脊髓受压的异常表现。此外，有研究发现与 MRI 分级相比，DTT 分级对 CSM 患者的诊断和预后的判断更有价值。虽然 DTT 在检测颈脊髓病变方面有很大的潜力，但目前尚不清楚 DTT 能否显示压迫脊髓的病理变化。因此，我们将可以自发产生颈脊髓病的 twy 小鼠作为研究的重点。

Baba 等的研究发现 twy 小鼠颈脊髓的慢性压迫会导致损伤的中心部位运动神经元的丢失。Yato 等也报道称，当椎管狭窄的严重程度达到或超过 30% 时，twy 小鼠会出现脊髓运动神经元萎缩和灰质丢失。由于 twy 小鼠韧带钙化所致脊髓压迫的严重程度是不断进展的，因此在活体观察 twy 小鼠脊髓随时间的连续性变化是很重要的，而目前还没有这方面的研究。

在本研究中，我们用 7.0T MRI 和冷冻探针对 twy 小鼠进行了活体成像，并观察受压脊髓随时间的变化。据我们所知，这是首次用高分辨率 MRI 来研究 twy 小鼠 DTT 参数的连续性变化。我们发现当椎管狭窄率在 50% 左右时，TF 比值急剧下降，提示当椎管狭窄率超过 50% 时，神经纤维的不可逆损伤显著增加，结果与临床证据吻合。而且值得注意的是，当椎管狭窄率在 60% 左右时，TF 比值的降低先于神经功能的恶化。

12.6 结论

对于 OPLL 所致的颈脊髓病患者，DTT 可能是一种新的有效的影像学检查方法。在疾病的每个时期，神经纤维中的细微损伤都可以通过检测纤维束来定量分析，在明确手术适应证和选择手术时机上，TF 比值可作为一个有用的参数。

参考文献

[1] Vedantam A, Jonathan A, Rajshekhar V. Association of magnetic resonance imaging signal changes and outcome prediction after surgery for cervical spondylotic myelopathy. J Neurosurg Spine. 2011;15(6):660-666.

[2] Assaf Y, Pasternak O. Diffusion tensor imaging (DTI)-based white matter mapping in brain research: a review. J Mol Neurosci. 2008;34(1):51-61.

[3] Chang Y, Jung TD, Yoo DS, Hyun JK. Diffusion tensor imaging and fiber tractography of patients with cervical spinal cord injury. J Neurotrauma. 2010;27(11):2033-40.

[4] Mori S, Zhang J. Principles of diffusion tensor imaging and its applications to basic neuroscience research. Neuron. 2006;51(5):527-539.

[5] Demir A, Ries M, Moonen CT, Vital JM, Dehais J, Arne P, et al. Diffusion-weighted MR imaging with apparent diffusion coefficient and apparent diffusion tensor maps in cervical spondylotic myelopathy. Radiology. 2003;229(1):37-43.

[6] Facon D, Ozanne A, Fillard P, Lepeintre JF, Tournoux-Facon C, Ducreux D. MR diffusion tensor imaging and fiber tracking in spinal cord compression. AJNR Am J Neuroradiol. 2005;26(6):1587-1594.

[7] Nakamura M, Fujiyoshi K, Tsuji O, Konomi T, Hosogane N, Watanabe K, et al. Clinical significance of diffusion tensor tractography as a predictor of functional recovery after laminoplasty in patients with cervical compressive myelopathy. J Neurosurg Spine. 2012;17(2):147-152.

[8] Okawa A, Nakamura I, Goto S, Moriya H, Nakamura Y, Ikegawa S. Mutation in Npps in a mouse model of ossification of the posterior longitudinal ligament of the spine. Nat Genet. 1998;19(3):271-273.

[9] Uchida K, Baba H, Maezawa Y, Kubota C. Progressive changes in neurofilament proteins and growth-associated

protein-43 immunoreactivities at the site of cervical spinal cord compression in spinal hyperostotic mice. Spine. 2002;27(5):480-486.

[10] Baltes C, Radzwill N, Bosshard S, Marek D, Rudin M. Micro MRI of the mouse brain using a novel 400 MHz cryogenic quadrature RF probe. NMR Biomed. 2009;22(8):834-842.

[11] Kouda K, Iki M, Fujita Y, Tamaki J, Yura A, Kadowaki E, et al. Alcohol intake and bone status in elderly Japanese men: baseline data from the Fujiwara-kyo osteoporosis risk in men (FORMEN) study. Bone. 2011;49(2):275-280.

[12] Matsunaga S, Nakamura K, Seichi A, Yokoyama T, Toh S, Ichimura S, et al. Radiographic predictors for the development of myelopathy in patients with ossification of the posterior longitudinal ligament: a multicenter cohort study. Spine (Phila Pa 1976). 2008;33(24):2648-2650.

[13] Baba H, Imura S, Kawahara N, Nagata S, Tomita K. Osteoplastic laminoplasty for cervical myeloradiculopathy secondary to ossification of the posterior longitudinal ligament. Int Orthop. 1995;19(1):40-45.

[14] Iwasaki M, Okuda S, Miyauchi A, Sakaura H, Mukai Y, Yonenobu K, et al. Surgical strategy for cervical myelopathy due to ossification of the posterior longitudinal ligament: part 1: clinical results and limitations of laminoplasty. Spine (Phila Pa 1976). 2007;32(6):647-653.

[15] Ogawa Y, Chiba K, Matsumoto M, Nakamura M, Takaishi H, Hirabayashi H, et al. Long-term results after expansive open-door laminoplasty for the segmental-type of ossification of the posterior longitudinal ligament of the cervical spine: a comparison with nonsegmental-type lesions. J Neurosurg Spine. 2005;3(3):198-204.

[16] Sakai K, Okawa A, Takahashi M, Arai Y, Kawabata S, Enomoto M, et al. Five-year follow-up evaluation of surgical treatment for cervical myelopathy caused by ossification of the posterior longitudinal ligament: a prospective comparative study of anterior decompression and fusion with floating method versus laminoplasty. Spine. 2012;37:367-376.

[17] Tani T, Ushida T, Ishida K, Iai H, Noguchi T, Yamamoto H. Relative safety of anterior microsurgical decompression versus laminoplasty for cervical myelopathy with a massive ossified posterior longitudinal ligament. Spine. 2002;27(22):2491-2498.

[18] Ogawa Y, Toyama Y, Chiba K, Matsumoto M, Nakamura M, Takaishi H, et al. Long-term results of expansive open-door laminoplasty for ossification of the posterior longitudinal ligament of the cervical spine. J Neurosurg Spine. 2004;1(2):168-174.

[19] Fujiyoshi K, Yamada M, Nakamura M, Yamane J, Katoh H, Kitamura K, et al. In vivo tracing of neural tracts in the intact and injured spinal cord of marmosets by diffusion tensor tractography. J Neurosci. 2007;27(44):11991-11998.

[20] Takagi T, Nakamura M, Yamada M, Hikishima K, Momoshima S, Fujiyoshi K, et al. Visualization of peripheral nerve degeneration and regeneration: monitoring with diffusion tensor tractography. NeuroImage. 2009;44(3):884-892.

[21] Konomi T, Fujiyoshi K, Hikishima K, Komaki Y, Tsuji O, Okano HJ, et al. Conditions for quantitative evaluation of injured spinal cord by in vivo diffusion tensor imaging and tractography: preclinical longitudinal study in common marmosets. NeuroImage. 2012;63(4):1841-1853.

[22] Kara B, Celik A, Karadereler S, Ulusoy L, Ganiyusufoglu K, Onat L, et al. The role of DTI in early detection of cervical spondylotic myelopathy: a preliminary study with 3-T MRI. Neuroradiology. 2011;53(8):609-616.

[23] Wang K, Chen Z, Zhang F, Song Q, Hou C, Tang Y, et al. Evaluation of DTI parameter ratios and diffusion tensor tractography grading in the diagnosis and prognosis prediction of cervical spondylotic myelopathy. Spine (Phila Pa 1976). 2017;42(4):E202-E210.

[24] Baba H, Maezawa Y, Imura S, Kawahara N, Nakahashi K, Tomita K. Quantitative analysis of the spinal cord motoneuron under chronic compression: an experimental observation in the mouse. J Neurol. 1996;243(2):109-116.

[25] Yato Y, Fujimura Y, Nakamura M, Watanabe M, Yabe Y. Decreased choline acetyltransferase activity in the murine spinal cord motoneurons under chronic mechanical compression. Spinal Cord. 1997;35(11):729-734.

第十三章　后纵韧带骨化患者的代谢组学分析

Takashi Tsuji, Morio Matsumoto

毛天立 / 译

摘要

代谢组学是"组学"技术之一，是对小分子代谢产物的综合分析。代谢组学位于"组学"研究的下游，因此，与其他组学研究相比，这个研究平台与表型的关系最为密切。我们首次比较了后纵韧带骨化（Ossification of the Posterior Longitudinal Ligament，OPLL）患者和正常人代谢产物的差异，共检测到 259 种代谢产物。在 259 种代谢产物中，OPLL 组的某些代谢产物含量明显升高，即使排除了糖尿病和高脂血症患者，分析结果也是如此。虽然这一研究领域仍处于发展阶段，但本研究将为阐明 OPLL 的分子病理机制提供崭新的视角。

关键词

代谢组学；代谢产物；综合分析；后纵韧带骨化；基因组转录组学；蛋白质组学

13.1 代谢组学和 OPLL

OPLL 是椎管内后纵韧带的异常骨化，常伴随的其他脊柱韧带（如前纵韧带、黄韧带和棘上带）的骨化。因此，它被认为是弥漫性特发性骨骼增生症的表现之一。全身因素和局部因素都在 OPLL 发病中起到重要作用。人们从遗传因素、代谢异常和饮食习惯等多个角度研究了 OPLL 的潜在病因和全身因素之间的关系，但具体发病机制尚不明确。

代谢组学是最新的"组学"技术，位于基因组学、转录组学和蛋白质组学的下游，是对小分子代谢产物（< 1000Da），包括氨基酸、核苷酸、碳水化合物和脂肪酸的综合分析（图 13.1）。本研究的优点是：①与脱氧核糖核酸（DNA）、核糖核苷酸（RNA）或蛋白质相比，人体内代谢产物的数量相对较少；②如果代谢产物具有生物功能，则可能与该病的病理相关。由于代谢产物状态反映了个体的病理生理状态，代谢组学的原理是通过检测代谢产物的浓度变化来反映疾病的情况。虽然代谢组学已广泛应用于医学领域，但迄今为止，还没有研究阐明 OPLL 患者的代谢产物特征。

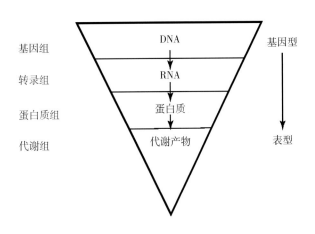

图 13.1　"组学"研究之间的关系

因此，我们进行本研究，以比较 OPLL 患者与对照组之间代谢产物的差异。

13.2 代谢组学方案

13.2.1 材料

共有 20 名患者参与本研究（10 名男性颈椎 OPLL 患者，平均年龄 61.3±5.1 岁，10 名男性对照受试者，平均年龄 61.6±11.8 岁）。OPLL 患者的纳入标准为：①男性；②骨化病变＞3 个椎体水平及以上；③连续型或混合型 OPLL。OPLL 患者在椎体 4.1±0.6（范围 3~5）水平可见异位骨化。在纳入本研究时，通过病史或实验室检查来评估是否存在并发症。HbA1c ≥ 6.5% 者诊断为糖尿病（Diabetes Mellitus，DM）。低密度脂蛋白（LDL）≥ 140mg/dL 和（或）甘油三酯（TG）≥ 150mg/dL 者诊断为高脂血症（Hyperlipidemia，HL）。OPLL 组 2 例 DM，2 例 HL；对照组 3 例 DM，2 例 HL。由经验丰富的医生从外周静脉抽取血样。采血后，800×g 离心 5min 分离血浆样品，置于 −80℃ 储存。我们用毛细管电泳飞行时间质谱法（Capillary Electrophoresis Time-of-Flight Mass Spectrometry，CE-TOFMS）分析离子代谢产物，用液相色谱飞行时间质谱法（Liquid Chromatography Time-of-Flight Mass Spectrometry，LC-TOFMS）分析亲脂性代谢产物（图 13.2）。

13.2.2 CE-TOFMS 分析

在 0℃ 下将 50μL 血浆加入 450μL 含甲醇的内标溶液（溶液编号：H3304-1002，人体代谢组学技术；日本鹤冈 HMT 公司）中，使酶失活。将提取液与 500μL 氯仿和 200μL Milli-Q 水充分混合，在 4℃ 下 2300×g 离心 5min。用 Millipore 5000Da 截止过滤器离心过滤，吸取 350μL 的上部水层，以去除蛋白质。将滤液离心浓缩并重新悬浮在

50μL Milli-Q 水中，用于 CE-TOFMS 分析。

13.2.3 LC-TOFMS 分析

在 0℃ 下将 500μL 血浆加入 1500μL 含 1% 甲酸／乙腈的内标溶液（溶液编号：H3304-1002，日本鹤冈 HMT 公司）中，使酶失活。将溶液充分混合并在 4℃ 下 2300×g 离心 5min。使用混合 SPE 磷脂（55261-U，美国宾夕法尼亚州贝尔丰特 Supelco）过滤上清液以去除磷脂。将滤液干燥，然后用 100μL 异丙醇／Milli-Q 水溶解，用于 LC-TOFMS 分析。

13.2.4 代谢产物的半定量分析

使用自动整合软件 MasterHands（日本鹤冈庆应大学）提取峰，获得峰信息，包括 M/Z（质量电荷比）、CE-TOFMS 测量的迁移时间（Migration Time，MT）或 LC-TOFMS 测量的保留时间（Retention Time，RT）和峰面积。排除与同位素、加合离子和已知代谢产物相关的产物离子相对应的信号峰后，根据 TOFMS 测定的 MT/RT 和 M/Z 值，用 HMT 代谢产物数据库中的代谢产物信息对其余峰进行注释。MT 的峰注释的公差范围为 ±0.5min，M/Z 为 ±10ppm。另外，将峰面积用内标物的峰面积进行标准化，然后根据样品量对相对面积值进一步标准化。

13.2.5 统计分析

每种代谢产物的相对面积被定义为该代谢产物的相对浓度。首先，利用 SampleStat-ver 软件进行主要成分分析（Principal Component Analysis，PCA）。接下来，比较 OPLL 患者和对照组中每种代谢产物的浓度。最后，去除有并发症（DM 或 HL）的个体，再次比较 OPLL 患者和对照组中每种代谢产物的浓度。用 Welch T 检验比较这些数值，P 值小于 0.05 被认为有统计学差异。

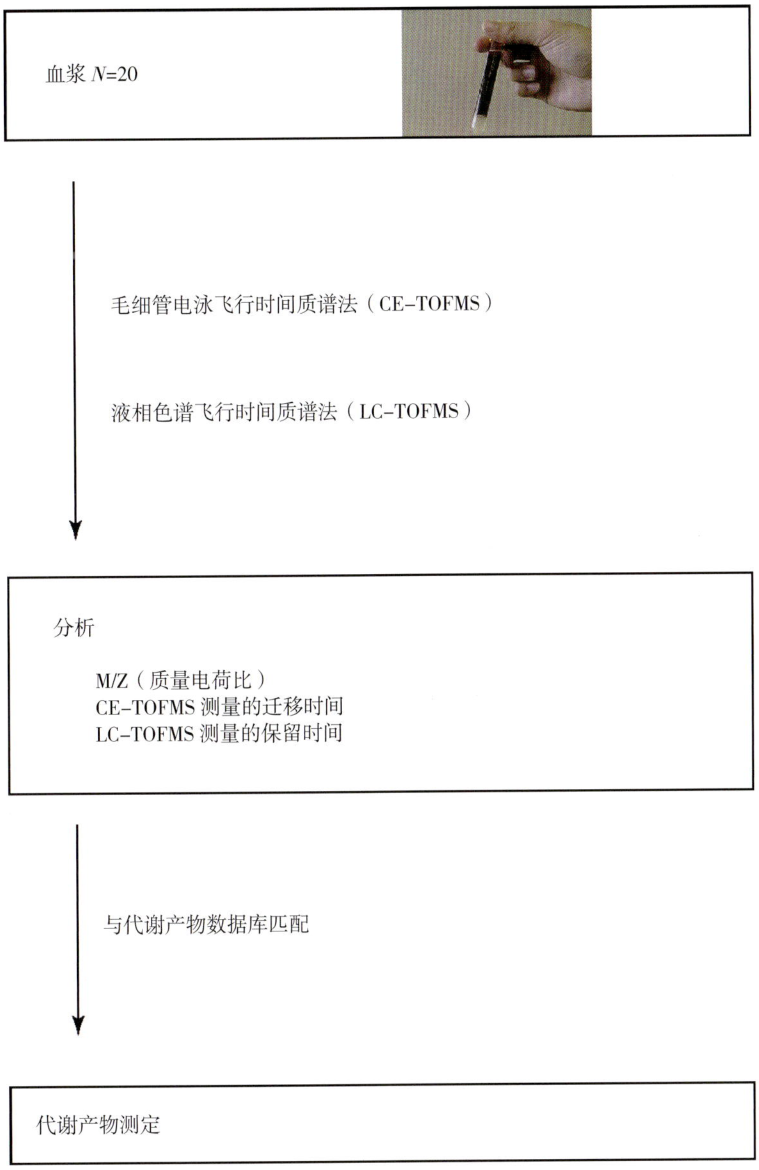

图 13.2　代谢组分析的详细过程

血浆 $N=20$

毛细管电泳飞行时间质谱法（CE-TOFMS）

液相色谱飞行时间质谱法（LC-TOFMS）

分析

M/Z（质量电荷比）
CE-TOFMS 测量的迁移时间
LC-TOFMS 测量的保留时间

与代谢产物数据库匹配

代谢产物测定

13.3 OPLL 组和对照组代谢产物的半定量比较

我们共检测出 259 种代谢产物（CE-TOFMS 检测出 144 种代谢产物，LC-TOFMS 检测出 115 种代谢产物）。OPLL 组和对照组的 PCA 散点图重叠，说明两组在分析方面没有明显的差异。我们接着比较了 OPLL 组和对照组的个别代谢产物。在 259 种代谢产物中，26 种代谢产物在两组间差异显著。在 26 种代谢产物中，OPLL 组有 23 种代谢产物差异较大，3 种代谢产物差异较小（表 13.1）。

与对照组相比，OPLL 组的一组脂肪酸（Fatty Acids，FA）的相对浓度较大，部分脂肪酸的差异具有统计学意义（图 13.3，表 13.1）。

在排除糖尿病患者后（OPLL：$n=8$；对照组：$n=7$），两组间有 23 种代谢产物存在显著差异（表 13.2）。在排除高脂血症患者后（OPLL：$n=8$；对照组：$n=8$），两组之间有 17 种代谢产物存在显著差异（表 13.3）。

在排除患有糖尿病和高脂血症患者后（OPLL：$n=7$；对照组：$n=5$），两组间有 25 种代谢产物存在显著差异（表 13.4）。在 4 个分析中（表 13.1~

表 13.1 OPLL 组和对照组的候选代谢产物的相对浓度比较

候选代谢产物	OPLL 组，$n=10$		对照组，$n=10$		OPLL 组比对照组	
	均值	SD	均值	SD	比值 [a]	P 值 [b]
AC（12:1）	5.18×10^{-5}	2.33×10^{-5}	2.05×10^{-5}	1.19×10^{-5}	2.5	0.002
AC（14:3）	1.16×10^{-5}	5.69×10^{-6}	4.78×10^{-6}	3.06×10^{-6}	2.4	0.005
甘胆酸	2.13×10^{-5}	1.47×10^{-5}	9.26×10^{-6}	6.12×10^{-6}	2.3	0.038
AC（14:2）	6.46×10^{-5}	2.66×10^{-5}	2.87×10^{-5}	2.09×10^{-5}	2.2	0.004
AC（12:0）	8.44×10^{-5}	2.19×10^{-5}	3.85×10^{-5}	2.79×10^{-5}	2.2	< 0.001
甲状腺素	6.69×10^{-6}	2.19×10^{-6}	3.24×10^{-6}	2.02×10^{-6}	2.1	0.005
AC（14:1）	1.40×10^{-4}	5.76×10^{-5}	7.01×10^{-5}	4.93×10^{-5}	2.0	0.009
FA（20:2）	3.61×10^{-5}	2.25×10^{-5}	1.87×10^{-5}	9.28×10^{-6}	1.9	0.043
AC（14:0）	5.51×10^{-5}	1.62×10^{-5}	3.00×10^{-5}	1.66×10^{-5}	1.8	0.003
AC（16:2）	1.58×10^{-5}	5.28×10^{-6}	8.76×10^{-6}	5.83×10^{-6}	1.8	0.011
FA（20:3）	3.38×10^{-5}	1.83×10^{-5}	1.91×10^{-5}	8.06×10^{-6}	1.8	0.038
AC（18:2）	2.34×10^{-4}	4.63×10^{-5}	1.34×10^{-4}	5.58×10^{-5}	1.8	< 0.001
AC（16:1）	6.04×10^{-5}	2.04×10^{-5}	3.52×10^{-5}	1.84×10^{-5}	1.7	0.010
棕榈酰肉碱，AC（16:0）	3.11×10^{-4}	9.13×10^{-5}	1.83×10^{-4}	7.76×10^{-5}	1.7	0.004
FA（24:2）	1.09×10^{-6}	2.83×10^{-7}	6.48×10^{-7}	2.24×10^{-7}	1.7	0.001
AC（18:1）	4.78×10^{-4}	1.19×10^{-4}	3.03×10^{-4}	1.27×10^{-4}	1.6	0.005
硫脯氨酸	6.51×10^{-4}	1.13×10^{-4}	4.33×10^{-4}	6.83×10^{-5}	1.5	0.001
AC（18:0）	1.17×10^{-4}	3.22×10^{-5}	7.86×10^{-5}	3.13×10^{-5}	1.5	0.015
22- 羟基胆固醇	7.27×10^{-6}	2.06×10^{-6}	5.14×10^{-6}	1.39×10^{-6}	1.4	0.016
AC（20:1）	2.47×10^{-5}	5.93×10^{-6}	1.77×10^{-5}	6.43×10^{-6}	1.4	0.020
知母皂苷元	1.64×10^{-5}	3.69×10^{-6}	1.27×10^{-5}	3.80×10^{-6}	1.3	0.040
羟脯氨酸	2.66×10^{-3}	6.95×10^{-4}	2.09×10^{-3}	4.39×10^{-4}	1.3	0.042
3- 氨基丁酸	1.79×10^{-4}	3.03×10^{-5}	1.47×10^{-4}	3.60×10^{-5}	1.2	0.043
谷氨酰胺	1.36×10^{-1}	2.03×10^{-2}	1.57×10^{-1}	1.93×10^{-2}	0.9	0.033
豆甾醇	2.97×10^{-6}	5.28×10^{-7}	4.12×10^{-6}	1.07×10^{-6}	0.7	0.009
黄酮	2.60×10^{-6}	5.76×10^{-7}	3.66×10^{-6}	1.37×10^{-6}	0.7	0.043

OPLL：后纵韧带骨化；SD：标准差；AC：酰基肉碱；FA：脂肪酸
a：OPLL 组 / 对照组的比值
b：Welch T 检验的结果

表 13.4），6 种代谢产物，包括 AC（14:0）、棕榈酰肉碱、AC（18:2）、脂肪酸（24:2）、甲状腺素和噻唑烷甲酸，OPLL 组都明显大于对照组。

13.4 OPLL 患者代谢组学特征及临床意义

代谢组学是对生物样品中小分子代谢产物的综合分析，这种研究方法有望为 OPLL 研究提供一个崭新的视角。代谢组学的主要优点是代谢产物水平可以看作是生物体对遗传和环境因素的最终反应。因此，与其他"组学"技术相比，这一新的研究平台与表型关系最为密切。此外，由于基因组学、转录组学和蛋白质组学不能完全解释大量疾病的病理生理情况，近年来人们对代谢组学的研究兴趣逐渐增加。

但是，迄今为止，尚未有研究对 OPLL 患者进行全面的代谢组学分析。我们首次对 OPLL 患者的代谢产物特征进行了评估。尽管 OPLL 的发病机制尚不清楚，但根据性别、骨化区域（即颈

脂肪酸

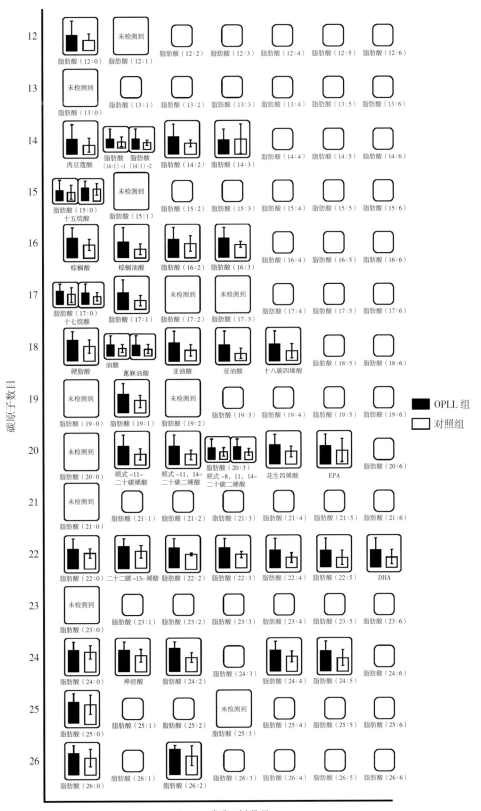

图 13.3　各脂肪酸（FA）的相对浓度。OPLL 组比对照组的值大

表 13.2 排除糖尿病患者后候选代谢产物的相对浓度

候选代谢产物	OPLL 组，n=8		对照组，n=7		OPLL 组比对照组	
	均值	SD	均值	SD	比值[a]	P 值[b]
甘胆酸	1.88×10^{-5}	1.39×10^{-5}	6.55×10^{-6}	4.45×10^{-6}	2.9	0.046
甲状腺素	6.83×10^{-6}	2.46×10^{-6}	2.63×10^{-6}	2.05×10^{-6}	2.6	0.008
AC（12∶1）	5.06×10^{-5}	2.61×10^{-5}	1.99×10^{-5}	1.25×10^{-5}	2.5	0.014
AC（12∶0）	8.28×10^{-5}	2.43×10^{-5}	3.48×10^{-5}	2.84×10^{-5}	2.4	0.004
AC（14∶3）	1.02×10^{-5}	5.49×10^{-6}	4.64×10^{-6}	3.22×10^{-6}	2.2	0.033
FA（24∶2）	1.11×10^{-6}	2.72×10^{-7}	5.53×10^{-7}	7.20×10^{-8}	2.0	< 0.001
AC（14∶0）	5.33×10^{-5}	1.78×10^{-5}	2.61×10^{-5}	1.20×10^{-5}	2.0	0.004
AC（14∶2）	6.01×10^{-5}	2.76×10^{-5}	2.98×10^{-5}	2.26×10^{-5}	2.0	0.036
FA（17∶0）	1.41×10^{-5}	7.30×10^{-6}	7.39×10^{-5}	2.47×10^{-6}	1.9	0.037
AC（16∶1）	6.03×10^{-5}	2.31×10^{-5}	3.29×10^{-5}	1.56×10^{-5}	1.8	0.018
棕榈酰肉碱，AC（16∶0）	3.13×10^{-4}	1.03×10^{-4}	1.72×10^{-4}	6.43×10^{-5}	1.8	0.008
FA（24∶5）	5.66×10^{-6}	2.82×10^{-6}	3.14×10^{-6}	1.33×10^{-6}	1.8	0.047
11β-羟基雄甾-4-烯-3，17-二酮	1.55×10^{-5}	6.63×10^{-6}	8.64×10^{-6}	2.53×10^{-6}	1.8	0.024
AC（18∶2）	2.29×10^{-4}	5.13×10^{-5}	1.30×10^{-4}	5.31×10^{-5}	1.8	0.003
神经酸	6.09×10^{-6}	2.31×10^{-6}	3.59×10^{-6}	6.29×10^{-7}	1.7	0.018
AC（18∶1）	4.70×10^{-4}	1.34×10^{-4}	2.90×10^{-4}	1.13×10^{-4}	1.6	0.014
硫脯氨酸	6.51×10^{-4}	1.13×10^{-4}	4.10×10^{-4}	5.94×10^{-5}	1.6	< 0.001
癸酸	8.49×10^{-4}	3.12×10^{-4}	5.50×10^{-4}	1.51×10^{-4}	1.5	0.036
FA（26∶2）	2.73×10^{-6}	3.29×10^{-7}	1.85×10^{-6}	7.67×10^{-7}	1.5	0.023
羟脯氨酸	2.74×10^{-3}	7.67×10^{-4}	1.98×10^{-3}	4.57×10^{-4}	1.4	0.037
3-氨基丁酸	1.79×10^{-4}	2.95×10^{-5}	1.34×10^{-4}	3.61×10^{-5}	1.3	0.022
黄酮	2.58×10^{-6}	6.41×10^{-7}	3.21×10^{-6}	4.36×10^{-7}	0.8	0.043
豆甾醇	3.03×10^{-6}	5.73×10^{-7}	4.43×10^{-6}	9.31×10^{-7}	0.7	0.007

DM：糖尿病；OPLL：后纵韧带骨化；SD：标准差；AC：酰基肉碱；FA：脂肪酸
a：OPLL 组 / 对照组的比值
b：Welch T 检验的结果

表 13.3 排除高脂血症患者后候选代谢产物的相对浓度

候选代谢产物	OPLL 组，n=8		对照组，n=8		OPLL 组比对照组	
	均值	SD	均值	SD	比值[a]	P 值[b]
牛磺去氧胆酸	1.43×10^{-5}	1.03×10^{-5}	4.66×10^{-6}	2.63×10^{-6}	3.1	0.034
甘脱氧胆酸	9.35×10^{-5}	3.55×10^{-5}	3.53×10^{-5}	2.51×10^{-5}	2.6	0.002
AC（12∶1）	4.72×10^{-5}	2.37×10^{-5}	2.21×10^{-5}	1.27×10^{-5}	2.1	0.023
AC（14∶3）	1.09×10^{-5}	5.98×10^{-6}	5.28×10^{-6}	3.24×10^{-6}	2.1	0.040
AC（14∶2）	6.33×10^{-5}	3.00×10^{-5}	3.18×10^{-5}	2.25×10^{-5}	2.0	0.034
甲状腺素	6.86×10^{-6}	2.45×10^{-6}	3.62×10^{-6}	1.93×10^{-6}	1.9	0.017
AC（12∶0）	8.02×10^{-5}	2.07×10^{-5}	4.25×10^{-5}	2.99×10^{-5}	1.9	0.012
AC（14∶0）	5.29×10^{-5}	1.76×10^{-5}	3.25×10^{-5}	1.79×10^{-5}	1.6	0.038
AC（18∶2）	2.32×10^{-4}	5.22×10^{-5}	1.44×10^{-4}	5.47×10^{-5}	1.6	0.005
棕榈酰肉碱，AC（16∶0）	3.06×10^{-4}	1.01×10^{-4}	1.96×10^{-4}	8.05×10^{-5}	1.6	0.031
FA（24∶2）	1.04×10^{-6}	2.95×10^{-7}	6.67×10^{-7}	2.47×10^{-7}	1.6	0.017

表 13.3（续）

候选代谢产物	OPLL 组，*n*=8		对照组，*n*=8		OPLL 组比对照组	
	均值	SD	均值	SD	比值 [a]	*P* 值 [b]
辛酸	5.29×10^{-4}	1.70×10^{-4}	3.70×10^{-4}	1.12×10^{-4}	1.4	0.046
硫脯氨酸	6.39×10^{-4}	1.19×10^{-4}	4.47×10^{-4}	6.84×10^{-5}	1.4	0.009
2- 羟基戊二酸	2.03×10^{-4}	3.93×10^{-5}	1.48×10^{-4}	1.63×10^{-5}	1.4	0.005
谷氨酰胺	1.34×10^{-1}	2.23×10^{-2}	1.57×10^{-1}	1.47×10^{-2}	0.9	0.034
胆固醇	1.78×10^{-3}	5.59×10^{-4}	2.37×10^{-3}	4.79×10^{-4}	0.8	0.041
7- 脱氢胆固醇	1.67×10^{-6}	3.87×10^{-7}	2.26×10^{-6}	5.30×10^{-7}	0.7	0.026

HL：高脂血症；OPLL：后纵韧带骨化；SD：标准差；AC：酰基肉碱；FA：脂肪酸
a：OPLL 组 / 对照组的比值
b：Welch T 检验的结果

表 13.4　排除糖尿病和高脂血症患者后候选代谢产物的相对浓度

候选代谢产物	OPLL 组，*n*=7		对照组，*n*=5		OPLL 组比对照组	
	均值	SD	均值	SD	比值 [a]	*P* 值 [b]
甘胆酸	1.98×10^{-5}	1.47×10^{-5}	5.40×10^{-6}	4.21×10^{-6}	3.7	0.044
甘脱氧胆酸	9.11×10^{-5}	3.76×10^{-5}	2.71×10^{-5}	1.29×10^{-5}	3.4	0.003
葡糖石胆酸	6.22×10^{-6}	3.68×10^{-6}	2.06×10^{-6}	9.31×10^{-7}	3.0	0.024
脱氧胆酸	1.34×10^{-4}	8.96×10^{-5}	4.78×10^{-5}	3.11×10^{-5}	2.8	0.046
甲状腺素	6.97×10^{-6}	2.63×10^{-6}	3.03×10^{-6}	2.12×10^{-6}	2.3	0.028
FA（17：0）	1.44×10^{-5}	7.84×10^{-6}	6.72×10^{-6}	2.57×10^{-6}	2.1	0.043
FA（24：2）	1.08×10^{-6}	2.87×10^{-7}	5.45×10^{-7}	6.90×10^{-8}	2.0	0.002
癸酸	8.99×10^{-4}	3.00×10^{-5}	4.71×10^{-4}	8.04×10^{-5}	1.9	0.008
肌酸	1.34×10^{-2}	4.90×10^{-3}	7.21×10^{-3}	2.84×10^{-3}	1.9	0.021
AC（14：0）	5.21×10^{-5}	1.88×10^{-5}	2.85×10^{-5}	1.38×10^{-5}	1.8	0.031
辛酸	5.55×10^{-4}	1.66×10^{-4}	3.22×10^{-4}	6.01×10^{-5}	1.7	0.009
棕榈酰肉碱，AC（16：0）	3.06×10^{-4}	1.09×10^{-4}	1.89×10^{-4}	6.70×10^{-5}	1.6	0.045
AC（18：2）	2.28×10^{-4}	5.53×10^{-5}	1.46×10^{-4}	5.00×10^{-5}	1.6	0.024
FA（26：2）	2.77×10^{-6}	3.25×10^{-7}	1.82×10^{-6}	7.01×10^{-7}	1.5	0.035
硫脯氨酸	6.39×10^{-4}	1.19×10^{-4}	4.21×10^{-4}	6.40×10^{-5}	1.5	0.005
谷氨酰胺	1.79×10^{-2}	4.90×10^{-3}	1.22×10^{-2}	3.64×10^{-3}	1.5	0.044
2- 羟基戊二酸	2.08×10^{-4}	3.98×10^{-5}	1.44×10^{-4}	1.50×10^{-5}	1.4	0.004
羟脯氨酸	2.57×10^{-3}	6.46×10^{-4}	1.84×10^{-3}	4.30×10^{-4}	1.4	0.041
葡萄糖酸	4.25×10^{-4}	7.35×10^{-5}	3.40×10^{-4}	5.23×10^{-5}	1.3	0.040
对称二甲基精氨酸	2.40×10^{-4}	3.94×10^{-5}	1.97×10^{-4}	2.68×10^{-5}	1.2	0.047
甜菜碱	1.80×10^{-2}	2.26×10^{-3}	2.34×10^{-2}	4.37×10^{-3}	0.8	0.046
乙醇胺	1.03×10^{-3}	1.93×10^{-4}	1.37×10^{-3}	2.03×10^{-4}	0.8	0.019
睾酮	3.19×10^{-5}	7.09×10^{-6}	4.23×10^{-5}	6.37×10^{-6}	0.8	0.026
7- 脱氢胆固醇	1.60×10^{-6}	3.54×10^{-7}	2.34×10^{-6}	1.74×10^{-7}	0.7	0.001
豆甾醇	3.03×10^{-6}	6.19×10^{-7}	4.05×10^{-6}	6.31×10^{-7}	0.7	0.022

DM：糖尿病；HL：高脂血症；OPLL：后纵韧带骨化；SD：标准差；AC：酰基肉碱；FA：脂肪酸
a：OPLL 组 / 对照组的比值
b：Welch T 检验的结果

椎、胸椎和腰椎）和 OPLL 类型（即连续型、混合型、节段型和局灶型）的不同，OPLL 具有不同的临床特征。因此，我们重点关注了男性、颈椎、连续或混合类型的 OPLL，评估了典型 OPLL 患者的代谢产物特征，从而降低了样本复杂性和混杂因素。

因为已经有研究指出 OPLL 与糖耐量异常或脂质代谢异常相关，因此，有必要考虑并发症对代谢产物的影响。我们在排除糖尿病和高脂血症患者后分析了代谢产物差异，发现 OPLL 组与对照组之间有 6 种代谢产物存在显著差异。OPLL 组的一组脂肪酸的相对浓度明显较大。据报道，脂肪酸可以在骨代谢过程中发挥生物学功能。有体外研究表明，脂肪酸可以促进成骨细胞的生成和骨形成。其他研究报告指出，脂肪酸可以激活游离脂肪酸受体 4 或甲状旁腺激素（PTH）1 型受体，增加成骨细胞的骨形成和减少破骨细胞的骨吸收，以及增加成骨细胞的生成和减少破骨细胞的生成。

OPLL 组甲状腺激素（Thyroid Hormone，Thyroxine，T4）明显高于对照组。最近的体外研究发现，甲状腺激素及其代谢产物可引起成骨细胞分化标志物、成骨相关转录因子和骨钙素表达增加，呈剂量依赖性。此外，该研究还表明，T4 可提高胰岛素样生长因子 1（Insulin–Like Growth Factor 1，IGF-1）mRNA 的表达水平，表明 IGF-1 信号通路参与了甲状腺激素对成骨细胞分化的调节。另一项体外研究表明，T4 增加血管生成素 1 的表达，诱导骨形成、成骨分化和矿化。

本研究首次评估了 OPLL 患者的代谢产物特征。但因为是横断面研究，无法明确鉴定代谢产物与 OPLL 发病之间是否存在因果关系，因此，无法阐明 OPLL 的致病因素。本研究也未评估 OPLL 严重程度与所鉴定的代谢产物之间的关系。我们还需要做进一步的纵向研究，明确这些代谢产物是否与 OPLL 的发生和发展有剂量依赖性的关系。在未来还需要多学科研究来阐明 OPLL 真正的病理机制。虽然我们的研究结果并不能立即产生新的治疗方法，但在不久的将来，它将有助于阐明 OPLL 的病理状态，有助于在体外复制这种疾病，筛选治疗药物以及评估治疗药物的效果。

13.5 结论

我们研究了 OPLL 患者血浆的代谢谱，并检测出一些与疾病相关的代谢产物，本研究的结果将有助于阐明 OPLL 的分子病理机制。

参考文献

[1] Resnick D, Shaul SR, Robins JM. Diffuse idiopathic skeletal hyperostosis (DISH): Forestier's disease with extraspinal manifestations. Radiology. 1975;115(3):513-524.

[2] Nakajima M, Takahashi A, Tsuji T, Karasugi T, Baba H, Uchida K, Kawabata S, Okawa A, Shindo S, Takeuchi K, Taniguchi Y, Maeda S, Kashii M, Seichi A, Nakajima H, Kawaguchi Y, Fujibayashi S, Takahata M, Tanaka T, Watanabe K, Kida K, Kanchiku T, Ito Z, Mori K, Kaito T, Kobayashi S, Yamada K, Takahashi M, Chiba K, Matsumoto M, Furukawa K, Kubo M, Toyama Y, Genetic Study Group of Investigation Committee on Ossification of the Spinal Ligaments, Ikegawa S. A genome-wide association study identifies susceptibility loci for ossification of the posterior longitudinal ligament of the spine. Nat Genet. 2014;46(9):1012-1016.

[3] Shingyouchi Y, Nagahama A, Niida M. Ligamentous ossification of the cervical spine in the late middle-aged Japanese men. Its relation to body mass index and glucose metabolism. Spine (Phila Pa 1976). 1996;21(21):2474-2478.

[4] Wang PN, Chen SS, Liu HC, Fuh JL, Kuo BI, Wang SJ. Ossification of the posterior longitudinal ligament of the spine. A case-control risk factor study. Spine (Phila Pa 1976). 1999;24(2):142-144; discussion 145.

[5] Rochfort S. Metabolomics reviewed: a new "omics" platform technology for systems biology and implications for natural products research. J Nat Prod. 2005;68(12):1813-1820.

[6] Newgard CB. Metabolomics and metabolic diseases: where do we stand? Cell Metab. 2017;25(1):43-56.

[7] Soga T, Ohashi Y, Ueno Y, Naraoka H, Tomita M, Nishioka T. Quantitative metabolome analysis using capillary electrophoresis mass spectrometry. J Proteome Res. 2003;2(5):488-494.

[8] Ooga T, Sato H, Nagashima A, Sasaki K, Tomita

M, Soga T, Ohashi Y. Metabolomic anatomy of an animal model revealing homeostatic imbalances in dyslipidaemia. Mol Biosyst. 2011;7(4):1217-1223.

[9] Sugimoto M, Wong DT, Hirayama A, Soga T, Tomita M. Capillary electrophoresis mass spectrometry-based saliva metabolomics identified oral, breast and pancreatic cancer-specific profiles. Metabolomics. 2010;6(1):78-95.

[10] Tsuji T, Matsumoto M, Nakamura M, Miyamoto T, Yagi M, Fujita N, Okada E, Nagoshi N, Tsuji O, Watanabe K. Metabolite profiling of plasma in patients with ossification of the posterior longitudinal ligament. J Orthop Sci. 2018;23(6):878-883.

[11] Inamasu J, Guiot BH, Sachs DC. Ossification of the posterior longitudinal ligament: an update on its biology, epidemiology, and natural history. Neurosurgery. 2006;58(6):1027-39; discussion 1027-1039.

[12] Ikeda Y, Nakajima A, Aiba A, Koda M, Okawa A, Takahashi K, Yamazaki M. Association between serum leptin and bone metabolic markers, and the development of heterotopic ossification of the spinal ligament in female patients with ossification of the posterior longitudinal ligament. Eur Spine J. 2011;20(9):1450-1458.

[13] Watkins BA, Lippman HE, Le Bouteiller L, Li Y, Seifert MF. Bioactive fatty acids: role in bone biology and bone cell function. Prog Lipid Res. 2001;40(1-2):125-148.

[14] Watkins BA, Li Y, Lippman HE, Feng S. Modulatory effect of omega-3 polyunsaturated fatty acids on osteoblast function and bone metabolism. Prostaglandins Leukot Essent Fatty Acids. 2003;68(6):387-398.

[15] Shen CL, Peterson J, Tatum OL, Dunn DM. Effect of long-chain n-3 polyunsaturated fatty acid on inflammation mediators during osteoblastogenesis. J Med Food. 2008;11(1):105-110.

[16] Lin G, Wang H, Dai J, Li X, Guan M, Gao S, Ding Q, Wang H, Fang H. Conjugated linoleic acid prevents age-induced bone loss in mice by regulating both osteoblastogenesis and adipogenesis. Biochem Biophys Res Commun. 2017;490(3):813-820.

[17] Ahn SH, Park SY, Baek JE, Lee SY, Baek WY, Lee SY, Lee YS, Yoo HJ, Kim H, Lee SH, Im DS, Lee SK, Kim BJ, Koh JM. Free fatty acid receptor 4 (GPR120) stimulates bone formation and suppresses bone resorption in the presence of elevated n-3 fatty acid levels. Endocrinology. 2016;157(7):2621-2635.

[18] Candelario J, Tavakoli H, Chachisvilis M. PTH1 receptor is involved in mediating cellular response to long-chain polyunsaturated fatty acids. PLoS One. 2012;7(12):e52583.

[19] Cheng S, Xing W, Pourteymoor S, Mohan S. Effects of thyroxine (T4), 3,5,3'-triiodo-L-thyronine (T3) and their metabolites on osteoblast differentiation. Calcif Tissue Int. 2016;99(4):435-442.

[20] Park SH, Lee J, Kang MA, Moon YJ, Wang SI, Kim KM, Park BH, Jang KY, Kim JR. Potential of l-thyroxine to differentiate osteoblast-like cells via angiopoietin1. Biochem Biophys Res Commun. 2016;478(3):1409-1415.

第四部分　诊断

第十四章　后纵韧带骨化和黄韧带骨化的诊断：概述

Masashi Yamazaki, Tetsuya Abe, Toru Funayama, Hiroshi Takahashi, Satoshi Maki, Takeo Furuya, Masao Koda

贾治伟 / 译

摘要

影像诊断技术的最新进展使我们能够在后纵韧带骨化（Ossification of the Posterior Longitudinal Ligament，OPLL）和黄韧带骨化（Ossification of the Ligamentum Flavum，OLF）的诊断中检查出许多新的发现。在大多数颈椎 OPLL 和胸椎 OPLL/OLF 病例中，不仅存在静态压迫，还有动态压迫，导致脊髓病的发展和恶化。后路减压融合（Posterior Decompression and Fusion，PDF）手术的基本原理是通过固定抑制 OPLL 非骨化节段的运动。K 线是一种用于颈椎 OPLL 手术方式决策的简单实用的指标参数。OPLL K 线（−）患者行椎板成形术后将不会获得足够的脊髓向后方的移动和神经学改善。为评价全脊柱 OPLL 的发病率，日本脊柱韧带骨化研究组开展了脊柱韧带骨化的多中心 CT 研究。

关键词

后纵韧带骨化（OPLL）；黄韧带骨化（OLF）；K 线

14.1 引言

脊柱后纵韧带骨化（OPLL）首先由日本在 1960 年报道。此后，OPLL 被认为是一种引起压迫性脊髓病的脊柱特定疾病。因为一些报道证实许多日本 OPLL 患者有严重的脊髓病，所以在 1972 年，日本卫生、劳动和福利部成立了一个名为脊柱韧带骨化研究组（The Research Group for Ossification of the Spinal Ligament）的专门研究组，研究 OPLL 和 OLF 有关的严重脊髓疾病的诊断和治疗。截止到现在，许多 OPLL/PLF 相关研究已经被研究组推进，有助于使 OPLL/OLF 的诊断和治疗系统化。影像诊断技术的最新进展使得我们能够检查出许多新的发现。在本章中，我们描述我们有教育意义的颈椎 OPLL 和胸椎 OPLL/OLF 的病例以及其在诊断上的最新进展。

14.2 颈椎 OPLL

14.2.1 颈椎 OPLL 患者脊髓病发展的静态因素和动态因素

在标准的教科书中，颈椎 OPLL 的形态利用侧位放射片被分为连续型、节段型、混合型和局灶型。然而，最新研究指出这种分型在临床中不一定有用。许多被分为连续型的 OPLL 患者，我们能够利用矢状位重建计算机断层扫描（CT）发现间隙（非骨化区域）（图 14.1）。这一结果提示不仅是静态压迫，动态压迫也可以促使 OPLL 患者脊髓病的发展。当观察屈伸位放射片时，我们能够

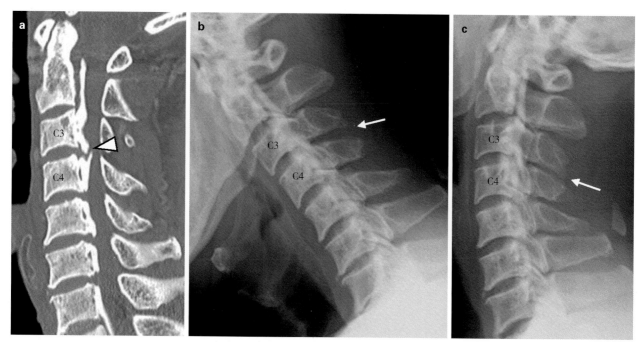

图 14.1 颈椎后纵韧带骨化（OPLL）患者在最大脊髓压迫节段的脊柱活动。在大多数有严重脊髓病表现的颈椎 OPLL 患者中，在最大脊髓压迫节段仍然有脊柱活动。我们能够通过计算机断层扫描（CT）矢状位重建图像（a，箭头）在 OPLL 中发现间隙（非固化区域），尽管这一间隙在普通放射片中通常不能被发现。我们能够在屈伸位放射片通过相邻棘突的间距发现椎间盘节段的脊柱活动（b，c，箭头）

在最大脊髓压迫节段邻近棘突间发现距离的变化，提示脊柱的活动（图 14.1）。

我们以前分析了没有表现出脊髓病临床症状的颈椎 OPLL。在这一研究中，我们发现有巨大 OPLL 的患者，当颈椎活动被高度限制后，并没有发生脊髓病。研究提示动态因素例如节段活动度（Range of Motion，ROM）更有助于颈椎 OPLL 患者脊髓病的发展（图 14.2）。这一结果表明我们可以通过控制动态因素减轻颈椎 OPLL 患者的神经恶化。

14.2.2 颈椎 OPLL 患者椎板成形术后导致手术结果差的因素

在许多颈椎 OPLL 患者中，他们的脊髓病在行椎板成形术后减轻。然而，对于其他患者来说，仅行椎板成形术对于改善他们的症状是不够的。我们以前分析了椎板成形术后手术结果好与手术结果差的相关的因素，发现手术结果差的组术前最大脊髓压迫水平的椎间活动度大于手术结

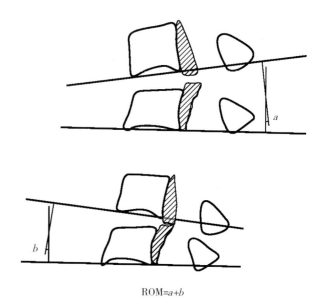

$$ROM = a + b$$

图 14.2 节段活动度（ROM）的示意图。在屈伸位放射片上测量的最大脊髓压迫水平的节段 ROM

果好的组（图 14.3）。我们认为椎体在脊髓压迫水平的高度活动性是椎板成形术后手术结果差的危险因素。基于这些结果，我们推荐前路减压融合

（Anterior Decompression with Spinal Fusion，ASF）是治疗严重 OPLL 和高度活动性颈椎患者的首选方案。当这些病例采用椎板成形术时，需要额外的后路器械融合稳定脊柱，避免脊髓损伤。

14.2.3 K 线：一种关于颈椎 OPLL 手术方式决策的实用参数

以前的研究显示颈椎后凸和大的 OPLL，是导致颈椎 OPLL 患者椎板成形术后手术结果差的主要因素。然而，这些参数在临床中是复杂的、不实用的。我们是第一篇报道一种新的参数——K 线，有助于决定颈椎 OPLL 患者手术方案。K 线被定义为 C2~C7 椎管中点的连线（图 14.4）。OPLL 在 K 线（+）组不超过 K 线，而在 K 线（-）组超过。我们发现 K 线（-）患者椎板成形术后手术结果比 K 线（+）患者差，提示 K 线（-）组行后路减压手术将不能获得足够的脊髓向后移动和神经功能改善（图 14.5）。因此，K 线是一种用于颈椎 OPLL 手术方式决策的简单实用的参数（图 14.6）。

14.2.4 颈椎 OPLL 患者的 K 线在普通 X 线片和 CT 影像上是不同的

尽管 K 线最早是在普通 X 线片上测量的，但是一些外科医生使用 CT 重建测量 K 线。因此，我

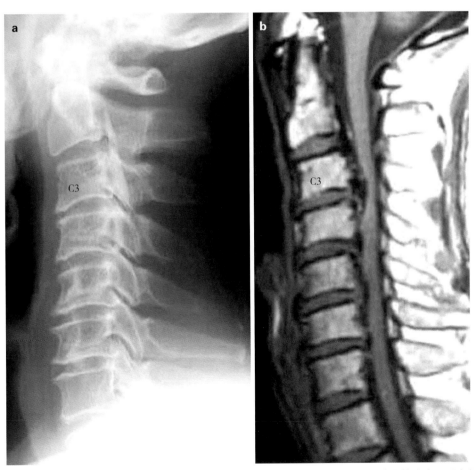

图 14.3 一例行椎板成形术的颈椎 OPLL 患者术后结果差。患者术前中立位 X 线片（a）。68 岁男性患者，正中矢状位 T1 加权磁共振成像（Magnetic Resonance Imaging，MRI）（b）示 C2~C7 的 OPLL 和 C3~C4 前方严重的脊髓压迫。术前伸展位（c）和屈曲位 X 线片（d）示 C3~C4 的活动度是 8°。箭头提示显示 C3~C4 椎间盘的活动性。术后患者中立位 X 线片（e）。正中矢状位 T1 加权 MRI（f）C3~C7 椎板成形术后 1 年，显示颈椎后凸畸形的进展和持续的脊髓前方压迫。这个病例的治愈率是 21.7%，这是个较差的手术结果

图 14.3（续）

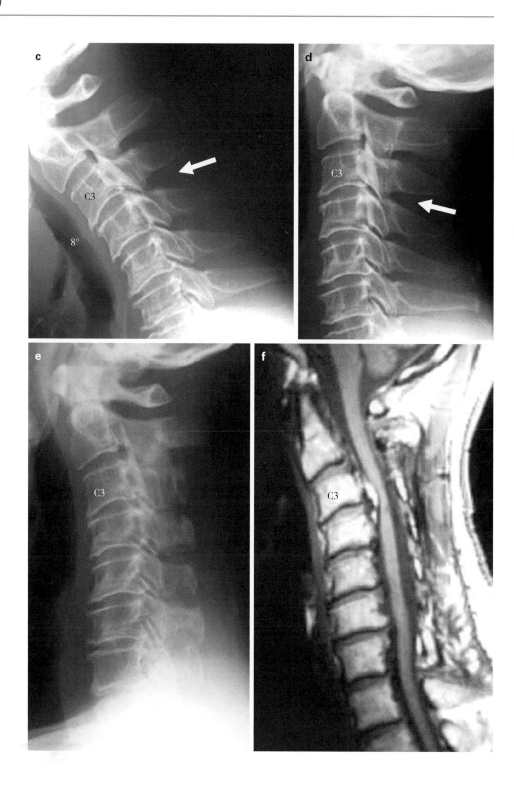

们分析了站立患者 X 线片的 K 线与仰卧患者矢状位 CT 是否不同（图 14.7）。这些结果显示 35 例患者基于 X 线片的 K 线（＋），30 例患者 K 线（－）。35 例患者中有 4 例患者从基于 X 线片的 K 线（11%）在基于 CT 测量中从 K 线（＋）变为 K 线（－）。30 例患者中有 1 例患者基于 X 线片的 K 线（3%）在基于 CT 的测量中从 K 线（＋）变为 K 线（－）。因此，我们推论 K 线应该在站立患者普通 X 线片上测量，因为基于 X 线片和 CT 的 K 线测量可能是不同的（图 14.8）。

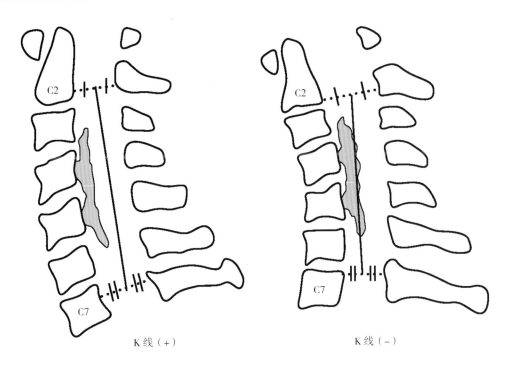

K 线（+）　　　　　　　　　　　　K 线（–）

图 14.4　K 线示意图。K 线是颈椎侧位 X 线片上连接 C2~C7 椎管中点的连线。颈椎 OPLL 患者根据 K 线分为两组。K 线（+）组 OPLL 不超过 K 线。K 线（–）组 OPLL 超过 K 线

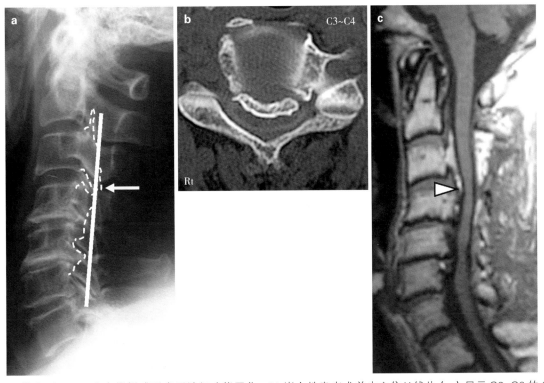

图 14.5　K 线（–）OPLL 患者椎板成形术后神经功能恶化。81 岁女性患者术前中立位 X 线片（a）显示 C2~C6 的 OPLL 和 C3~C4 脊髓的前方重度压迫。OPLL 超过 K 线（箭头）。她的术前 JOA 评分是 9/17。C3~C4 的 CT 轴位影像显示 OPLL 占位率是 70%（b）。C3~C4 节段 ROM 为 12°。C3~C7 椎板成形术后的正中矢状位 T1 加权像（c）显示 OPLL 在前方持续压迫 C3~C4 脊髓（三角）。手术后患者神经功能恶化，术后 JOA 评分是 5/17（恢复率：–50%）

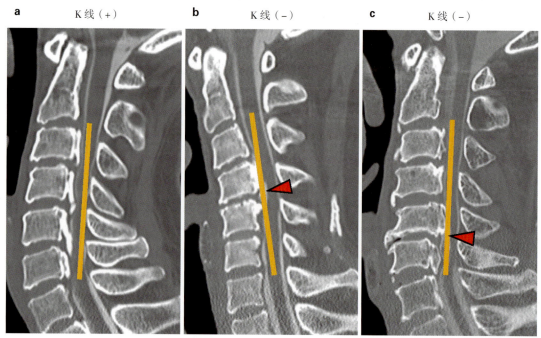

图 14.6　K线的确定。利用正中矢状位 CT 描绘的 K 线，我们对 3 例患者进行分类。当骨化病变的最高点没有超过 K 线定义为 K 线（+）（a）。当骨化病变的最高点超过 K 线定义为 K 线（−）（b，c，箭头）。当颈椎序列是后凸、骨化病变非常厚（c），以及后凸和巨大 OPLL 同时存在时，K 线可以是 K 线（−）

图 14.7　具有代表性的同一颈椎 OPLL 患者颈椎 X 线片和正中矢状位 CT。基于 X 线片为 K 线（+）（a），而基于 CT 为 K 线（−）。K 线在 X 线片和正中矢状位 CT 之间不同

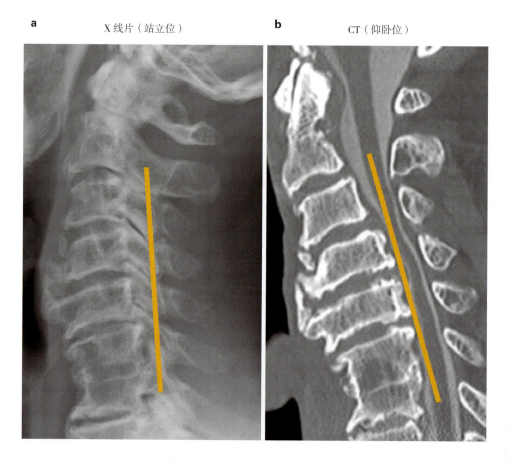

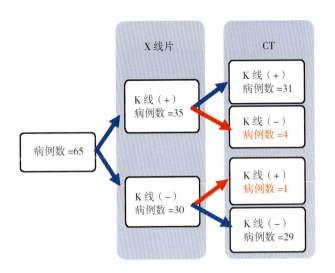

图 14.8　树状图示 65 例颈椎 OPLL 患者基于 X 线片的 K 线和基于 CT 的 K 线。35 例患者基于 X 线片的 K 线（＋），30 例患者 K 线（－）。35 例患者中有 4 例患者基于 X 线片的 K 线（11％），在基于 CT 片的 K 线评价中从 K 线（＋）变为 K 线（－）。30 例患者中 1 例患者基于 X 线片的 K 线（3％），在基于 CT 的评价中由 K 线（－）变为 K 线（＋）

14.3　胸椎 OPLL/OLF

14.3.1　胸椎 OPLL/OLF 患者脊髓病发展的静态因素和动态因素

我们以前评价了 OPLL/OLF 导致胸脊髓病的 PDF 手术临床结果。结果显示尽管剩余 OPLL 持续前方压迫脊髓，但是 PDF 能够带来显著的神经功能恢复，术后瘫痪风险低。对于 PDF 病例，我们在器械融合水平测量了后凸角。在患者仰卧位和坐位测量了术前后凸角（图 14.9）。患者仰卧与坐位时测量的后凸角的差值范围为 8°～20°（平均每个间盘的脊柱活动度为 1.3°）。尽管胸椎 OPLL/OLF 患者出现大块异位椎体固化，脊柱在脊髓压迫水平仍然有一些活动。此外，器械融合水平术后的后凸角大于患者术前仰卧位的后凸角，但小于患者术前坐位的后凸角。我们认为在脊髓压迫水平脊柱的剩余活动与胸椎 OPLL/OLF 患者脊髓病的发展和恶化有关。

14.3.2　胸椎 OPLL/PDF 术后骨融合和非骨化节段的重塑

OPLL/OLF 在非骨化节段的运动被认为与脊髓病症状的恶化高度相关（图 14.9）。PDF 手术的原理是通过固定来抑制 OPLL 非骨化节段的运动。我们以前研究了胸椎 OPLL/PDF 术后非骨化节段的骨融合和重塑的过程。结果显示 OPLL 的非骨化节段在大多数胸椎 OPLL 患者中发生融合（图 14.9）。在最厚节段的 OPLL 厚度也在 PDF 术后减小。与没有显示融合的患者相比，OPLL 非骨化节段融合患者的骨化厚度的减小程度明显大。结果显示 OPLL 非骨化节段的融合后，OPLL 的重塑导致了 OPLL 厚度的减小，减少了脊髓压迫的可能。

14.3.3　胸椎 OPLL/OLF 导致的严重脊髓病的发病机制

1 例胸椎 OPLL/OLF 患者在术后出现了短暂的瘫痪（图 14.10）。在最大脊髓压迫水平，患者的脊髓被前方鸟嘴形 OPLL 和后方 OLF 严重压迫。该患者行 PDF 手术。术后他立即发展为 Brown-Séquard 型瘫痪，没有进行额外的 OPLL 去除而自行恢复。这个例子突出了尽管采用 PDF 治疗胸椎 OPLL/OLF，术后神经功能恶化的风险仍不能被消除，尤其是脊髓被严重压迫的病例。

胸椎 OPLL/OLF 导致的严重脊髓病的发病机制是脆弱的脊髓，受到异位骨化块从前后方向的反复压迫。脊髓的压迫不仅是静态的，还是动态的。我们认为对于这样脆弱的脊髓手术本身会带来高风险的术后瘫痪。

14.4　脊柱韧带骨化研究组的多中心 CT 研究

我们利用脊柱韧带骨化研究组的 CT 影像数据进行多中心 CT 研究。目的是评价颈椎 OPLL 患者中全脊柱 OPLL 的患病率。此外，我们利用多元回

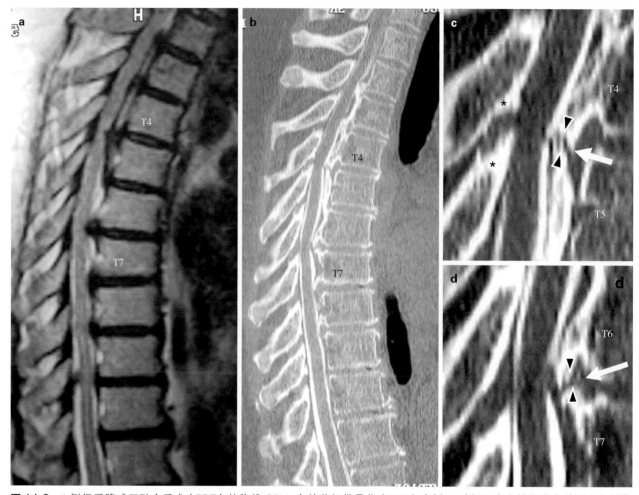

图 14.9 1例行后路减压融合手术（PDF）的胸椎 OPLL 合并黄韧带骨化（OLF）病例。1例 55 岁女性患者术前正中矢状位 T2 加权像的 MRI 图像（a）显示 T4~T5 和 T6~T7 节段脊髓严重狭窄。脊髓造影后 CT 正中矢状位图像（b~d）显示她的脊髓在 T4~T5 和 T6~T7（c，d 箭头）被鸟嘴型 OPLL 和 OLF（c，★）压迫。鸟嘴型 OPLL 中部包含一个非骨化区域（c，d 三角）。影像学图像显示 T1~T10 后凸角仰卧位时为 27°（e），坐位时为 35°（f）。PDF 术后影像（g）显示 T1~T10 后凸角为 32°。术后 2 周正中矢状位 CT 重建影像显示在 T4~T5（h，箭头）和 T6~T7（h，三角）骨化块的中部有一个非骨化区域。术后 2 年零 3 个月（i）和 6 年零 7 个月（j）的 CT 图像显示非骨化区域的愈合过程（i，j 箭头和三角）

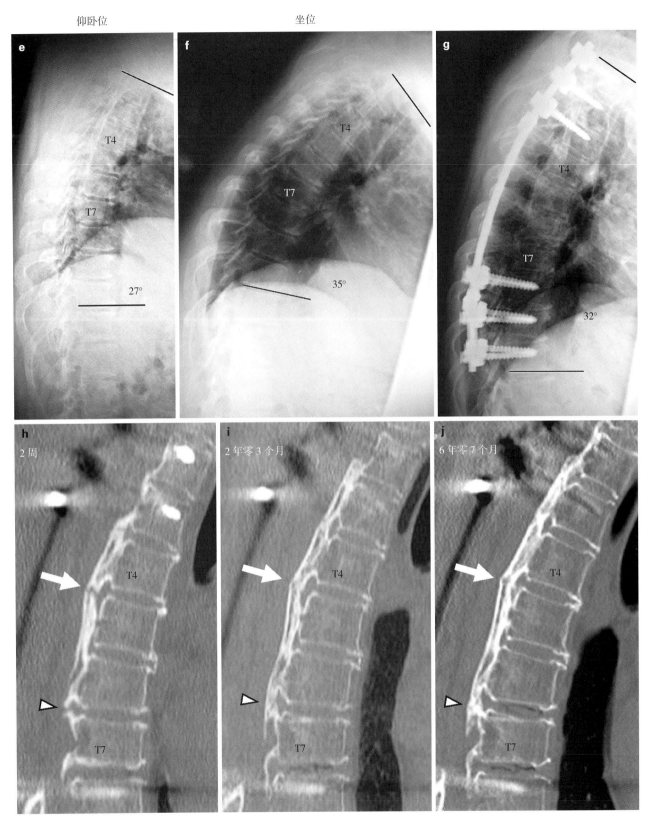

图 14.9（续）

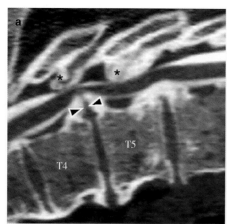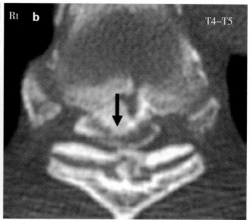

图14.10　1例PDF术后出现短暂性瘫痪的胸椎OPLL合并OLF的病例。术前正中矢状位（a）和轴位（b）CT脊髓造影的重建图像显示T4~T5脊髓前方被鸟嘴型OPLL（b，箭头）和后方被OLF（a，三角）压迫。鸟嘴型OPLL的中部包含一个非骨化区域（a，三角）

归模型研究与全脊柱骨化病变发生和分布相关的因素。

14.4.1　一种新的CT分型

我们基于CT影像提出颈椎OPLL的3个分型系统：A型、B型和轴位型。A型包括两种病变类型：桥接型和非桥接型。B型需要检查者描述存在颈椎OPLL的所有椎体和椎间水平。轴位型包括轴位CT图像发现的中央病变和侧方病变。

14.4.2　全脊柱OPLL的程度

我们利用全脊柱CT图像评估OPLL的患病率和分布，分析什么因素可以预测普通X线片诊断为颈椎OPLL的患者胸腰椎骨化病变的存在。全脊柱OPLL的程度与颈椎OPLL、女性和肥胖显著相关。

14.4.3　棘上/棘间韧带骨化

利用有症状的颈椎OPLL患者分析棘上/棘间韧带骨化（Ossification of the Supra/Interspinous Ligaments，OSIL）的患病率和分布。我们发现OPLL（OP指数）节段的总和与OSIL（OSI指数）

显著相关。

14.4.4　OPLL的分布

我们评价了严重OPLL患者骨化病变的分布，以及基于颈椎OP指数分类预测每一节段的钙化。胸腰椎OPLL最常出现在男性的T1和女性的T3~T4水平。如果是严重OPLL，尽管骨化病变常见于男性的颈胸和胸腰交接区的椎体间和椎体水平，但是OPLL更多见于女性的胸椎。

14.4.5　弥漫性特发性骨肥厚

利用颈椎OPLL患者的全脊柱CT分析弥漫性特发性骨肥厚（Diffuse Idiopathic Skeletal Hyperostosis，DISH）的患病率和分布。颈椎OPLL患者中近一半发现了DISH，老年患者更多见。DISH发生在胸椎水平，并随着年龄增长进展到颈椎或胸椎。

14.4.6　项韧带骨化

我们发现项韧带骨化（ONL）共存与颈椎OPLL患者全脊柱骨化的严重程度有关。颈椎OPLL患者的ONL共存与脊柱骨质增生有关，尤其是颈椎

OPLL、前纵韧带骨化（Ossification of the Anterior Longitudinal Ligament，OALL）、胸椎 OALL 和 OSIL。

14.5 结论

在大多数颈椎 OPLL 和胸椎 OPLL/OLF 病例中，不仅是静态因素，动态因素也可导致脊髓病的发展和恶化。PDF 手术的原理是通过固定抑制 OPLL 非骨化节段的运动。K 线是一种用于颈椎 OPLL 手术决策的简单实用的参数。

参考文献

[1] Tsuyama N. Ossification of the posterior longitudinal ligament of the spine. Clin Orthop Relat Res. 1984;184:71-84.

[2] Masaki Y, Yamazaki M, Okawa A, Aramomi M, Hashimoto M, et al. An analysis of factors causing poor surgical outcome in patients with cervical myelopathy due to ossification of the posterior longitudinal ligament: anterior decompression with spinal fusion versus laminoplasty. J Spinal Disord Tech. 2007;20(1):7-13.

[3] Fujiyoshi T, Yamazaki M, Okawa A, Kawabe J, Hayashi K, Endo T, et al. Analysis of static versus dynamic factors for the development of myelopathy in patients with cervical ossification of the posterior longitudinal ligament. J Clin Neurosci. 2010;17:320-324.

[4] Iwasaki M, Okuda S, Miyauchi A, Sakaura H, Mukai Y, Yonenobu K, et al. Surgical strategy for cervical myelopathy due to ossification of the posterior longitudinal ligament: part 1: clinical results and limitations of laminoplasty. Spine. 2007;32(6):647-653.

[5] Yamazaki A, Homma T, Uchiyama S, Katsumi Y, Okumura H. Morphologic limitations of posterior decompression by midsagittal splitting method for myelopathy caused by ossification of the posterior longitudinal ligament in the cervical spine. Spine.1999;24(1):32-33.

[6] Fujiyoshi T, Yamazaki M, Kawabe J, Endo T, Furuya T, Koda M, et al. A new concept for making decisions regarding the surgical approach for cervical ossification of the posterior longitudinal ligament: the K-line. Spine. 2008;33(26):E990-E993.

[7] Koda M, Mochizuki M, Konishi H, Aiba A, Kadota R, Inada T, et al. Comparison of clinical outcomes between laminoplasty, posterior decompression with instrumented fusion, and anterior decompression with fusion for K-line (-) cervical ossification of the posterior longitudinal ligament. Eur Spine J. 2016;25:2294-2301.

[8] Saito J, Maki S, Kamiya K, Furuya T, Inada T, Ota M, et al. Outcome of posterior decompression with instrumented fusion surgery for K-line (-) cervical ossification of the longitudinal ligament. J Clin Neurosci. 2016;32:57-60.

[9] Ijima Y, Furuya T, Ota M, Maki S, Saito J, Kitamura M, et al. The K-line in the cervical ossification of the posterior longitudinal ligament is different on plain radiographs and CT images. J Spine Surg. 2018;4(2):403-407.

[10] Yamazaki M, Mochizuki M, Ikeda Y, Sodeyama T, Okawa A, Koda M, et al. Clinical results of surgery for thoracic myelopathy caused by ossification of the posterior longitudinal ligament: operative indication of posterior decompression with instrumented fusion. Spine. 2006;31(13):1452-1460.

[11] Yamazaki M, Okawa A, Fujiyoshi T, Furuya T, Koda M. Posterior decompression with instrumented fusion for thoracic myelopathy caused by ossification of the posterior longitudinal ligament. Eur Spine J. 2010;19:691-698.

[12] Koda M, Furuya T, Okawa A, Inada T, Kamiya K, Ota M, et al. Mid- to long-term outcomes of posterior decompression with instrumented fusion for thoracic ossification of the posterior longitudinal ligament. J Clin Neurosci. 2016;27:87-90.

[13] Koda M, Furuya T, Okawa A, Aramomi M, Inada T, Kamiya K, et al. Bone union and remodelling of the non-ossified segment in thoracic ossification of the posterior longitudinal ligament after posterior decompression and fusion surgery. Eur Spine J. 2015;24(11):2555-2559.

[14] Yamazaki M, Okawa A, Mannoji C, Fujiyoshi T, Furuya T, Koda M. Postoperative paralysis after posterior decompression with instrumented fusion for thoracic myelopathy due to ossification of the posterior longitudinal ligament. J Clin Neurosci. 2011;18(2):294-296.

[15] Kawaguchi Y, Matsumoto M, Iwasaki M, Izumi T, Okawa A, Matsunaga S, et al. New classification system for ossification of the posterior longitudinal ligament using CT images. J Orthop Sci. 2014;19(4):530-536.

[16] Hirai T, Yoshii T, Iwanami A, Takeuchi K, Mori K, Yamada T, et al. Prevalence and distribution of ossified lesions in the whole spine of patients with cervical ossification of the posterior longitudinal ligament: a multicenter study (JOSL CT study). PLoS

One.2016;11(8):e0160117.

[17] Mori K, Yoshii T, Hirai T, Iwanami A, Takeuchi K, Yamada T, et al. Prevalence and distribution of ossification of the supra/interspinous ligaments in symptomatic patients with cervical ossification of the posterior longitudinal ligament of the spine: a CT-based multicenter cross-sectional study. BMC Musculoskelet Disord. 2016;17(1):492.

[18] Hirai T, Yoshii T, Nagoshi N, Takeuchi K, Mori K, Ushio S, et al. Distribution of ossified spinal lesions in patients with severe ossification of the posterior longitudinal ligament and prediction of ossification at each segment based on the cervical OP index classification: a multicenter study (JOSL CT study). BMC Musculoskelet Disord. 2018;19(1):107.

[19] Nishimura S, Nagoshi N, Iwanami A, Takeuchi A, Hirai T, Yoshii T, et al. Japanese organization of the study for ossification of spinal ligament (JOSL). Prevalence and distribution of diffuse idiopathic skeletal hyperostosis on whole-spine computed tomography in patients with cervical ossification of the posterior longitudinal ligament: a multicenter study. Clin Spine Surg. 2018;31(9):E460-E465.

[20] Yoshii T, Hirai T, Iwanami A, Nagoshi N, Takeuchi K, Mori K, et al. Co-existence of ossification of the nuchal ligament is associated with severity of ossification in the whole spine in patients with cervical ossification of the posterior longitudinal ligament—a multi-center CT study. J Orthop Sci. 2019;24(1):35-41.

第十五章 颈椎后纵韧带骨化的临床表现

Hiroshi Ozawa

余双奇　张贺星 / 译

摘要

颈椎后纵韧带骨化（OPLL）引起的临床症状和体征可分为 3 类：①颈椎脊髓病或脊髓损伤，伴有上下肢运动和感觉障碍、痉挛和膀胱功能障碍；②颈神经根病伴上肢疼痛、运动和感觉障碍；③颈部周围疼痛和僵硬的轴性不适。在某些情况下，对于由巨大韧带骨化造成的椎管狭窄，一些轻微的创伤即可引起急性脊髓损伤。

关键词

后纵韧带骨化；颈椎；脊髓神经根病；颈部疼痛；脊髓损伤

15.1 引言

脊柱后纵韧带骨化（OPLL）可以在整个脊柱的任何层面通过影像学检查发现，包括颈、胸、腰椎区域，其中最常见的是颈部。在通过 X 线片确诊的颈椎 OPLL 病例中，轻者无症状，严重者可出现瘫痪。颈椎 OPLL 的临床特征主要是由于颈椎的 OPLL 引起的神经受压或夹闭而引起的颈椎神经系统不适或神经功能障碍。

OPLL 是椎管狭窄的重要因素之一，这导致脊髓和神经根被包裹或压迫。根据 OPLL 的形态和体积不同，临床症状也存在个体差异。颈椎 OPLL 引起的临床症状和综合征分为：①颈脊髓病或脊髓损伤，伴有上下肢运动和感觉障碍、痉挛、膀胱功能障碍；②颈神经根病伴上肢疼痛、运动和感觉障碍；③颈部周围疼痛和僵硬的轴性不适。通常情况下，不同的临床症状可混合存在。

15.1.1 年龄和性别

在一项针对多年龄组的大型队列研究中，通过侧位 X 线片评估颈椎 OPLL 在 50~59 岁的年龄组里发生率为 2.2%，60~69 岁发生率为 1.9%，70~79 岁发生率为 2.1%，80 岁以上发生率为 1.3%；OPLL 的发生率在各年龄组间无显著差异。男性 OPLL 发生率（3.2%）明显高于女性（1.3%，$P < 0.05$）。

15.1.2 生活方式和 OPLL

目前尚没有明确报告指出何种职业人群 OPLL 发病率较高。在一项关于睡眠的研究中发现，与每天少于 5h 或大于 9h 的睡眠相比，6~8h 的中度睡眠人群中 OPLL 的发生率较低。OPLL 的发生率与运动、吸烟和饮酒之间没有明显的相关性。与无 OPLL 患者相比，OPLL 患者身高更高、体重更重（$P < 0.05$）。此外，OPLL 患者腰椎（L2~L4）和股骨颈的血浆戊四胺水平和骨密度值均高于无 OPLL 患者（$P < 0.05$）。

15.1.3 临床表现

临床表现取决于 OPLL 的大小、椎管的直径和脊柱的活动范围。有些患者尽管 X 线片显示有巨大 OPLL，但却没有神经症状。

一般来说，由颈椎 OPLL 引起的临床症状和综合征分为以下几类：①颈脊髓病或脊髓损伤，伴上下肢运动和感觉障碍、痉挛、膀胱功能障碍；②颈神经根病伴上肢疼痛及运动、感觉障碍；③颈部周围疼痛和僵硬。发病时最常见的症状是上肢感觉异常或麻木，其次是颈部疼痛或不适（表15.1）。脊髓病是一种常见的综合征（表15.2），其病程通常是进行性加重。然而，一些研究也报道了与创伤相关的急性脊髓病的情况。

15.1.4 脊髓病

颈椎脊髓病是一种与 OPLL 相关的临床综合征，在狭窄的椎管中 OPLL 压迫脊髓，从而严重影响人们的日常生活。一般来说，由 OPLL 引起的脊髓病遵循这一过程。几个月后，患者会出现手指活动不便、肌力下降。临床症状的进展，下肢可能早于或者晚于上肢出现。患者的典型表现包括行走困难和对称性下肢无力。根据 OPLL 的严重程度，上肢消瘦和萎缩（大多为轻微程度）也会发生。患者第一次就医时，临床检查通常表现为手部缺乏灵巧性和下肢痉挛。

对 OPLL 所致的脊髓病进行精确的神经学诊断至关重要。为了确定 OPLL 的症状，应评估脊柱的起始节段和主要症状。也必须检查由灰质功能紊乱引起的节段性体征。锥体束征，如深腱反射亢进，经常出现 Hoffmann 征，以及由锥体、前脊髓丘脑和后柱紊乱引起的四肢感觉变化也需要检查。脊髓病可以通过节段性体征或锥体束征来诊断。最后，使用日本骨科协会的颈椎脊髓病评分系统评估运动功能、感觉和膀胱状态。神经学表现有时很复杂，因为颈椎 OPLL 患者常伴有胸椎 OPLL 及胸椎或腰椎的黄韧带骨化。

脊髓病通常是由跌倒等意外伤害而诱发的。由于 OPLL 导致椎管狭窄，易损伤脆弱的脊髓。症状的出现和加重很大程度上是由于 OPLL 作为静态压力引起椎管狭窄所致。虽然椎间活动范围有限，但椎间活动也会造成脊髓的动态压力升高。病情恶化的原因因人而异，进展往往比较缓慢。然而在有些情况下，病情会快速或急性进展，类似于轻微事故造成的急性脊髓损伤（SCI），如跌倒或颈椎强力伸展性损伤。据报道，23% 的患者之前经历过轻微的颈部创伤，在大多数在创伤后即直接产生脊髓损伤症状。

15.1.5 神经根病变

肩胛区、手臂和手受累侧的不适和疼痛，无论是否伴有运动无力的表现，都可能因 OPLL 引起神经根病的症状。与神经根型颈椎病类似，OPLL 引起的神经根疼痛和麻木有时也很严重，并与颈神经根受累程度相关。

15.1.6 疼痛和僵硬

OPLL 患者通常会主诉有颈部钝痛和颈部僵硬。这种不适感发生在颈部中部，疼痛感随后可能扩散到枕下区域或横跨肩周，肩胛骨冈上肌可

表 15.1　OPLL 发病时的初始症状及其发生率

症状	发生率（%）
上肢疼痛 / 麻木	48
颈部疼痛 / 僵硬	42
下肢疼痛 / 麻木	19

表 15.2　颈椎 OPLL 综合征的发生率

并发症状	发生率（%）
脊髓病	45
颈部疼痛 / 僵硬	25
神经根病	7
混合型	43

能出现疼痛的感觉。这种类型的不适大多是模糊的。疼痛的来源尚不清楚，可能是由于骨化的形成和生长刺激后纵韧带中走行的窦椎神经，或者是在椎管内压迫神经根引起的。虽然颈部活动时通常不会引起疼痛，但颈部运动往往受限或严重僵硬，尤其是在侧弯时，这取决于 OPLL 的纵向体积，它限制了椎间的运动。

Takeshita 等对 184 例 OPLL 患者的疼痛发生和严重程度进行了研究，并与 122 例脊髓型颈椎病（CSM）患者和 44 名健康志愿者进行了对比。约 10% 的 OPLL 和 CSM 患者出现疼痛并伴严重残疾。此外，OPLL 患者的颈椎功能相对较低，心理压力较高。在 OPLL 和 CSM 患者中，症状的持续时间、脊髓损伤的严重程度和躯干的僵硬程度与疼痛或麻木相关。

关于 OPLL 与神经性疼痛的关系，数值评定量表（NRS）显示颈椎 OPLL 患者疼痛 NRS 评分平均为 4.3 ± 2.7 分，麻木 NRS 评分平均为 4.6 ± 2.8 分。48.8% 的患者报告疼痛 NRS 评分 ≥ 5 分，52.3% 的患者报告麻木 NRS 评分 ≥ 5 分。根据疼痛 DETECT 测试（即神经性疼痛筛查问卷），大约

60% 的患者出现神经性疼痛或可疑疼痛。

15.1.7 自然病程

OPLL 的形成和发展被认为是缓慢的。因此，OPLL 并不总是有症状的。在常规体检中，OPLL 患者有时不会出现任何症状。当影像学发现无症状的 OPLL 时，骨化被认为是一种类似于退行性脊柱改变的影像学表现。初次检查时无脊髓病的患者，经常抱怨颈部僵硬和颈部运动受限。对其进行 13 年的随访，有 91% 的患者生活预后和处理日常生活活动的能力令人满意。

Matsunaga 等报告了 109 例无症状 OPLL 患者的长期随访研究。所有患者随访至少 5 年，平均随访期 11.3 年。第一次检查中只有 24.8% 的无脊髓病患者在随访期间发生了脊髓病。在 22% 的脊髓病患者中，脊髓病是在轻微事故（例如从楼梯上摔下或颈椎的挥鞭损伤）后诱发的。在创伤性脊髓病中，OPLL 的 X 线片分型包括混合型和节段型。无脊髓病率用 Kaplan-Meier 法表示（图 15.1）。所有在 X 线片中椎管狭窄率 > 60% 的患

图 15.1 脊髓病无症状 OPLL 患者的无症状率采用 Kaplan-Meier 法表示。粗线表示椎管狭窄率 < 60% 的受试者的数据。虚线表示椎管狭窄率 > 60% 患者的数据

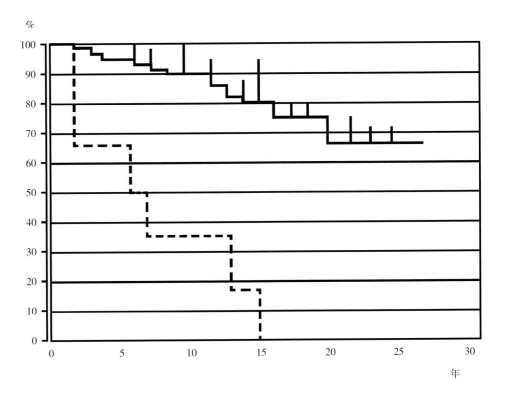

者在随访 15 年内发展为脊髓病，而椎管狭窄率＜60% 的患者在随访 26 年时无脊髓病的发生率为 66%。

15.1.8 SCI 和 OPLL

颈椎 OPLL 的临床症状大多发展缓慢，发病时间不明确。然而，急性脊髓损伤偶尔发生在颈椎 OPLL 患者意外跌倒或颈部过伸的情况下。

在颈椎急性脊髓损伤中，尤其是不合并椎体损伤的患者中，OPLL 的患病率相对较高。大多数与 OPLL 相关的颈脊髓急性损伤是不完全损伤，主要由低能量损伤引起。因此，骨折、脱位等骨损伤少见。大多数患者甚至不知道合并有 OPLL（图 15.2）。

轻度创伤后，OPLL 和继发的椎管狭窄可诱发脊髓损伤。Chikuda 等报道，在 453 例急性创伤性脊髓损伤患者中，有 106 例（23%）发现了 OPLL。在 106 例 SCI 合并 OPLL 的患者中，88.7%（94/106）有中枢神经综合征，没有并发骨折。平均年龄为 66 岁，最常见的原因是跌倒（74%）。只有 25% 的患者之前就知道他们患有 OPLL。Koyanagi 等报道了 28 例 OPLL 和颈脊髓损伤患者，平均年龄为 63 岁，61% 的 OPLL 和颈脊髓损伤是由于跌倒引起的。总体而言，OPLL 连续型 8 例，混合型 6 例，节段型 14 例。作者注意到，在连续型 OPLL 组中，脊髓损伤发生在 OPLL 的尾部末端，类似于强直性脊柱。在节段型 OPLL 组中，SCI 多发于椎间盘节段。在节段性脊髓损伤中，过伸机制可导致脊髓受压和脊髓损伤。

15.2 结论

颈椎 OPLL 的影像学表现并不罕见，而且并不总是与临床严重程度相关。颈椎 OPLL 的临床定义是指颈椎 OPLL 导致的神经组织受压或包裹所引起的神经症状或功能障碍。此外，患者 OPLL 常表现为颈部周围疼痛和僵硬。症状发作隐匿，脊髓病

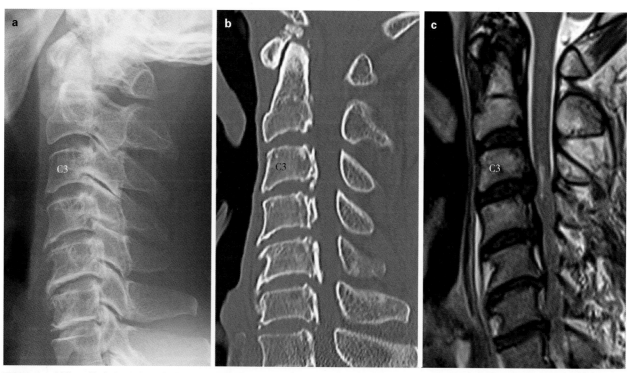

图 15.2 侧位 X 线片（a）和矢状位 CT 重建图像（b）显示 C2~C7 之间的节段性 OPLL。矢状面 T2WI 图像（c）在 C3~C4 椎间盘水平显示颈髓内高信号区，提示颈髓损伤

大多进展缓慢。偶尔，由于大量 OPLL 引起的严重椎管狭窄，在轻度创伤后也会发生急性脊髓损伤。

参考文献

[1] Yoshimura N, Nagata K, Muraki S, Oka H, Yoshida M, Enyo Y, Kagotani R, Hashizume H, Yamada H, Ishimoto Y, Teraguchi M, Tanaka S, Kawaguchi H, Toyama Y, Nakamura K, Akune T. Prevalence and progression of radiographic ossification of the posterior longitudinal ligament and associated factors in the Japanese population: a 3-year follow-up of the ROAD study. Osteoporos Int. 2014;25:1089-1098.

[2] Washio M, Kobashi G, Okamoto K, Sasaki S, Yokoyama T, Miyake Y, Sakamoto N, Ohta K, Inaba Y, Tanaka H. Sleeping habit and other life styles in the prime of life and risk for ossification of the posterior longitudinal ligament of the spine (OPLL): a case-control study in Japan. J Epidemiol. 2004;14:168-173.

[3] Terayama K, Kurokawa K, Seki H. Report on the ossification of the spinal ligaments. In: Terayama K, editor. Investigation Committee report on the ossification of the spinal ligaments of Japanese Ministry of Public Health and Welfare, Tokyo; 1976. p. 8-33 [article in Japanese].

[4] Kawai S. Clinical manifestation of cervical ossificationof the posterior longitudinal ligaments. In:Yonenobu K, Sakou T, Ono K, editors. OPLL: ossificationof posterior longitudinal ligament. Tokyo:Springer; 1997. p. 81-84.

[5] Matsunaga S, Sakou T. Ossification of the posteriorlongitudinal ligament of the cervical spine: etiologyand natural history. Spine. 2012;37:E309-E314.

[6] Takeshita K, Fujiwara N, Nakamura K. Pain andnumbness in patients with ossification of the posteriorlongitudinal ligament of the spine. J MusculoskeletPain Res. 2010;2:48-53 [article in Japanese].

[7] Takeshita K. The ossification of the posterior longitudinalligament and neuropathic pain. Spine SpinalCord. 2013;26:175-180 [article in Japanese].

[8] Matsunaga S, Sakou T, Arishima Y, Koga H, HayashiK, Komiya S. Quality of life in elderly patients withossification of the posterior longitudinal ligament. Spine. 2001;26:494-498.

[9] Matsunaga S, Tsuji T, Toyama Y, Ijiri K, Komiya S,Numasawa T, Toh S, Ichimura S, Satomi K, Seichi A, Hoshino Y, Takeshita K, Nakamura K, Endo K, Yamamoto K, Kato Y, Kato T, Shinomiya K,Tokuhashi Y, Kawaguchi Y, Kimura T, Matsuyama Y,Ishiguro N, Neo M, Nakamura T, Fujimori T, IwasakiM, Yoshikawa H, Taniguchi S, Tani T, Kato Y, TaguchiT, Sato K, Nagata K. Risk factors for development ofmyelopathy in patients with asymptomatic ossificationof the posterior longitudinal ligament. J SpineRes. 2013;4:116-122.

[10] Chikuda H, Seichi A, Takeshita K, MatsunagaS, Watanabe M, Nakagawa Y, Oshima K, SasaoY, Tokuhashi Y, Nakahara S, Endo K, Uchida K,Takahata M, Yokoyama T, Yamada K, Nohara Y,Imagama S, Hosoe H, Ohtsu H, Kawaguchi H,Toyama Y, Nakamura K. Acute cervical spinal cordinjury complicated by preexisting ossification of theposterior longitudinal ligament: a multicenter study.Spine. 2011;36:1453-1458.

[11] Koyanagi I, Iwasaki Y, Hida K, Imamura H, FujimotoS, Akino M. Acute cervical cord injury associatedwith ossification of the posterior longitudinal ligament. Neurosurgery. 2003;53: 887-91; discussion891-892.

第十六章　颈椎后纵韧带骨化的三维成像

Keiichi Katsumi, Toru Hirano, Kei Watanabe, Tomohiro Izumi, Masayuki Ohashi, Tatsuki Mizouchi, Naoto Endo

杨　坤　黄　茜　张　燕 / 译

摘要

　　根据颈椎后纵韧带骨化（OPLL）的三维（3D）图像分析方法，分析骨化病变的进展情况，非手术治疗患者（n=41）的病变平均年增长率为4.1%。OPLL进展的危险因素是年轻和肥胖，年轻是最重要的预测因素。这些发现反映了OPLL的自然病程，对具有上述危险因素的患者的临床治疗很重要。

　　此外，我们使用3D分析评估单独的椎板成形术与器械融合的椎板成形术相比是否进一步抑制了OPLL的进展。后路减压融合术（PDF组，n=19）和单纯椎板成形术（LP组，n=22）的比较显示，后路减压融合术的年平均病变增加率为2.0%，明显低于LP组的7.5%。值得注意的是，PDF组的平均年增加率随着时间的推移逐渐降低。这是第一项证明后路内固定融合对OPLL进展可能有抑制作用的研究。

关键词

　　后纵韧带骨化；进展；三维图像分析；容积；危险因素

16.1 引言

　　颈椎后纵韧带骨化（OPLL）是一种导致椎管狭窄的进行性疾病。了解OPLL的自然病程，特别是影响OPLL进展的危险因素，对于疾病研究或明确手术治疗的适应证十分重要。几项研究表明，大约超过60%的患者表现出OPLL进展的影像学证据，接受手术的患者的进展速度明显高于保守治疗的患者。OPLL进展的危险因素包括手术年龄较小、连续型或混合型OPLL、末次随访日本骨科协会评分较高，以及脊髓可用间隙（SAC）前后径增宽。特别是，几项研究表明，年轻是OPLL进展的最重要的危险因素；然而，一些报告发现年龄和OPLL进展之间没有相关性。因此，许多提出的进展危险因素尚未达成共识。原因之一是之前的研究大多使用基于侧位X线片的人工或计算机测量系统测量骨化病变。这些测量主要评估颅尾方向（长度）的进展，使得评估尾部进展（由于肩部的干扰）和评估前后方向的进展（宽度）变得困难。虽然最近有报道使用计算机断层扫描（CT）骨窗测量骨化病变的长度和宽度，但这些都是基于长度和宽度的二维分析，不能评估3D图像和骨化病变的体积。因此，到目前为止，骨化病变的3D结构还没有得到准确的评估。

16.2 三维图像分析

　　我们的合著者Izumi等使用MIMICS® 软件（Materialise Japan Co., Ltd, Y Okohama, Japan）开

发了颈椎 OPLL 的三维图像分析方法，观察骨化病变的详细形态并对其体积进行定量评估。该方法的具体步骤如下：第一步，使用 MIMICS® 软件，根据 CT 图像的 DICOM 数据识别病变椎体和骨化。第二步，使用横断面和矢状面图像将骨化从椎体的后方分离出来。第三步，分离骨化区域，并创建 3D 模型。第四步，根据 3D 模型计算骨化体积（图 16.1）。这里描述的新方法似乎对 OPLL 的定量评估很有用，测量误差很小（图 16.2）。我们使用 3D 图像分析的研究结果如下。

16.2.1 应用 3D 图像分析非手术治疗的颈椎 OPLL 患者骨化体积进展的自然过程：骨化体积进展的危险因素是年轻和肥胖

基于 3D 图像分析，目前还没有关于非手术治疗 OPLL 患者骨化体积进展的危险因素的报道。我们用 3D 图像分析研究了 OPLL 的自然病程和骨化体积进展的危险因素。共有 41 名例 OPLL 患者（男性 22 例，女性 19 例；平均年龄 61.8 岁；年龄范围 35~80 岁）在 2006—2015 年期间在医院接受

保守随访，纳入分析（表 16.1）。我们评估了骨化病变的临床检查、影像学检查和 3D 测量，并进行了 OPLL 进展的危险因素分析。

16.2.1.1 临床检查

记录患者身高、体重和体质指数（BMI）。使用日本骨科协会（JOA）评分评估神经损伤严重程度。

16.2.1.2 影像学检查

CT 测量骨化椎体数目、骨化厚度、椎管内径，用 CT 轴位最大骨化厚度与椎管正中矢状径的百分比表示椎管占位率。在侧位片上测量 C2 和 C7 下终板之间的 C2~C7 前凸角。此外，我们根据过屈和过伸位 X 线片评估了 C2~C7 的活动度（ROM）。

16.2.1.3 骨化体积的测量

OPLL 测量两次，间隔至少 1 年（初次检查和末次检查）。每次检查时计算两次骨化病灶体积，以确定平均体积并评估观察者内部误差。我们用

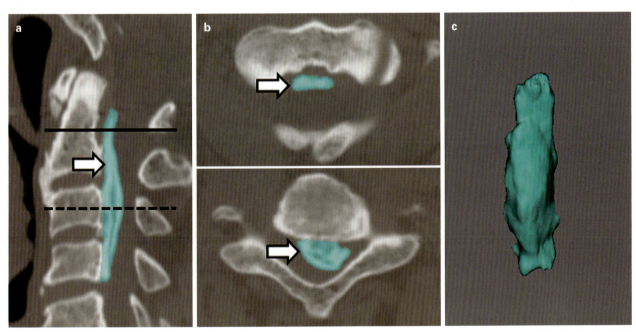

图 16.1　（a，b）使用 CT 冠状面和矢状面半自动化将骨化从病变椎体中分离出来。C2（直线）和 C3（虚线）。（c）分离骨化区，创建三维模型（3854mm³）

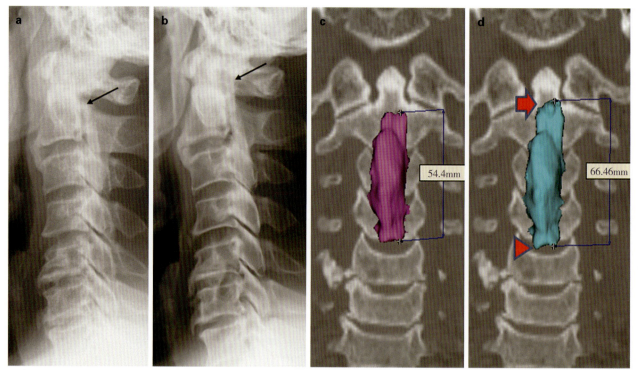

图 16.2 （a）一例 62 岁男性 C2~C4 的后纵韧带（PLL）连续骨化的 X 线片。（b）初次检查后 3 年的 X 线片显示 OPLL 向颅尾方向进展。箭头表示 OPLL 的边缘。（c）初诊三维（3D）图像分析骨化病灶的长度和体积分别为 54.4mm 和 3654.1mm³。（d）3 年后，OPLL 向颅尾方向生长 12mm，骨化灶体积增加至 4092.7mm³。病损年增加率为 4.0%。三维图像分析显示，不仅颅部（箭头）生长，而且尾部（箭头）也有生长

表 16.1 初次测量统计数据

手术时年龄（岁）	62 ± 9（35~85）
性别（男：女）	22：19
随访时间（月）	26 ± 17（12~84）
身高（cm）	160.7 ± 8.7（145~180）
体重（kg）	63.6 ± 11.6（43~87）
BMI（kg/m²）	24.5 ± 3.3（17.6~32.9）
OPLL 的类型、患者数量	
连续型	3
部分型	5
混合型	33
局限型	–
OPLL 占有率（%）	43.2 ± 12.5（19.0~71.6）
骨化椎体数	3.7 ± 1.4（1~6）
骨化厚度（mm）	5.1 ± 1.6（2.4~8.6）
可供脊髓使用的空间（mm）	6.7 ± 1.7（3.4~10.2）
C2~C7 角度（°）	11.2 ± 9.1（−11~35）
C2~C7 关节活动度（°）	32.5 ± 9.9（13~55）
JOA 评分（分）	15.6 ± 1.8（11~17）

均数 ± 标准差
JOA：日本骨科协会

病变年增加率来评估 OPLL 的体积变化。骨化增加率（a）是根据初次测量和最终测量之间的骨化体积测量的。病变年增加率（b）是通过将增加率除以从初始测量到最终测量的间隔来计算的。

增加率（%）（a）=（增加量 / 初始体积）× 100%

病变年增加率（%）（b）=［增加率 / 间隔（月）］× 100%

16.2.1.4 统计学分析

采用逐步回归分析确定与病变年增加率独立相关的变量作为因变量。首先，使用单变量分析评估变量的显著性。接下来，对 $P < 0.1$ 的变量进行多变量分析；$P < 0.05$ 被认为具有统计学意义。

16.2.1.5 结果

结果显示，末次检查时 C2~C7 前凸角、C2~C7 关节活动度和 JOA 评分分别为 11.5° ± 10.5°

（−6°~39°）、30.0°±8.8°（13°~51°）和15.5±1.8
分（10~17分）。C2~C7关节活动度从最初检查到
最终检查均显著降低（$P < 0.05$）。初诊骨化体积
为2047.4±1437mm³（26~5704mm³），终查骨化体
积为2201.0±1524mm³（35~5935mm³），25个月后
骨化体积明显增加（153.6mm³，$P < 0.001$）。骨
化病变平均增加率为8.8%±8.5%（0.1%~36.5%）。
病变年增加率为4.1%±2.7%（0.1%~10.8%）。

单变量回归分析显示病变年增加率与年龄
（β=−0.48，P=0.001）（图16.3）、体重（β=0.36，
P=0.02）和体重指数（β=0.35，P=0.03）显著相
关。此外，在多变量线性回归分析中，年龄是唯
一有意义的预测OPLL进展的因素（R^2=0.23；P=
0.001）（表16.2）。

病变年增加率，30~49岁为10.2%±1.0%（n=
3），50~59岁为3.9%±2.2%（n=14），60~69岁
为3.0%±1.9%（n=17），70岁为≥4.3%±2.6%
（n=10.7）。30~49岁年龄组病变年增加率与其他年
龄组比较，差异有统计学意义（$P < 0.05$）。

16.2.1.6 讨论

本研究显示，在非手术治疗的患者中，病变
的平均年增加率为4.1%，年轻、较高的体重和较
高的BMI是OPLL进展的重要预测因素。30~49岁
年龄组的病变年增加率明显较高，多元线性回归
分析显示年龄较小是OPLL进展的唯一危险因素。
本研究的结果表明，年龄小是OPLL进展的最佳预
测因素，反映了OPLL的自然病程。因此，我们认
为非手术治疗的OPLL的自然病程如下：① OPLL
体积在30~49岁时迅速增加；② OPLL进展在50
岁以后减慢，并且随着年龄的增长，OPLL的进展
趋于减慢。以下是年轻患者OPLL进展风险增加的
一些原因：高生物活性，大的生物力学应力，如
较大的活动度，以及颈椎负荷增加。

在这项研究中，在单变量线性回归分析中，
肥胖（体重和体质指数）是OPLL进展的显著预测
因子。以前的报告显示肥胖、糖耐量减低和发生
OPLL之间存在显著的关系。众所周知，肥胖会导
致胰岛素抵抗和葡萄糖耐量减低，胰岛素被认为

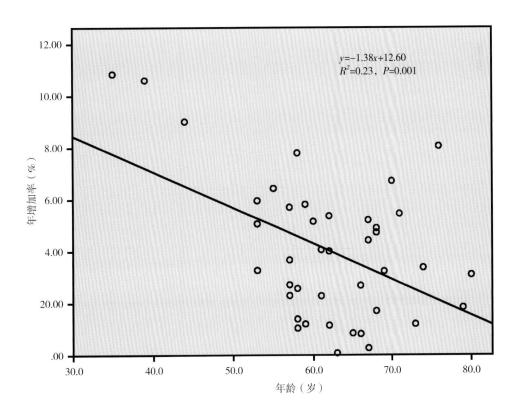

图16.3　病变年增加率与年龄呈显著负相关（y=−1.38x+12.60，R^2=0.23，P=0.001）

表 16.2 后纵韧带骨化进展危险因素的线性回归分析

	病变年增加率				
	一元线性回归		多元线性回归		
	β	P 值	β	P 值	R^2=0.23
年龄	−0.48	0.001**	−0.48	0.001**	−
身高	0.11	0.48	−	−	−
体重	0.36	0.02*	0.21	0.17	−
BMI	0.36	0.03*	0.21	0.17	−
椎管占有率	−0.07	0.66	−	−	−
骨化厚度	−0.03	0.85	−	−	−
可供脊髓使用的空间	0.10	0.52	−	−	−
JOA 评分（首次）	0.07	0.68	−	−	−
JOA 评分（末次）	0.04	0.82	−	−	−
C2~C7 角度（首次）	−0.30	0.05	−0.25	0.08	−
C2~C7 角度（末次）	−0.31	0.05	−0.18	0.24	−
C2~C7 关节活动度（首次）	0.27	0.09	0.14	0.35	−
C2~C7 关节活动度（末次）	0.18	0.27	−	−	−
骨化量（首次）	−0.12	0.45	−	−	−

根据单变量分析，多变量模型包括 $P < 0.1$ 的变量
β：标准化偏回归系数；R^2：决定系数；JOA：日本骨科协会
*$P < 0.05$
**$P < 0.01$

是骨合成代谢的成骨因子。Akune 等报道称，胰岛素作用受损引起的胰岛素生成上调可能刺激骨母细胞诱导骨化。这些代谢相关因素可能影响 OPLL 的存在和体积进展。

目前的研究表明，年轻、高体重和高 BMI 是非手术治疗患者 OPLL 进展的重要预测因素，其中年轻是最重要的预测因素。此外，OPLL 进展的年增加率在 50 岁以上的患者中呈逐年下降趋势。这些发现反映了 OPLL 的自然病程，这对具有上述危险因素的患者的临床治疗很重要。此外，在手术适应证方面，对于有这些危险因素的患者，应该考虑到疾病的自然病程来选择适当的手术方式。

16.2.2 后路内固定融合抑制颈椎 OPLL 进展：椎板成形术加内固定与不加内固定的 3D 分析比较

脊柱融合可抑制 OPLL 进展的假说是基于以前的报告；然而，目前还没有关于这一问题的任何确凿证据的报告。本研究旨在通过新型 3D 分析评估与独立椎板成形术相比，使用器械融合的椎板成形术是否抑制了 OPLL 的进展。

本研究包括 19 例 OPLL 患者（男 14 例，女 5 例）接受后路减压融合术（PDF 组）和 22 例（男 14 例，女 8 例）接受单纯椎板成形术（LP 组）（表 16.3）。除术前 C2~C7 角外，两组间无显著性差异（表 16.3）。比较两组 OPLL 的体积变化。

16.2.2.1 骨化病变面积的测量

OPLL 测量 3 次，间隔至少 1 年（第一次测量、第二次测量和第三次测量）。术前进行第一次测量，术后进行第二次和第三次测量。两组第一次至第二次测量和第二次至第三次测量的平均间隔均无显著性差异。

16.2.2.2 手术方式

应用 K 线来决定使用内固定融合已成共识。我们通常对 K 线（＋）OPLL 患者进行椎板成形术，

表16.3　PDF 组和 LP 组术前对比

	PDF 组 （n=19）	LP 组 （n=22）
手术时年龄（岁）	61 ± 9 （49~85）	59 ± 12 （39~77）
性别（男：女）	14：5	14：8
随访时间（月）	51 ± 21 （17~103）	52 ± 19 （24~103）
OPLL 类型、患者数量		
连续型	1	–
部分型	3	6
混合型	15	16
局限型	–	–
OPLL 占有率（%）	51.5 ± 10.5 （34.3~77.8）	45.7 ± 13.3 （20.6~65.6）
骨化椎体数	3.6 ± 1.4 （1~6）	3.8 ± 1.4 （1~6）
手术椎板数	4.1 ± 1.0 （2~6）	4.2 ± 1.1 （2~6）
C2~C7 前凸角（°）	–1.8 ± 16.9 （–45~30）	10.5 ± 8.7 （–3~26）
JOA 评分（分）	10.8 ± 3.8 （2~17）	10.5 ± 2.7 （5~15）

PDF：后路减压融合术；LP：椎板成形术；OPLL：后纵韧带骨化；JOA：日本骨科协会

对 K 线（−）患者在行后路内固定融合的同时行椎板成形术。遵循的一个基本原则，顶椎和尾椎使用椎弓根螺钉，其余节段均采用侧块螺钉固定，固定节段 4.5 ± 0.9 个椎体（范围，2~5 个）。

16.2.2.3 结果

结果显示，PDF 组第一次测量骨化体积为 2363 ± 1823mm³（范围，292~6684mm³），第二次测量为 2471 ± 1926mm³（范围，300~7112mm³），第三次测量为 2596 ± 2219mm³（306~7853mm³）。LP 组第一次测量骨化体积为 2361 ± 1962mm³（范围，123~6250mm³），第二次测量为 2553 ± 2053mm³（128~6378mm³），第三次测量为 2889 ± 2196mm³（范围，144~7197mm³）。两组在末次随访时骨化病灶体积均显著增加（P < 0.05），而 PDF 组第 2~3 次测量骨化病灶体积无明显变化。

病灶平均年增加率在 PDF 组为 2.0% ± 1.7%（范围，−3.0%~5.3%），在 LP 组为 7.5% ± 5.6%（范围，1.0%~19.2%），两组间年增加率有显著性差异（P < 0.001）（图 16.4）。值得注意的是，

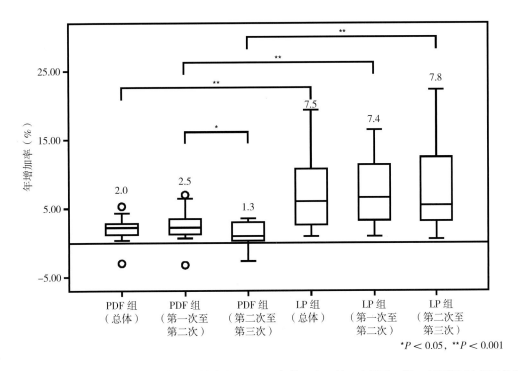

*P < 0.05，**P < 0.001

图16.4　评估 PDF 组和 LP 组病变的年增加率有显著性差异。PDF 组第一次至第二次测量、第二次至第三次测量的年增加率明显低于 LP 组。PDF 组第二次至第三次测量的增加率明显低于第一次至第二次测量

PDF组从第二次测量到第三次测量的年增加率（2.5%）比第一次测量到第二次测量的年增加率（1.3%）下降得更多（$P < 0.05$）。

16.2.2.4 典型案例

患者57岁，混合型OPLL，初诊CT发现C3~C6水平K线（-）型OPLL，体积1909mm³（图16.5a）。3年9个月后，患者出现进行性脊髓病，骨化病灶体积增至2172mm³，术前年增长率为3.7%（图16.5b）。于C2~C7行PDF（图16.5c）。骨化体积为2199mm³，术后平均年增加率降至0.4%（图16.5d）。

16.2.2.5 讨论

在本研究中，采用新的3D分析，PDF组的平均年增加率明显低于LP组。值得注意的是，PDF组的平均年增加率随着时间的推移逐渐降低，这可能与PDF术后的骨融合过程有关。这些发现表明，椎板成形术后额外的后路融合术可以抑制

OPLL的进展。在一项研究中，Tanno等提供了机械应力通过诱导脊髓韧带细胞成骨分化和促进骨形态发生蛋白机制在OPLL进展中起关键作用的证据。这些证据支持动态因素刺激OPLL进展的假说，稳定化可能导致OPLL进展减慢。先前有报道证实胸椎OPLL后路融合术缩小了骨化病变的大小。此外，最近已经发表了一些类似的报告，表明对颈椎OPLL进行额外的融合手术可以抑制骨化的进展。

这是第一项证实后路内固定融合对OPLL进展可能抑制作用的研究。后路减压术难以切除骨化病变本身，且不能避免OPLL进展或颈椎后凸改变，这些都是晚期神经症状恶化的危险因素。然而，额外的后路内固定融合对于维持颈椎序列和良好的临床结果是有用的，即抑制OPLL的进展。我们的结果显示后路内固定融合术对K线（-）组患者的远期疗效是有利的。本文介绍的新的基于CT的三维分析方法可以准确测量OPLL的体积，因此对于OPLL进展的检查是有用的。

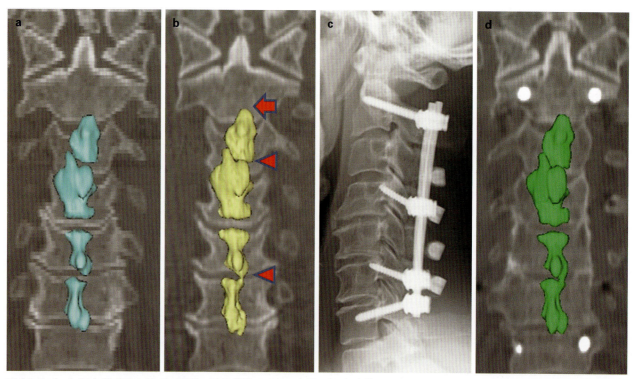

图16.5（a）混合型OPLL的3D模型，显示首诊C3~C6水平。（b）术前OPLL的3D模型，显示OPLL的颅部进展（箭头）和C3~C4和C5~C6椎间区的进展（箭头）。（c）C2~C7 PDF后X线片。（d）术后3年的OPLL 3D模型显示OPLL进展缓慢

参考文献

[1] Iwasaki M, Kawaguchi Y , Kimura T, et al. Long-term results of expansive laminoplasty for ossification of the posterior longitudinal ligament of the cervical spine: more than 10 years follow up. J Neurosurg. 2002;96:180-189.

[2] Kawaguchi Y , Kanamori M, Ishihara H, et al. Progression of ossification of the posterior longitudinal ligament following en bloc cervical laminoplasty. J Bone Joint Surg Am. 2001;83:1798-1802.

[3] Chiba K, Yamamoto I, Hirabayashi H, et al. Multicenter study investigating the postoperative progression of ossification of the posterior longitudinal ligament in the cervical spine: a new computer-assisted measurement. J Neurosurg Spine. 2005;3:17-23.

[4] Hori T, Kawaguchi Y , Kimura T. How does the ossification area of the posterior longitudinal ligament thicken following cervical laminoplasty? Spine. 2007;32:E551-E556.

[5] Matsunaga S, Sakou T, Taketomi E, et al. Clinical course of patients with ossification of the posterior longitudinal ligament in the cervical spine: a new computer assisted measurement. J Neurosurg Spine. 2005;3:17-23.

[6] Fragen KM, Cox JB, Hoh DJ. Does ossification of the posterior longitudinal ligament progress after laminoplasty? Radiographic and clinical evidence of ossification of the posterior longitudinal ligament lesion growth and the risk factors for late neurologic deterioration. J Neurosurg Spine. 2012;17:512-524.

[7] Takatsu T, Ishida Y , Suzuki K, et al. Radiological study of cervical ossification of the posterior longitudinal ligament. J Spinal Disord. 1998;12:271-273.

[8] Taketomi E. Progression of ossification of the posterior longitudinal ligament in the cervical spine. J Neurospinal Soc Jpn. 1997;8:359-366.

[9] Hirabayashi K. Japanese Orthopaedic Association scoring system for cervical myelopathy. J Jpn Orthop Assoc. 1994;68:134-147 (in Japanese).

[10] Kajiura K, Ikata T, Kato S, et al. Progression of ossification of the posterior longitudinal ligament of the cervical spine observed for 10 or more years. Ministry of Health, Labour and Welfare Specific Disease Report. Bone and Joint Disease Research Team; 1998. p. 146-148.

[11] Matsunaga S, Nakamura K, Seichi A, et al. Radiographic predictors for the development of myelopathy in patients with ossification of the posterior longitudinal ligament: a multicenter cohort study. Spine. 2008;33:2648-2650.

[12] Chang H, Kong CG, Won HY , et al. Inter-and intra-observer variability of a cervical OPLL classification using reconstructed CT images. Clin Orthop Surg. 2010;2:8-12.

[13] Izumi T, Hirano T, Watanabe K, et al. Three-dimensional evaluation of volume change in ossification of the posterior longitudinal ligament of the cervical spine using computed tomography. Eur Spine J. 2013;22:2569-2574.

[14] Katsumi K, Watanabe K, Izumi T, et al. Natural history of the ossification of cervical posterior longitudinal ligament: a three-dimensional analysis. Int Orthop. 2018;42:835-842.

[15] Akune T, Ogata N, Seichi A, et al. Insulin secretory response is positively associated with the extent of ossification of the posterior longitudinal ligament of the spine. J Bone Joint Surg Am. 2001;83:1537-1544.

[16] Shingyouchi Y , Nagahama A, Niida M. Ligamentous ossification of the cervical spine in the late middle-aged Japanese men. Its relation to body mass index and glucose metabolism. Spine. 1996;21:2474-2478.

[17] Thomas DM, Hards DK, Roġers SD, et al. Insulin and bone, clinical and scientific view. Endocrinol Metab North Am. 1997;4:5-17.

[18] Katsumi K, Izumi T, Ito T, et al. Posterior instrumented fusion suppresses the progression of ossification of the posterior longitudinal ligament: a comparison of laminoplasty with and without instrumented fusion by three-dimensional analysis. Eur Spine J. 2016;25:1634-1640.

[19] Fujiyoshi T, Yamazaki M, Kawabe J, et al. A new concept for making decisions regarding the surgical approach for cervical ossification of the posterior longitudinal ligament: the K-line. Spine. 2008;33:990-993.

[20] Tanno M, Furukawa K, Ueyama K, et al. Uniaxial cyclic stretch induces osteogenic differentiation and synthesis of bone morphogenetic proteins of spinal ligament cells derived from patients with ossification of the posterior longitudinal ligaments. Bone. 2003;33:475-484.

[21] Kimura H, Fujibayashi S, Takemoto M, et al. Spontaneous reduction in ossification of the posterior longitudinal ligament of the thoracic spine after posterior spinal fusion without decompression: a case report. Spine. 2014;39:E417-E419.

[22] Koda M, Furuya T, Okawa A, et al. Bone union and remodelling of the nonossified segment in thoracic ossification of the posterior longitudinal ligament after posterior decompression and fusion surgery. Eur Spine J. 2015;24:2555-2559.

[23] Lee CH, Sohn MJ, Lee CH, et al. Are there differences in the progression of ossification of the posterior longitudinal ligament following laminoplasty versus fusion? A meta-analysis. Spine. 2017;42:887-894.

[24] Mehdi SK, Alentado VJ, Lee BS, et al. Comparison of clinical outcomes in decompression and fusion versus decompression only in patients with ossification of the posterior longitudinal ligament: a meta-analysis. Neurosurg Focus. 2016;40:E9.

第十七章　胸椎后纵韧带骨化和黄韧带骨化的临床表现

Yukihiro Matsuyama, Go Yoshida, Tomohiro Banno

李佳衡　陈　东 / 译

摘要

胸椎 OPLL（Thoracic Ossifcation of the Posterior Longitudinal Ligament，T-OPLL）通常比颈椎 OPLL 更加罕见，骨化的后纵韧带压迫脊髓和神经根，会导致严重的神经功能障碍。T-OPLL 通常会引起需要手术治疗的严重的脊髓病。然而，T-OPLL 的患病率、自然病程和最佳治疗方法尚未得到证实。黄韧带骨化（Ossifcation of the Ligament Flavum，OLF）也可见于胸椎，亦可引起脊髓病。在本章中，我们回顾了 T-OPLL 和 OLF 的临床表现和神经病学表现。

关键词

后纵韧带骨化（OPLL）；胸椎后纵韧带骨化；胸椎黄韧带骨化

17.1 引言

椎管内后纵韧带骨化（OPLL）影响了 0.8%~3.0% 的亚洲人和 0.1%~1.7% 的欧洲白种人。胸椎 OPLL（T-OPLL）比颈椎 OPLL 更少见，并有一些相对独特的特点，骨化的韧带压迫脊髓和神经根，引起严重的神经功能障碍。T-OPLL 通常会导致需要手术治疗的严重的脊髓病。然而，T-OPLL 的患病率、自然病程和最佳治疗方法尚未得到证实。

黄韧带骨化（OLF）多见于胸椎，常可引起脊髓病。在本章中，我们回顾了 T-OPLL 和 OLF 的临床表现和神经病学表现。

17.2 OPLL 的病因和发病机制

以往的研究发现，遗传因素与 OPLL 密切相关；亲属间连锁研究和候选基因关联研究鉴定了许多与 OPLL 相关的基因或位点。最近，Nakajima 等报道了一项针对日本人群的复制研究，发现了 6 个新的 OPLL 易感基因位点。对 OPLL 相关位点及其周围基因表达的分析表明，RSPH9 和 STK38L 可能通过膜内成骨过程参与 OPLL 的发病，而 HAO1、RSPO2 和 CCDC91 可能通过软骨内成骨过程参与 OPLL 的发病。

17.3 OPLL 和 OLF 的患病率

一般情况下，OPLL 多见于颈椎，OLF 多见于下胸椎。Ehara 等报道称，OPLL 的患病率在颈椎、胸椎和腰椎分别为 93%、5.5% 和 4.5%，而 OLF 的患病率在下胸椎、上胸椎、颈椎和腰椎分别为 67%、6%、17% 和 11%。Onoet 等发现，胸椎 OPLL 的患病率为 0.6%，女性受累的人数是男性的 3 倍。此外，他们还发现胸椎 OPLL 与 OLF 有关（女性 36%，14/39；男性 57%，4/7）。OLF 的患病率为 3.8%~26%。Fujimori 等报道了 1500

名健康日本受试者的计算机断层扫描图像数据中胸椎和腰椎 OLF 的检出率分别为 12% 和 0.3%。OLF 主要发生在胸椎的上 1/3 或下 1/3，这可能是由于在胸椎形成的刚性胸腔与弹性颈椎或腰椎的连接处的机械应力增加所致。

17.4 T-OPLL 和 OLF 的临床表现

17.4.1 后纵韧带骨化（OPLL）

根据其病理特点，T-OPLL 可引起特定的胸椎脊髓病。T-OPLL 表现为生理性后凸和血液供应不足，这在颈椎和腰椎中是看不到的。因此，症状和病程可能是突发的。孤立性 T-OPLL 较为罕见，仅占 10%。在其余 90% 的患者中，T-OPLL 与颈椎 OPLL 息息相关。与颈椎或腰椎 OPLL 患者不同的是，由于胸椎的运动受到胸腔的限制，因此动力因素在 T-OPLL 患者的脊髓病症状的发展中可能不起重要作用。然而，胸椎的生理性后凸使脊髓具有抵抗位于腹侧的 OPLL 的能力。此外，胸椎 OPLL 也经常发生在中段胸椎，在生理条件下，脊髓在那里得到的血液供应很少；这种髓内循环不足也可能使脊髓更容易受到

OPLL 的压迫。

17.4.2 胸椎 OPLL 的分类

颈椎 OPLL 最常见的分类是由日本厚生劳动省 OPLL 调查委员会定义的。采用侧位 X 线片将 OPLL 分为 4 种亚型：连续型、节段型、混合型、局限型或其他型。连续型是横跨多个椎体和间隙的骨化肿块；节段型只涉及每个椎体后方的骨化；混合型是连续型和节段型的混合体；局限型或其他型被描述为骨化定位于椎间隙而不涉及椎体的一种变异。混合型和连续型与进展为脊髓病有关（图 17.1）。

17.4.3 黄韧带骨化（OLF）

OLF 发生在胸椎，可以单独发生，也可以与 OPLL 联合发生。下胸椎最常受累。与 OPLL 不同的是，OLF 在男性中更常见。无症状的 OLF 可能并不罕见。下胸椎比上、中胸椎具有更大的活动度，因此认为黄韧带上的机械应力可能有助于黄韧带骨化的发生和发展。在大多数情况下，OLF 起源于黄韧带的背膜部分并向内侧延伸。左右两侧骨化厚度常有差异，从而导致神经症状不对称。

图 17.1 日本厚生劳动省脊柱韧带骨化调查委员会对胸椎后纵韧带骨化（OPLL）的分类

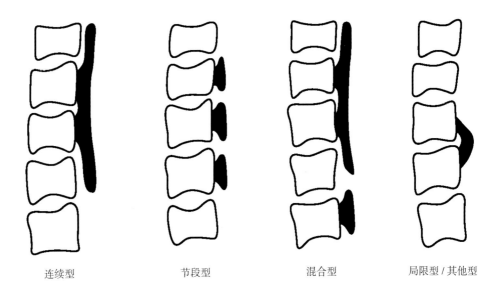

连续型　　　　节段型　　　　混合型　　　　局限型/其他型

17.5 神经症状

由于胸椎病变引起的脊髓压迫可表现为各种神经症状，这主要取决于病变的程度。此外，由于胸椎脊髓病罕见，其诊断常常延误，或被误诊为颈椎或腰椎疾病。OPLL 主要分布在上、中胸段，而 OLF 主要分布在下胸椎。然而，在某些情况下，多节段 OPLL 和（或）OLF 对多处脊髓的压迫使得识别受影响最严重的病变变得困难。

17.5.1 后纵韧带骨化（OPLL）

OPLL 患者可能没有症状或出现很严重的临床症状，如背痛、肌肉运动无力、感觉障碍、肠膀胱功能障碍和步态障碍。尽管一些患者由于骨化而受到严重的脊髓压迫，但背部仅有轻微的疼痛或不适。在大多数情况下，神经症状会随着时间的推移而逐渐加重。一些患者表现出快速的症状进展，导致在短时间内无法行走（图 17.2）。特别是脊髓病发生后，神经症状稳步恶化。Ando 等揭示了年龄、体重、BMI、头端和尾端 OPLL 病变之间的不连续，以及 MRI 上高信号区的出现可能与脊髓病的发生有关。

脊髓病的最初神经病学表现是下肢疼痛或麻木，然后是下肢肌肉运动无力和步态不稳。患者还主诉躯干和下肢紧绷僵硬感。

在神经系统检查中，OPLL 患者的下肢表现为反射亢进。病理反射和阵挛缩也可以观察到。在合并周围神经病变的病例中，如糖尿病或伴有腰椎管狭窄，这些症状可能会消失。感觉障碍，包括轻触、针刺、温度、振动和位置觉的损害，出现在与 OPLL 水平相对应的皮肤神经节以下的区域。下肢痉挛、共济失调和严重的肌肉运动无力会导致步态紊乱，偶尔还会导致无法行走。严重脊髓病患者可见肠膀胱功能障碍。

17.5.2 黄韧带骨化（OLF）

OLF 多见于下胸椎（T9~T12），因此，临床表

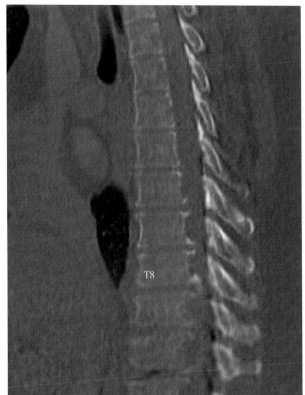

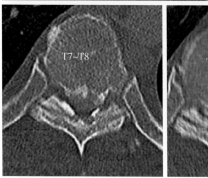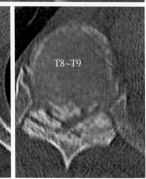

图 17.2 1 例 52 岁女性患者，在 T7~T8 和 T8~T9 患有局限型 OPLL。她有严重的脊髓病，包括步态痉挛和膀胱功能障碍。T8/T9 轴位 CT 显示 OPLL 和 OLF 严重压迫脊髓

现因脊髓受压程度不同而不同。由于下胸椎由上圆锥、圆锥和马尾组成，因此下胸椎的 OLF 可出现多种神经症状；此外，虽然位置取决于个体化差异（图 17.3），但脊髓圆锥的终止平面大多位于 L1 椎体的中段至 L1~L2 椎间盘。上圆锥和圆锥髓质分别位于约 T12 和 L1 椎体平面（图 17.4）。

当由脊髓 L4~S2 组成的上圆锥受压时，可观察到下肢肌肉运动无力和萎缩，称为上圆锥综合征。感觉障碍经常出现在膝盖以下。深部肌腱反射异常可因患者不同而不同，并取决于受影响的

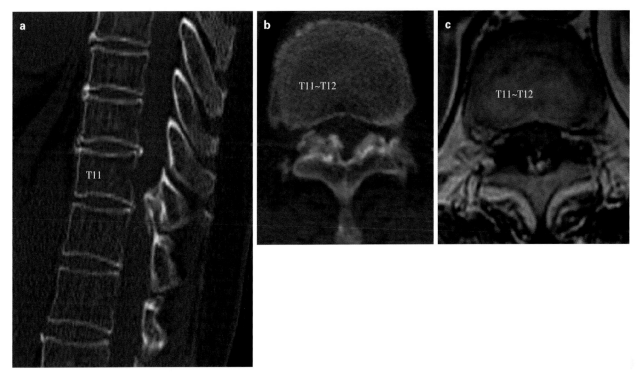

图 17.3 女性，62 岁，在 T11~T12 患有 OLF。该患者有严重的脊髓病，包括双侧下肢痉挛和麻木。（a）计算机断层扫描（CT）的矢状面。（b）CT 轴位。（c）磁共振成像的轴位图。T11~T12 节段 OLF 严重压迫脊髓

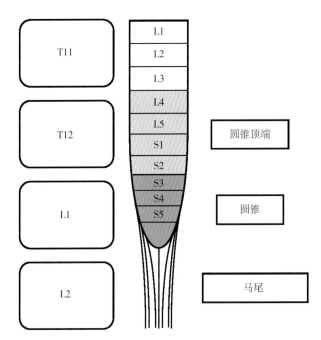

图 17.4 胸腰椎脊髓节段的解剖分布。圆锥的顶端位于 T12 椎体，由 L4~S2 脊髓节段组成。马尾位于 L1 椎体，由 L2 以下的脊髓节段组成

节段。Babinski 征有时是阳性的。部分上圆锥综合征患者仅表现为节段性体征，如松弛麻痹伴肌肉萎缩、袜型感觉障碍等，不伴有深肌腱反射异常。

在这种情况下，应区分鉴别运动神经元病或周围神经病。脊髓圆锥由 S2 以下的脊髓段组成，当脊髓圆锥受压时，可以观察到典型的肛周皮肤的感觉障碍和排尿功能障碍，称为脊髓圆锥综合征。深部肌腱反射通常是正常的，Babinski 征是阴性的。OLF 在 T11 以上的患者通常表现为典型的胸段脊髓病，即深部肌腱反射亢进、患侧受影响节段以下肌肉运动无力和感觉障碍。L1 以下的 OLF 患者代表性表现为马尾综合征。间歇性跛行和下肢疼痛和麻木是典型的症状。深部肌腱反射减弱，未观察到 Babinski 征。感觉障碍出现在膝关节以下和生殖器周围。

上圆锥综合征、脊髓圆锥综合征和马尾综合征的临床特点不同。然而，这些症状通常是并存的，在这种情况下，可能很难确定受累的病变。

17.5.3 混合型

2/3 的患者在中胸椎同时观察到 OPLL 和 OLF。此外，Kawaguchi 等指出，大约 10% 的患者在胸椎

的同一水平有 OPLL 和 OLF。在多节段合并 OPLL 和 OLF 的患者中，神经症状可能是复杂的。因此，不仅要参考整个胸椎的影像学表现，而且要参考颈椎和腰椎的影像学表现做出准确的诊断。

参考文献

[1] Matsunaga S, Sakou T. In: Yonenobu K, Nakamura K,Toyama Y, editors. Disease entity, incidence, literature search and prognosis. OPLL: ossifcation of the posterior longitudinal ligament. 2nd ed. Tokyo: Springer;2006. p. 11-17.

[2] Matsunaga S, Sakou T. Overview of epidemiology and genetics. In: Yanenobu K, Nakamura K, Toyone Y,editors. Ossifcation of the posterior longitudinal ligament. Tokyo: Springer; 2006. p. 7-9.

[3] Sakou T, Matsunaga S, Koga H. Recent progress in the study of pathogenesis of ossifcation of the posterior longitudinal ligament. J Orthop Sci. 2000;5: 310-315.

[4] Taketomi E, Sakou T, Matsunaga S, Yamaguchi M. Family study of a twin with ossifcation of the posterior longitudinal ligament in the cervical spine.Spine. 1992;17:S55-S56.

[5] Okawa A, et al. Mutation in Npps in a mouse model of ossifcation of the posterior longitudinal ligament of the spine. Nat Genet. 1998;19:271-273.

[6] Nakajima M, Takahashi A,Tsuji T, et al. Genetic study group of investigation committee on ossifcation of the spinal ligaments. A genome-wide association study identifes susceptibility loci for ossifcation of the posterior longitudinal ligament of the spine. Nat Genet. 2014;46(9):1012-1016.

[7] Ehara S, Shimamura T, Nakamura R, Yamazaki K. Paravertebral ligamentous ossifcation: DISH,OPLL and OLF. Eur J Radiol. 1998;27:196-205.

[8] Ono M, Russell WJ, Kudo S, Kuroiwa Y, Takamori M, Motomura S, Murakami J. Ossifcation of the thoracic posterior longitudinal ligament in a fxed population. Radiological and neurological manifestations.Radiology. 1982;143:469-474.

[9] Guo JJ, Luk KD, Karppinen J, et al. Prevalence, distribution, and morphology of ossifcation of the ligamentum flavum: a population study of one thousand seven hundred thirty-six magnetic resonance imaging scans. Spine. 2010;35:52-56.

[10] Kudo S, Ono M, Russell WJ. Ossifcation of thoracic ligamenta flava. AJR Am J Roentgenol.1983;141:117-121.

[11] Fujimori T, Watabe T, Iwamoto Y, et al. Prevalence, concomitance, and distribution of ossifcation of the spinal ligaments. Result of whole spine CT scan in 1500 Japanese patients. Spine. 2016;41:1668-1676.

[12] Okada K, Oka S, Tohge K, et al. Thoracic myelopathy caused by ossifcation of the ligamentum flavum. Clinicopathologic study and surgical treatment.Spine. 1991;16:280-287.

[13] Fujimura Y, Nishi Y, Nakamura M, Watanabe M,Matsumoto M. Myelopathy secondary to ossifcation of the posterior longitudinal ligament of the thoracic spine treated by anterior decompression and bony fusion. Spinal Cord. 1997;35(11):777-784.

[14] Matsumoto M, Chiba K, Toyama Y. Clinical manifestations of thoracic OPLL and OLF. In: Yanenobu K, Nakamura K, Toyama Y, editors. Ossifcation of the posterior longitudinal ligament. Tokyo: Springer;2006. p. 7-9.

[15] Ohtsuka K, Terayama K, Yanagihara M, Wada K,Kasuga K, et al. A radiological population study on the ossifcation of the posterior longitudinal ligament in the spine. Arch Orthop Trauma Surg.1987;106:89-93.

[16] Yonenobu K, Ebara S, Fujiwara K, Yamashita K,Ono K, et al. Thoracic myelopathy secondary to ossifcation of the spinal ligament. J Neurosurg. 1987;66:511-518.

[17] Ando K, Imagama S, Kobayashi K, Hida T, Ito K, et al. Comparative study of surgical treatment and nonsurgical follow up for thoracic ossifcation of the posterior longitudinal ligament: radiological and clinical evaluation. Spine. 2017;42:407-410.

[18] Takenaka S, Kaito T, Hosono N, Miwa T, Oda T, et al.Neurological manifestations of thoracic myelopathy. Arch Orthop Trauma Surg. 2014;134:903-912.

[19] Ando T. Epiconus syndrome and conus medullaris syndrome. Spine Spinal Cord. 2015;28(3):185-190.

[20] Onishi E, Sano H, Matsushita M. Surgical treatment for thoracic myelopathy due to simultaneous ossifcation of the posterior longitudinal ligament and ligamentum flavum at the same level. Clin Spine Surg.2016;29:E389-E395.

[21] Kawaguchi Y, Nakano M, Yasuda T, Seki S, Hori T, et al. Characteristics of ossifcation of the spinal ligament; incidence of ossifcation of the ligamentum flavum in patients with cervical ossifcation of the posterior longitudinal ligament—analysis of the whole spine using multidetector CT. J Orthop Sci.2016;21:439-445.

第十八章 运用全脊柱计算机断层扫描评估颈椎后纵韧带骨化患者的脊椎韧带骨化分布特征

Takashi Hirai, Toshitaka Yoshii, Atsushi Okawa, Yoshiharu Kawaguchi

向晓睿　田瑞卿　张　燕 / 译

摘要

后纵韧带骨化（Ossification of the Posterior Longitudinal Ligament，OPLL）和其他类型脊椎韧带骨化在日本很常见，并且总是引起神经病变。颈椎OPLL是常见的形式，其不仅包括颈椎椎体骨化还包括其他脊椎韧带骨化，因此通过360°全脊柱成像评估骨化十分重要。在本章，我们分析了大型多中心回顾性研究的数据，评估了颈椎OPLL患者韧带骨化在全脊椎的分布，并以OPLL、项韧带骨化、棘上和棘间韧带骨化，以及弥漫性特发性骨肥厚之间的相关性为重点。

关键词

后纵韧带骨化；弥漫性特发性骨肥厚；前纵韧带骨化；棘上和棘间韧带骨化；项韧带骨化；全脊柱计算机断层扫描

18.1 引言

脊椎韧带骨化是异位骨化的形成，可发生于脊柱的任何区域。值得注意的是，OPLL是最常见的骨化类型。韧带骨化对脊髓的压迫可导致脊髓病变和严重功能障碍。正如Fujimori等报道的，流行病学研究表明OPLL患病率在高加索人中为0.1%~1.3%，而在亚洲人尤其是日本人中较高（1.9%~4.3%），说明脊椎有很强的骨化倾向。颈椎骨化的患病率相对较高，而在脊髓极度脆弱的胸椎并发OPLL也并不少见，此处的病变可导致重度瘫痪。因此对任何此类并发病变的诊断是至关重要的。计算机断层扫描（Computed Tomography，CT）出现之前常用X线片进行评估，发现颈椎OPLL患者中有17.5%并发胸椎OPLL，12.6%并发腰椎OPLL。Kawaguchi等在单中心研究中使用全脊柱CT评估了178例颈椎OPLL患者，发现超过一半（53.4%）的患者并发胸腰椎骨化，得出收集不同地区患者的更多数据可能对识别胸腰椎OPLL的危险因素非常重要。

前纵韧带骨化（Ossification of the Anterolateral Ligament，OALL）是日本较为多发的脊椎韧带骨化症。弥漫性特发性骨肥厚（Diffuse Idiopathic Skeletal Hyperostosis，DISH）由Resnik首先描述，其特征是至少4个连续的胸椎椎体的骨化桥接，这一点尤其值得注意，它多数情况下无临床症状，但因其形态特征，即使轻微创伤也会导致骨折，有时还会引起严重的瘫痪。仅凭X线片通常很难诊断这种疾病，即使骨科医生对图像进行了详细分析，有时也会被忽略。因此，持续关注潜在DISH的可能性是十分重要的。然而，颈椎OPLL患者并发DISH在整个脊椎中的患病率和准确分布从未被研究过。

本研究是日本卫生和劳动科学研究基金资助的脊椎韧带骨化多中心研究组织（Japanese

Multicenter Research Organization for Ossification of the Spinal Ligament，JOSL）的工作组项目，旨在研究日本卫生、劳动和福利部应对罕见和难治性疾病的措施。我们回顾性评估了经患者知情同意的在合作机构接受全脊柱 CT 的颈椎 OPLL 数据，确定了胸腰椎 OPLL、DISH、项韧带骨化（Ossification of the Nuchal Ligament，ONL）以及棘上和棘间韧带骨化（Ossification of the Supraspinous and Interspinous Ligaments，OSIL）的患病率以识别胸腰椎 OPLL 的预测因素，并使用聚类分析法分析了 DISH 在整个脊柱上的分布。

18.2 方法

18.2.1 研究对象

我们回顾性分析了参与 JOSL 的 20 所机构的 322 例患者数据，这些患者主诉有颈部疼痛、上肢或下肢麻木和步态不稳的症状，未行脊柱手术，行 X 线片诊断为颈椎 OPLL。患者年龄均大于 15 岁并同意全脊柱 CT 检查和其他研究评估（平均年龄 64.6 岁，男性 242 例，女性 80 例）。所有患者均为拥有日本血统的亚洲人。

18.2.2 评估

将年龄、性别、糖尿病和体质指数（Body Mass Index，BMI）数据作为患者基本数据进行评估，分析了成功获取的 322 例患者全脊柱正中矢状位图像（242 例男性和 80 例女性）。图像由 5 名日本骨科协会认证的脊柱外科医生评估，他们审阅了 OPLL 在正中矢状斜位图像上的分布，OPLL 和 OALL 被定义为沿韧带延伸的至少 2mm 厚的骨化病变，OSIL 被定义为上棘突和下棘突之间完全形成骨桥。为了评估骨化的严重程度，将 OPLL 在脊柱椎体和椎间盘水平的数目定义为 OP 指数（颈椎总数：颈椎 OP 指数；胸椎总数：胸椎 OP 指数；

腰椎总数：腰椎 OP 指数）。DISH 被定义为 4 个以上连续椎体的骨化桥接。参考 DISH 的定义，将 4 个连续棘突的 OSIL 定义为弥漫性 OSIL。ONL 水平定为连接脊椎上终板和脊椎下终板的线。又根据颈椎 OP 指数进一步将严重程度分为 3 个等级（≤ 5：Ⅰ级；6~9：Ⅱ级；≥ 10：Ⅲ级）。

在 234 例患者中进行了 DISH、OSIL 和 ONL 分析，对于这些患者而言，失状位图像可以轻易地解释并在左右缘进行全面的评估以容许胸椎 OALL 的综合评估。

18.2.3 统计分析

t 检验用于比较男性和女性患者的结果，卡方检验用于分析性别差异和糖尿病的并发率。多因素分析用于确定脊柱 OP 指数的预测因素。此外，相关矩阵的聚类分析法用于统计分类以评估 DISH 分布。

18.3 结果

18.3.1 颈椎 OPLL 患者的胸腰椎 OPLL 并发率和骨化分布的性别差异

322 例患者中有 181 例检测到胸腰椎 OPLL（56.2%）。女性患病率显著高于男性（71.3% 比 51.2%）（表 18.1）。并发糖尿病和肥胖均无性别差异。女性的平均脊椎 OP 指数也高于男性（12.1 比 8.24）。

评估 OPLL 在各脊椎水平的分布情况表明，男性和女性都最常在 C5 椎体和 C3~C4 椎间盘检测到 OPLL（图 18.1）。最常检测到 OPLL 的胸椎和椎间盘水平分别为男性的 T1（14.9%）和 T1~T2（13.6%），女性的 T1（27.5%）和 T3~T4（33.8%）。对于胸椎下段和腰椎，男性最常在 L1（5.8%）和 T12~L1（14.5%），女性最常在 L1、L2（11.3%）和 T12~L1（27.5%）检出 OPLL，无性别差异。相比其他腰椎水平，L5~S1 椎间盘水平的 OPLL 最为常见，男性为 10.7%，女性为 16.3%。较高的颈椎 OP 指数分类与男性胸椎上、下段和腰椎上段骨化以及女性所有胸椎骨化的患病率显著相关。女性倾向于多部位的 OPLL，正如女性患者脊柱 OP 指数 ≥ 20 的比例很高（男性 4.5%，n=11；女性 20%，n=16）（表 18.1），这表明了骨化广泛。脊柱 OP 指数 ≥ 20 的患者中，男性在颈胸椎交界处和其他上段胸椎的 OPLL 患病率最高，女性在中段胸椎的 OPLL 患病率最高（图 18.2 和表 18.2）。

18.3.2 脊椎 OP 指数的预测因素

以年龄、性别、BMI、糖尿病、颈椎 OP 指

表 18.1　患者性别信息

	男性（n=242）	女性（n=80）	P
年龄（岁）	64.7 ± 11.6	64.6 ± 10.0	ND
体质指数（kg/m²）	25.8 ± 4.8	25.5 ± 4.7	ND
糖尿病患病率（%）	31.8	31.3	ND
胸腰椎 OPLL 患病率（%）	51.2	71.3	< 0.01
颈椎 OP 指数	5.86 ± 2.9	5.75 ± 3.0	ND
脊椎 OP 指数	8.24 ± 5.5	12.1 ± 9.0	< 0.01
OP 指数 ≥ 20	11（4.5%）	16（20%）	< 0.01

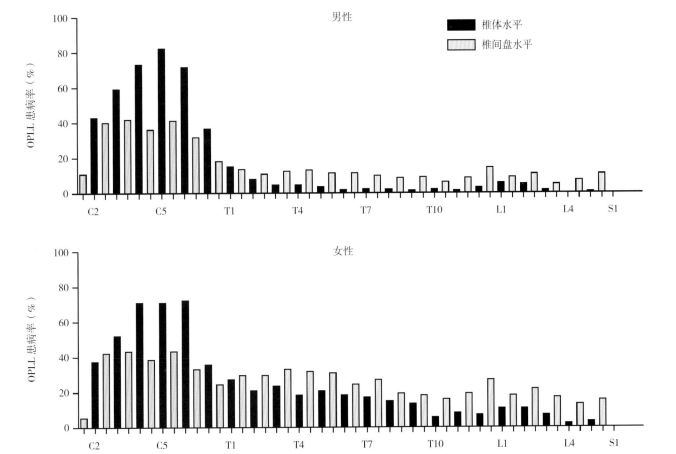

图 18.1　不同性别的脊椎 OPLL 分布

图 18.2 OSIL 的分布

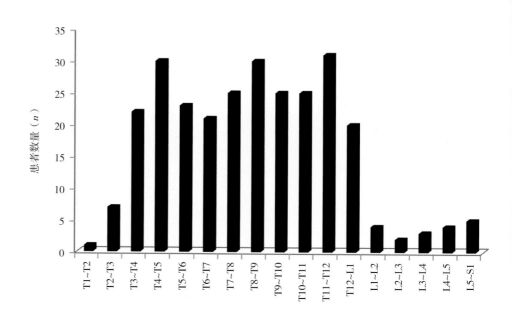

表 18.2 所有患者和 OP 指数 > 20 的患者之间 OPLL 患病率的比较

OPLL 患病率	男性		女性	
脊椎水平	总计	OP 指数 > 20	总计	OP 指数 > 20
T1	14.9%	72.7%	27.5%	75.0%
T1~T2	13.6%	81.8%	30.0%	68.8%
T2	7.9%	54.5%	21.3%	62.5%
T2~T3	10.7%	81.8%	30.0%	81.3%
T3	4.5%	54.5%	23.8%	68.8%
T3~T4	12.4%	81.8%	33.8%	81.3%
T4	5.0%	54.5%	18.8%	56.3%
T4~T5	13.2%	72.7%	32.5%	100.0%
T5	3.7%	18.2%	21.3%	62.5%
T5~T6	11.6%	45.5%	31.3%	87.5%
T6	2.1%	18.2%	18.8%	56.3%
T6~T7	11.6%	36.4%	25.0%	75.0%
T7	2.5%	18.2%	17.5%	43.8%
T7~T8	9.9%	54.5%	27.5%	68.8%
T8	2.1%	18.2%	15.0%	37.5%
T8~T9	8.7%	36.4%	20.0%	56.3%
T9	1.7%	18.2%	13.8%	43.8%
T9~T10	9.1%	36.4%	18.8%	56.3%
T10	2.1%	9.1%	6.3%	18.8%
T10~T11	6.2%	18.2%	16.3%	43.8%
T11	1.7%	18.2%	8.8%	18.8%
T11~T12	8.7%	54.5%	20.0%	43.8%
T12	2.9%	36.4%	7.5%	31.3%
T12~L1	14.5%	54.5%	27.5%	81.3%
L1	5.8%	45.5%	11.3%	37.5%

表 18.2（续）

OPLL 患病率	男性		女性	
脊椎水平	总计	OP 指数 > 20	总计	OP 指数 > 20
L1~L2	9.1%	45.5%	18.8%	50.0%
L2	5.0%	45.5%	11.3%	37.5%
L2~L3	10.7%	54.5%	22.5%	56.3%
L3	1.7%	18.2%	7.5%	25.0%
L3~L4	5.0%	27.3%	17.5%	31.3%
L4	0.4%	9.1%	2.5%	12.5%
L4~L5	7.4%	18.2%	13.8%	31.3%
L5	0.8%	9.1%	3.8%	12.5%
L5~S1	10.7%	45.5%	16.3%	50.0%
S1	0.4%	9.1%	0.0%	0.0%

数、颈椎 OA 指数和 CNR 分类作为解释变量，脊椎 OP 指数作为反应变量进行多元回归分析，以确定是否可以预测脊髓 OP 指数。结果发现性别、BMI 和颈椎 OP 指数具有显著相关性，如方程式所示：$Y=-8.707+4.108X1+1.558X2+0.143X3$ [Y：脊柱 OP 指数；$X1$：性别（男 =0，女 =1）；$X2$：颈椎 OP 指数；$X3$：BMI（kg/m^2）]。

18.3.3 颈椎 OP 指数分类与胸腰椎 OPLL 病变的相关性

根据多因素分析结果确定是否可由颈椎 OP 指数轻松预测并发的胸腰椎 OPLL。为此，我们评估了颈椎 OP 指数分类与 OPLL 分布的相关性。I 级的平均胸腰椎 OP 指数为 1.93，II 级为 3.93，III 级为 7.37。I 级的胸腰椎 OPLL 患病率为 42.3%，II 级为 70.4%，III 级为 82.6%（表 18.3）。脊椎 OP 指数 > 20 的患者患病率在 I 级为 1.2%，II 级为 8.3%，III 级为 32.6%。

18.3.4 OSIL 的患病率及其与 OPLL 的关系

234 例患者中有 68 例患者（54 例男性和 14 例女性）在 278 个棘突（260 例胸椎和 18 例腰椎）之间并发 OSIL。T1/T2/T3 仅检测到少数病变，但这些病变平均分布在其他脊椎水平上（图 18.2）。而定义为 4 个连续棘突 OSIL 的弥漫性 OSIL 于 26 例患者中被检出（21 例男性和 5 例女性，占 11.1%）。

分析颈椎 OP 指数分类与 OSIL 之间的关系，表明 OSIL 部位的数量随分类等级升高而增加（图 18.3）。

18.3.5 全脊椎 ONL 和 OPLL 之间的关系

234 例患者中有 130 例检测到 ONL（65.5%），在 C4~C5（64.6%）和 C5~C6（59.2%）水平尤为常见（图 18.4）。ONL 患者组 [ONL（+）] 比非 ONL 患者组 [ONL（-）] 的男性比例更高，且年

表 18.3 颈椎 OP 指数分类与胸腰椎 OPLL 及脊椎 OP 指数 ≥ 20 的危险率

颈椎 OP 指数分类	患者数量	胸腰椎 OP 指数	胸腰椎 OPLL 患病率	脊椎 OP 指数 ≥ 20 的危险率
I 级	168	1.9 ± 3.6	42.3%	1.2%
II 级	108	3.9 ± 5.3	70.4%	8.3%
III 级	46	7.4 ± 7.5	82.6%	32.6%

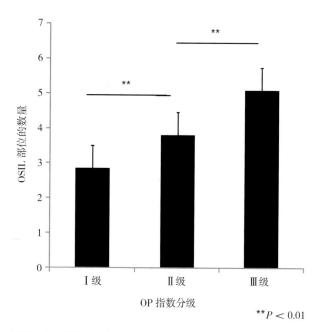

图18.3 颈椎 OP 指数分类和 OSIL 椎体数量之间的关系

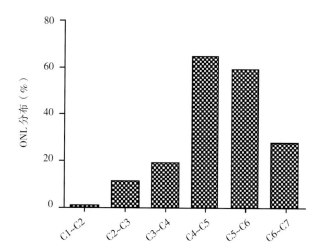

图18.4 ONL 的分布

龄更大，但是并发糖尿病或肥胖的患病率没有差异（表18.4）。此外，ONL 患者的颈椎 OP 指数显著高于非 ONL 患者（5.5 比 3.8），DISH 患病率也更高（57.7% 比 44.7%）。

18.3.6 颈椎 OPLL 患者并发 DISH 的形态分类

234 例患者中有 114 例（48.7%，91 例男性和 23 例女性）检出 DISH，平均年龄为 67.3 岁。这些患者比没有 DISH 患者的年龄大更多（平均年龄 63.4 岁，表18.5）。采用聚类分析法根据不同形式将 DISH 的分布归为 6 个类型：① C2~C5；② C3~T1；③ C6~T5；④ T3~T10；⑤ T8~L2；⑥ T12~S1。其中最常见的是第四类（T3~T10），于 98 例患者中检出。接下来较常见的是第五类（75 例患者）、第三类（49 例患者）、第六类（8 例者）和第一类（2 例患者）。又根据延伸程度将 DISH 患者进一步分为 3 个类型（DISH 分类）：1 级为局限于胸椎水平的 DISH；2 级为 DISH 延伸到颈胸椎连接处（C6~T2）或胸腰椎连接处（T11~L2）；3 级为 DISH 延伸到颈椎（C1~C5）或腰椎（L3~S1）水平。有 34 例为 1 级，54 例为 2 级，14 例为 3 级，平均年龄也逐级增加（1 级，64.3 岁；2 级，68.1 岁；3 级，71.3 岁）。颈椎 OP 指数分类与 DISH 之间关系的分析表明，颈椎 OPLL 部位的数量与 OALL 延伸程度之间呈正相关（图18.5）。

表18.4 ONL 与并发 OPLL 和 DISH 的关系

	ONL（+）	ONL（−）	P 值
性别（男性）	81.5%*	68.9%	< 0.05
年龄（岁）	66.8 ± 10.4*	63.2 ± 10.9	< 0.05
糖尿病患病率	33.1%	26.2%	ND
BMI（kg/m²）	25.5 ± 4.9	25.3 ± 4.0	ND
颈椎 OP 指数	5.5 ± 4.5**	3.8 ± 3.8	< 0.01
DISH 患病率	57.7%*	44.7%	< 0.05

* $P < 0.05$
** $P < 0.01$

表 18.5　DISH 与并发 OPLL 的关系

	DISH+	DISH−	*P* 值
患者数量	114*	120%	−
性别（男性）	51.4%	40.4%	ND
年龄（岁）	67.3 ± 0.9	63.4 ± 1.0	ND
糖尿病并发率（%）	31.6	29.2	ND
BMI（kg/m^2）	25.9 ± 0.5	25.1 ± 0.4	ND
颈椎 OP 指数	6.3 ± 3.0	7.0 ± 3.0	ND

* $P < 0.05$

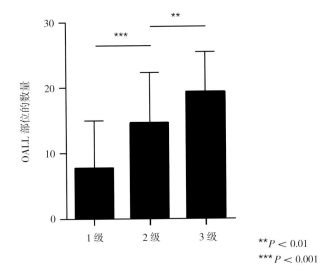

图 18.5　颈椎 OP 指数分类和 OALL 椎体数量的关系

** $P < 0.01$
*** $P < 0.001$

18.4 讨论

OPLL 长期以来都是日本研究的主题，迄今为止已进行了几项流行病学研究，但都是单中心研究。因此，本研究是首个对颈椎 OPLL 患者全脊椎韧带骨化分布的大型多中心研究。在多层螺旋 CT 出现之前，对骨化的准确评估是有限的，因为在普通 X 线片上难以显示上胸椎到中胸椎的 OPLL。目前，运用重建的全脊柱 CT 图像对骨化病变进行有效的精细成像，不仅可以对 OPLL 还可以对其他脊椎韧带骨化进行 360° 精确评估。我们的研究显示，超过一半的颈椎 OPLL 患者（56%）在一定的胸腰椎水平并发了 OPLL。尽管还没有研究评估 OPLL 在一般人群中的 CT 图像，Mori 等报道了 3013 例因肺部疾病接受胸部 CT 检查的患者中胸椎 OPLL 的患病率为 1.9%，而在 Fujimori 等报道了 1500 例接受 PET/CT 的患者中，CT 图像上胸椎 OPLL 患病率为 1.6%。这些结果及本研究中骨化的高发病率表明，具有强烈韧带骨化倾向的人可能会发生全脊椎 OPLL。

我们还发现性别、BMI 和颈椎 OP 指数对脊椎 OP 指数有很大影响。颈椎 OP 指数与整个脊椎骨化病变数量密切相关，因此，我们提出了新的颈椎 OP 指数分类。有趣的是，颈椎 OP 指数不仅影响胸腰 OPLL 的数量，还影响 OSIL 和 DISH 的患病率。长期以来，DISH 被认为是一种独立病种，研究表明，即便轻微创伤也会发生骨折，甚至可能导致重度瘫痪。迄今很少有研究详细评估 OSIL 的患病率和分布，本研究首次将弥漫性 OSIL 的概念定义为至少 4 个连续棘突的骨化桥接，事实发现其在颈椎 OPLL 患者中发生率为 11.1%，这个比率可能不算高，但当加上 DISH 患病率（48.7%）可表明绝大部分颈椎 OPLL 患者的脊椎僵硬。颈椎病变的患者还必须谨慎地避免跌倒等外伤事件，同时也有必要在胸椎或更多椎体查找并发的 OSIL 和 DISH。这些结果表明，颈椎 OP 指数为 3 级的患者极有可能在胸腰椎发生 360° 的脊椎韧带骨化，因此，不仅对颈椎而且对整个脊椎的重要病变的 CT 评估十分重要，并且要进行随访。

相对而言，骨科医生经常遇到 ONL。然而，其确切的病理学尚不清楚，一些研究表明，该韧带骨化的形成是由于创伤或反复的躯体压力，而另一些研究认为，它是韧带骨化综合征的一部分。据报道日本人中 ONL 的患病率为 23.3%，但我们发现颈椎 OPLL 患者中的 ONL 患病率较高（65.5%）。我们还发现 ONL 患者的颈椎 OP 指数和 DISH 患病率明显高于非 ONL 患者。这些发现表明，ONL 与其他部位的脊柱韧带骨化密切相关。

此外，我们使用聚类分析法创建了新的 DISH 分组系统。当通过该系统将患者分为 6 个组时，我们发现 DISH 在 T3~T10 的患病率高达 84.2%，即主要位于中段胸椎。我们还根据 DISH 的延伸程度将其分为 3 个等级，发现较高等级（即骨化的头尾端延伸较广）与年龄较大有关。这两项结果表明，许多DISH病例始于胸椎中段的骨化桥接，然后骨化随年龄增长而延伸至头尾端。

我们的研究仍存在局限性。首先，这不是基于普通人群而是在患者群（即颈椎OPLL患者）中进行的研究，因此本研究不同于典型的流行病学研究。其次，我们没有对临床方面进行评估，例如骨化的进展与症状的存在或严重性之间的关系。我们认为，将来有必要对这些方面进行详细的前瞻性研究。尽管如此，我们相信大型多中心研究的数据可提供有关颈椎OPLL患者的有益信息，例如骨化的具体分布，预测重度骨化的因素以及其与其他脊柱韧带骨化的关系。

18.5 结论

本研究从20所合作机构收集并分析了颈椎OPLL患者的基本数据和全脊柱CT成像数据。在56.2%的颈椎OPLL患者中观察到并发胸腰椎OPLL。多因素分析表明，衡量全脊椎骨化病变分布程度的脊椎OP指数与颈椎OPLL部位的数量、女性以及肥胖密切相关。颈椎OPLL骨化的严重程度也与ONL、OSIL和DISH的患病率呈正相关。此外，聚类分析表明DISH多发于胸椎中段，且骨化可能会随年龄增长而向头尾端延伸。我们计划在将来进行一项前瞻性研究，以确定临床症状与骨化的关系。

参考文献

[1] Fujimori T, Le H, Hu SS, et al. Ossification of the posterior longitudinal ligament of the cervical spine in 3161 patients: a CT-based study. Spine. 2015;40: E394-E403.

[2] Wada K, Terayama K, Ohtsuka K, et al. A radiological study on spinal and extraspinal ligamentous ossification in patients with cervical OPLL. Rinshoseikeigeka. 1988;23:489-494. (in Japanese)

[3] Kawaguchi Y, Nakano M, Yasuda T, Seki S, Hori T, Kimura T. Ossification of the posterior longitudinal ligament in not only the cervical spine, but also other spinal regions: analysis using multidetector computed tomography of the whole spine. Spine. 2013;38(23):E1477-E1482. https://doi.org/10.1097/BRS.0b013e3182a54f00.

[4] Hirai T, Yoshii T, Iwanami A, et al. Prevalence and distribution of ossified lesions in the whole spine of patients with cervical ossification of the posterior longitudinal ligament - JOSL CT study. PLoS One. 2016;11(8):e0160117.

[5] Yoshii T, Hirai T, Iwanami A, et al. Co-occurrence of ossification of the nuchal ligament is associated with hyperostosis in the whole spine in patients with cervical ossification of the posterior longitudinal ligament CSRS-AP 2016, pp. 91.

[6] Iwanami A, Nishimura S, Hirai T, et al. Incidence of OALL in Patients With Cervical OPLL Detected By Whole-Spine Computed Tomography: Multicenter Cross-Sectional Study. 7th annual meeting of the Cervical Spine Research Society- Asia Pacific Section, Seoul, Korea, April, 2016.

[7] Mori K, Yoshii T, Hirai T, et al. Prevalence and distribution of ossification of the supra/interspinous ligaments in symptomatic patients with cervical ossification of the posterior longitudinal ligament of the spine: a CT-based multicenter cross-sectional study. BMC Musculoskelet Disord. 2016;17(1):492.

[8] Mori K, Imai S, Kasahara T, et al. Prevalence, distribution, and morphology of thoracic ossification of the posterior longitudinal ligament in Japanese: results of CT-based cross-sectional study. Spine. 2014;39(5):394-399.

[9] Fujimori T, Watabe T, Iwamoto Y, et al. Prevalence, concomitance, and distribution of ossification of the spinal ligaments results of whole spine CT scans in 1500 Japanese patients. Spine. 2016;41(21):1668-1676.

[10] Shingyouchi Y, Nagahama A, Niida M. Ligamentous ossification of the cervical spine in the late middleaged Japanese men. Its relation to body mass index and glucose metabolism. Spine. 1996;21:2474-2478.

[11] Hirai T, Yoshii T, Nagoshi N, et al. Distribution of ossified spinal lesions in patients with severe ossification of the posterior longitudinal ligament and prediction of ossification at each segment based on the cervical OP index classification: a multicenter study (JOSL CT study). BMC Musculoskelet Disord.

第十九章 胸椎后纵韧带骨化和黄韧带骨化的影像学诊断

Kanji Mori

杨磊落　邹君鑫　张　燕 / 译

摘要

脊柱后纵韧带骨化（OPLL）和黄韧带骨化（OLF）最标准的影像学诊断是X线片；然而由于胸部解剖的特殊性，标准X线片并不适合诊断胸椎后纵韧带骨化（T-OPLL）和胸椎黄韧带骨化（T-OLF）。计算机断层扫描（CT）可能是最适合用于确定骨化病灶的手段。它对精确评估T-OPLL和T-OLF的分型特别有帮助。磁共振成像（MRI）不能鉴别脊柱韧带骨化和脊柱韧带肥大，但它可以帮助我们评估脊髓受压的程度和T-OPLL、T-OLF压迫脊髓后脊髓信号强度的变化。所以综合使用多种影像学诊断方式对T-OPLL和T-OLF做出正确的诊断是极其必要的。

关键词

脊柱后纵韧带骨化；黄韧带骨化；骨化；诊断；计算机断层扫描；脊髓造影术；椎管造影后CT；磁共振成像

脊柱后纵韧带骨化（OPLL）和黄韧带骨化（OLF）同义于骨化（OYL），最标准的影像诊断成像方式是平片。侧位片可以显示OLF和OPLL；然而，由于胸部的解剖特点，这一方法对于诊断胸椎后纵韧带骨化（T-OPLL）和胸椎黄韧带骨化（T-OLF）并不适用。T-OPLL和T-OLF的诊断可被肋骨和肩胛骨等骨结构叠加所掩盖。

日本卫生、劳动和福利部的OPLL调查委员会根据标准侧位X线片将颈椎OPLL的影像学分型分为：连续型、节段型、混合型、局限型和其他型。此外，根据T-OPLL的形态，T-OPLL可进一步分为扁平型和鸟嘴型两种亚型。扁平型是一种连续型或混合型的OPLL扁平形状，而鸟嘴型是一种节段型OPLL，在椎间隙后面有尖锐的突起（图19.1）。这两种类型在CT图像上更容易区分。椎体后缘的小骨化病变有时很难与后骨赘相鉴别。

根据标准侧位X线片，可将黄韧带骨化（OLF）分为4个亚型：钩型、鸟嘴型、线型和结节型（图19.2）。其中钩型最常见，其次为鸟嘴型，线型和结节型相对非常少见。

计算机断层扫描（CT）可能是最适合用于确定骨化病灶的手段，它可以让我们精确地评估T-OPLL和T-OLF，而不管胸部骨骼如何复杂地叠加。黄韧带是一种结缔组织，附着于尾端椎板的后侧和相邻椎板的前外侧，因此，当黄韧带被异位骨化取代时，其形态在轴位CT图像上可呈"V"形或部分"V"形。因此，根据黄韧带骨化（OLF）的形态特征，用术前CT图像可将黄韧带骨化分为5个亚型：外侧型、扩展型、增大型、融合型和结节型（图19.3）。除了这些骨化病灶外，我们有时还能在椎板中心见到类似的骨软骨瘤的蘑菇样骨化（图19.4）。Mori等在组织学上

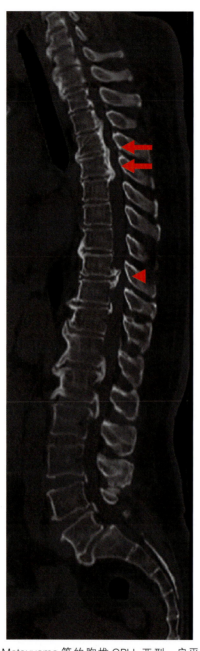

图 19.1 Matsuyama 等的胸椎 OPLL 亚型：扁平型（双箭头）和鸟嘴型（单箭头）

揭示了位于椎板中心的蘑菇样骨化，并称其为中央型 OLF。根据 OLF 的大小和形态，将其分为 5 个亚型：小型、中型、大型、超大型以及中心型（图 19.5）。

在临床实践中，硬脊膜缺损 / 骨化是一个严重的问题。曾报道了两个表明颈椎 OPLL 可能存在硬脊膜骨化的 CT 征象。一个为单层征象，显示有一片均匀高密度的 OPLL，另一个为双层征象，显示高密度区域的前后边缘由低密度区域分隔。以往的报道表明，颈椎 OPLL 的双层征象比单层征象更能预测局灶性硬膜缺损。然而，这两个征象几乎不用于 T-OPLL。在 Min 等的回顾性研究中，60% 的双层征象患者和 50% 的单层征象患者分别呈现出了硬脊膜的缺损。在 T-OPLL 中这些征象的发生率均高于颈椎 OPLL。另外在 T-OPLL 中单层征象可能与双层征象一样重要。

在 OLF 中，轨道征、逗号征和桥征均被认为是硬膜骨化的特征性影像学表现。轨道征被定义为中心低密度的高密度骨赘（图 19.6，图 19.1，Li 的论文）。逗号征提示一半硬脑脊膜骨化（图 19.6）。骨化的硬脑膜和黄韧带融合成为"逗号"的头部，其尾部表示硬膜骨化延伸至外侧和（或）腹侧。桥征被定义为双侧 OLF 之间的高密度骨桥（图 19.6）。

脊髓造影对于评估脊柱的后纵韧带骨化和（或）黄韧带骨化引起的椎管狭窄，以及动态变化是有帮助的。脊髓造影及造影后 CT 检查（CT- 脊髓造影术）能帮助我们制订骨化病灶移除 / 漂浮的手术计划。

典型外观	钩型	鸟嘴型	线型	结节型
百分比	65.5%	17.7%	8.4%	8.4%

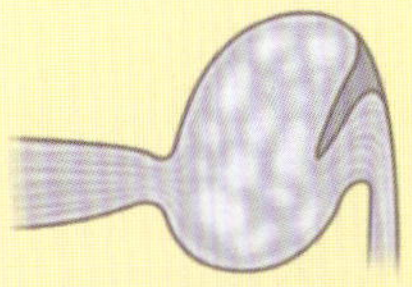

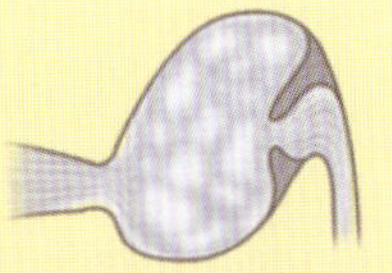

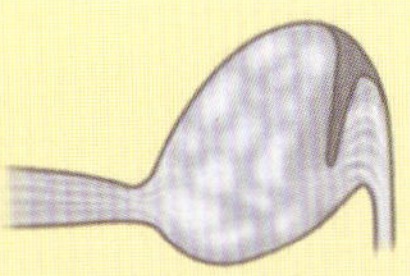

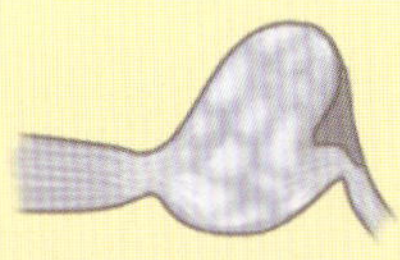

图 19.2 标准侧位 X 线片黄韧带骨化（OLF）分型

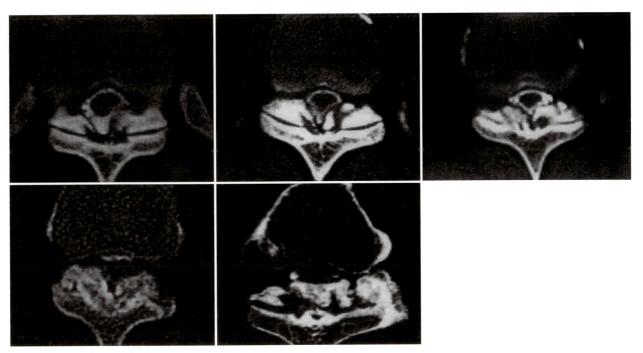

图 19.3　CT 图像 OLF 分型

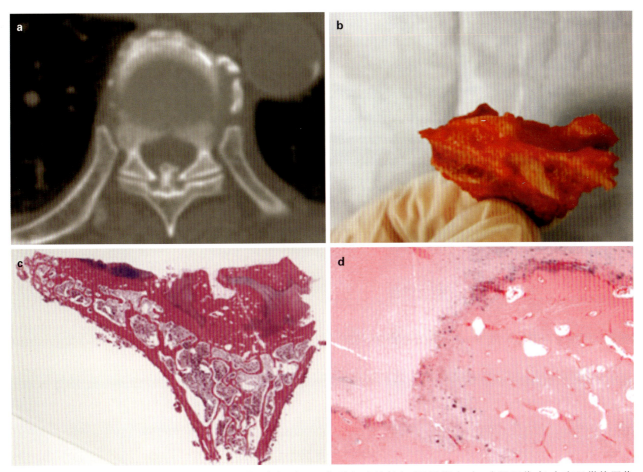

图 19.4　Mori 等的胸椎 OLF 的分型（中心型），中心型 OLF 切除标本的轴向 CT 图像（a）、肉眼图像（b）和显微镜图像（c、d）

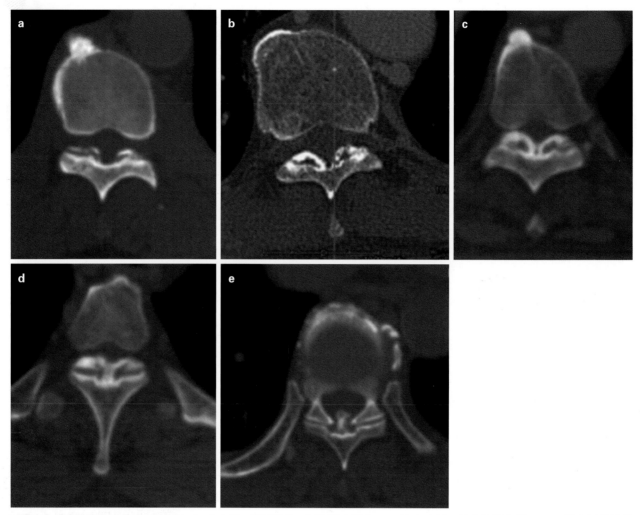

图 19.5 基于 CT 的胸椎 OLF 分型。（a）小型：明显骨化，但厚度小于 3mm。（b）中型：骨化厚度大于 3mm，但小于椎管前后径的 1/4。（c）大型：骨化厚度大于椎管前后径的 1/4。（d）超大型：骨化厚度大于前后径的 1/2。（e）中心型：位于椎板中心的蘑菇状骨化

　　磁共振成像（MRI）不仅可用于评估脊髓受压程度，还可用于评估胸椎后纵韧带骨化和胸椎黄韧带骨化压迫脊髓后脊髓信号强度的变化。然而，MRI 不能区分脊柱韧带的骨化和脊柱韧带肥大。

　　MRI 可以鉴别出两种类型的髓内信号强度变化：一种是 T1 加权像信号正常，T2 加权像高信号，代表脊髓水肿、炎症、缺血或髓性软化（图 19.7a），另一种是 T1 加权像低信号，T2 加权像高信号，代表囊性坏死或脊髓空洞（图 19.7b）。一些研究人员认为信号强度的变化与术后的恢复无关。然而，T2 加权像的信号强度对比和髓内信号大小被认为可能有助于预测胸椎 OLF 患者的术后结果。

　　使用多种影像诊断方法对胸椎后纵韧带骨化和胸椎黄韧带骨化进行正确诊断是很重要的。

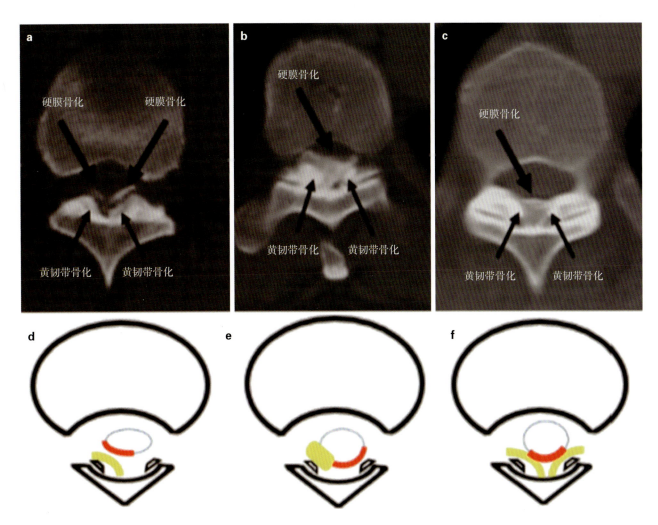

图 19.6 提示 OLF 硬膜骨化的 CT 典型表现。(a,d) 轨道征,(b,e) 逗号征和 (c,f) 桥征

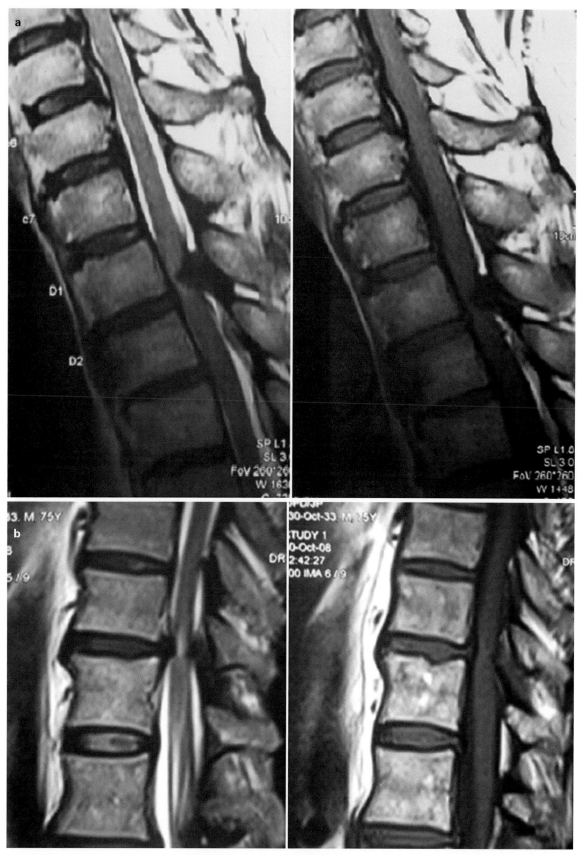

图 19.7　胸椎 OLF 在 MRI 引起的髓内信号强度变化。（a）T1 加权像等信号，T2 加权像高信号代表脊髓水肿、炎症、缺血或脊髓软化。（b）T1 加权像低信号，T2 加权像高信号代表囊性坏死或脊髓空洞

参考文献

[1] Mori K, Kasahara T, Mimura T, Nishizawa K, Murakami Y, Matsusue Y, Imai S. Prevalence, distribution and morphology of thoracic ossification of the yellow ligament in Japanese: results of CT-based cross-sectional study. Spine (Phila Pa 1976). 2013;38(19):E1216-E1222.

[2] Mori K, Imai S, Kasahara T, Nishizawa K, Mimura T, Matsusue Y. Prevalence, Distribution, and Morphology of Thoracic Ossification of the Posterior Longitudinal Ligament in Japanese: Results of CT-Based Cross-sectional Study. Spine (Phila Pa 1976). 2014;39(5):394-399.

[3] Yonenobu K, Sakou T, Ono K, editors. OPLL. Tokyo: Springer-Verlag; 1997.

[4] Matsuyama Y, Yoshihara H, Tsuji T, Sakai Y, Yukawa Y, Nakamura H, Ito K, Ishiguro N. Surgical outcome of ossification of the posterior longitudinal ligament (OPLL) of the thoracic spine: implication of the type of ossification and surgical options. J Spinal Disord Tech. 2005;18(6):492-497.. discussion 498

[5] Epstein NE. The surgical management of ossi-fication of the posterior longitudinal ligament in 43 North Americans. Spine (Phila Pa 1976). 1994;19(6):664-672

[6] Kudo S, Ono M, Russell WJ. Ossification of tho-racic ligamenta flava. AJR Am J Roentgenol. 1983;141:117-121.

[7] Hirai T, Yoshii T, Iwanami A, Takeuchi K, Mori K, Yamada T, Wada K, Koda M, Matsuyama Y, Takeshita K, Abematsu M, Haro H, Watanabe M, Watanabe K, Ozawa H, Kanno H, Imagama S, Fujibayashi S, Yamazaki M, Matsumoto M, Nakamura M, Okawa A, Kawaguchi Y. Prevalence and Distribution of Ossified Lesions in the Whole Spine of Patients with CervicalOssification of the Posterior Longitudinal Ligament A Multicenter Study (JOSL CT study). PLoS One. 2016;11(8):e0160117.

[8] Stollman A, Pinto R, Benjamin V, Kricheff I. Radiologic imaging of symptomatic ligamentum flavum thickening with and without ossification. AJNR Am J Neuroradiol. 1987;8(6):991-994.

[9] Sato T, Kokubun S, Tanaka Y, Ishii Y. Thoracic myelopathy in the Japanese: epidemiological and clinical observations on the cases in Miyagi prefec-ture. Tohoku J Exp Med. 1998;184(1):1-11.

[10] Miyakoshi N, Shimada Y, Suzuki T, Hongo M, Kasukawa Y, Okada K, Itoi E. Factors related to long-term outcome after decompressive surgery for ossifi-cation of the ligamentum flavum of the thoracic spine. J Neurosurg. 2003;99(3 Suppl):251-256.

[11] Hida K, Iwasaki Y, Koyanagi I, Abe H. Bone win-dow computed tomography for detection of dural defect associated with cervical ossified posterior longitudinal ligament. Neurol Med Chir (Tokyo). 1997;37:173-176.

[12] Min JH, Jang JS, Lee SH. Significance of the double-layer and single-layer signs in the ossification of the posterior longitudinal ligament of the cervical spine. J Neurosurg Spine. 2007;6(4):309-312.

[13] Min JH, Jang JS, Lee SH. Significance of the dou-ble- and single-layer signs in the ossification of the posterior longitudinal ligament of the thoracic spine. Neurosurgery. 2007;61(1):118-21.. discussion 121-122

[14] Muthukumar N. Dural ossification in ossification of the ligamentum flavum: a preliminary report. Spine (Phila Pa 1976). 2009;34(24):2654-2661.

[15] Li B, Qiu G, Guo S, Li W, Li Y, Peng H, Wang C, Zhao Y. Dural ossification associated with ossification of ligamentum flavum in the tho-racic spine: a retrospective analysis. BMJ Open. 2016;6(12):e013887.

[16] Mehalic TF, Pezzuti RT, Applebaum BI. Magnetic resonance imaging and cervical spondylotic myelopa-thy. Neurosurgery. 1990;26(2):217-226.

[17] Al-Mefty O, Harkey LH, Middleton TH, Smith RR, Fox JL. Myelopathic cervical spondylotic lesions demonstrated by magnetic resonance imaging. J Neurosurg. 1988;68(2):217-222.

[18] Shiokawa K, Hanakita J, Suwa H, Saiki M, Oda M, Kajiwara M. Clinical analysis and prognostic study of ossified ligamentum flavum of the thoracic spine. J Neurosurg. 2001;94(2 Suppl):221-226.

[19] Kuh SU, Kim YS, Cho YE, Jin BH, Kim KS, Yoon YS, et al. Contributing factors affecting the progno-sis surgical outcome for thoracic OLF. Eur Spine J. 2006;15:485-491.

[20] Kawaguchi Y, Yasuda T, Seki S, Nakano M, Kanamori M, Sumi S, Kimura T. Variables affecting postsurgi-cal prognosis of thoracic myelopathy caused by ossification of the ligamentum flavum. Spine J. 2013;13(9):1095-1107.

[21] Zhang J, Wang L, Li J, et al. Predictors of surgical outcome in thoracic ossification of the ligamentum flavum: focusing on the quantitative signal intensity. Sci Rep. 2016;6:23019.

[22] Sanghvi AV, Chhabra HS, Mascarenhas AA, Mittal VK, Sangondimath GM. Thoracic myelopathy due to ossification of ligamentum flavum: a retrospective analysis of predictors of surgical outcome and factors affecting preoperative neurological status.Eur SpineJ. 2011;20(2):205-215.

第二十章 颈椎后纵韧带骨化导致脊髓受压的生物力学研究

Norihiro Nishida, Yasuaki Imajo, Hidenori Suzuki, Masahiro Funaba, Takashi Sakai

张艳翎 黄翚殊 张 燕 / 译

摘要

后纵韧带骨化（OPLL）引起的颈椎病是由静态因素、动态因素或两者共同作用引起的。颈椎 OPLL 的减压手术有前路减压融合、椎板成形术和后路减压融合。我们使用三维有限元方法（3D-FEM）来分析在 OPLL 环境下，静态压迫、动态压迫或两者结合的颈脊髓的应力分布，以及术前和术后的应力分析。

关键词

颈椎后纵韧带骨化（C-OPLL）；动态因素、静态因素；有限元法（FEM）椎间活动

20.1 引言

颈椎后纵韧带骨化（C-OPLL）被认为是一种常见的临床疾病，可导致复杂的颈椎脊髓病变。通常认为颈脊髓的病变是由于 C-OPLL 压迫脊髓而引起的。然而，一些轻度骨化的患者表现出脊髓病变，而其他骨化明显的患者则没有。因此，单独的静态因素不能解释脊髓病变的病因。动态因素如脊柱活动性在脊髓病变的病程中也很重要。然而，动态因素对 C-OPLL 患者脊髓病发展的作用尚未完全确定。C-OPLL 颈脊髓病变可能是由静态因素、动态因素或两者结合引起的。

本病的手术方式大致分为前路减压融合和后路减压融合，后者以椎板成形术为代表。前路减压融合在技术上是困难的，也有报道称会引起并发症，尤其是多节段手术时。然而，由于在技术上便于椎板成形术操作，并且在很多情况下也能取得良好的效果，因此常选择该术式。同时，对于在高度残余前方压迫或重度脊髓压迫伴脊髓动态活动的情况下，单靠椎板成形术不足以控制术后的脊柱后凸的变化，也有报道称前路减压联合融合或后路减压联合内固定融合效果更好。

在本研究中，我们使用三维有限元方法（3D-FEM）分析了在 OPLL 下，静态压迫、动态压迫以及两者结合的颈椎脊髓的应力分布。采用同样的模型，评估后路减压对 C-OPLL 的影响，以及前路残余压迫和不稳定性对颈脊髓的影响。

20.2 材料和方法

采用 ABAQUS 6.11（Valley Street，Providence，RI，USA）有限元方法进行有限元模拟。本研究中使用的 3D-FEM 脊髓模型由灰质、白质和软脊膜组成（图 20.1）。为了简化模型的计算，不包括齿状韧带、硬脊膜和神经根鞘。由于已证明有和没有软脊膜的脊髓表现出明显不同的机械行为，故将其包括在内。脊髓在正中矢状面上是对称的，因此只有一半的脊髓需要重建，整个模型可以通

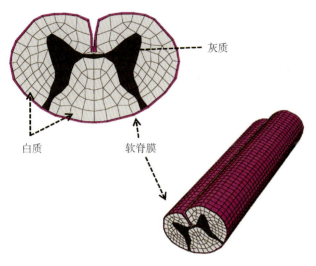

图 20.1 三维有限元方法（3D–FEM）脊髓模型由灰质、白质和软脊膜组成

过镜像整合。CTM 测量的脊髓垂直长度为两个椎体（约 40mm）。

Iwasaki 等报道，颈椎 OPLL 椎板成形术后的神经恢复在椎管占位率为 60% 或山形骨化的患者中较差。用斜度为 30° 的刚体坡度模型在测量纸上模拟 C-OPLL（图 20.2a）。为了在脊髓最大受压水平上假定一节段的活动度（ROM），我们建立了具有不连续性的山形 OPLL 中心。另外，将山形 OPLL 的上、下缘与椎体后上、下缘进行匹配（图 20.2a）。

通过测量 CTM、MRI 和模拟 C-OPLL 建立板层模型（图 20.2b）。

图 20.2（a）采用斜度为 30° 的刚体坡度模型模拟 C-OPLL。该 OPLL 坡度模型的中心是不连续的。另外，OPLL 坡度模型的上缘和下缘分别与椎体的后上缘和后下缘进行匹配。OPLL 坡度模型的中间部位呈现出明显的不连续。（b）椎板模型位于脊髓后方。对于静态模型（术前模型），脊髓前后直径的 10%、20% 和 30% 的前静态压迫通过 OPLL 施加于脊髓

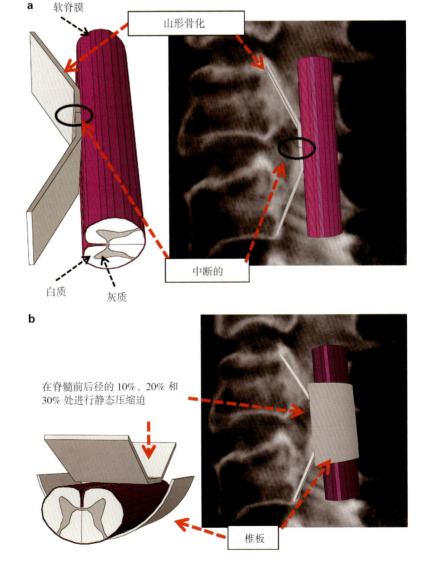

脊髓由 3 种不同的物质组成，即白质、灰质和软脊膜。灰质和白质的力学性能（杨氏模量和泊松比）是通过不同应变率下的拉应力应变曲线和应力松弛得到的数据确定的。软脊膜的力学性能由文献得到。山状骨化和椎板的力学特性足以使脊髓受到压迫。基于白质、灰质和软脊膜界面不发生滑移的假设，这些界面被黏合在一起。由于没有关于椎板和脊髓之间的摩擦系数的数据，所以假设这是无摩擦的。同样，假设山形骨化与脊髓之间的摩擦系数在接触界面处无摩擦。

脊髓、山形骨化和椎板模型采用 15 或 20 个节点单元对称网格。元素总数为 11438，节点总数为 67434。

对于静态压迫模型（术前模型），由山形骨化 C-OPLL 模拟压迫，脊髓顶部、底部和椎板在各个方向固定，脊髓前后径前静态压迫达到 10%、20% 和 30% 均适用于 OPLL。

对于动态压迫模型，脊髓顶部和底部以及椎板被固定。将 OPLL 的上下缘分别向屈曲方向旋转作为活动度（ROM），如 2.5°（共 5°）、5°（共 10°）、7.5°（共 15°），以模拟不受 OPLL 前静态压迫的椎体运动（图 20.3）。

对于联合静态（10%）和动态压迫模型，脊髓的头端和尾端与椎板固定，OPLL 对脊髓前后径静态压迫达到 10%。在此压迫状态下，OPLL 的上、下缘的活动度为可向弯曲方向旋转 2.5°（共 5°）、5°（共 10°）、7.5°（共 15°）（图 20.4）。

后路减压融合模型是通过将椎弓向后移动而形成的，在对脊髓进行 10%、20% 和 30% 的压迫时，同时假定脊髓在手术后不能移动（图 20.5a）。

减压后形成的脊柱后凸模型是通过在脊柱后凸 10° 时移位脊髓来建立的，在椎弓移位后对脊髓进行 10%、20% 和 30% 的前压迫。因为 Henderson 报告说，脊髓的牵张损伤是在脊柱后凸移位和伸展时造成的，所以脊髓向头部和脊柱后凸方向拉伸 20%（图 20.5b）。

此外，为建立减压后的后凸畸形 + 椎间活动

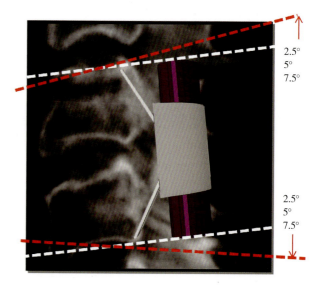

图 20.3 对于动态压迫模型，将 OPLL 的上下缘分别向屈曲方向旋转 2.5°（共 5°）、5°（共 10°）及 7.5°（共 15°）作为活动度（ROM）

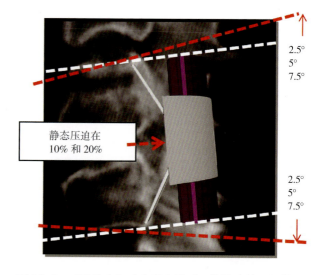

静态压迫在 10% 和 20%

图 20.4 对于静态和动态联合模型，将脊髓前后径前静态压迫到 10%、20% 且将 OPLL 的上下缘分别向屈曲方向旋转 2.5°（共 5°）、5°（共 10°）及 7.5°（共 15°）作为活动度（ROM）

模型，在椎弓后移后对脊髓进行 10%、20% 和 30% 的前压迫，脊髓在 10° 的脊柱后凸中移位。然后，为了增加与椎体类似的活动性，将 OPLL 位点的上缘和下缘分别向屈曲方向旋转 2.5°（共 5°），5°（共 10°）和 7.5°（共 15°）（图 20.5c）。

总之，评估了 27 种不同的压迫组合，并记录

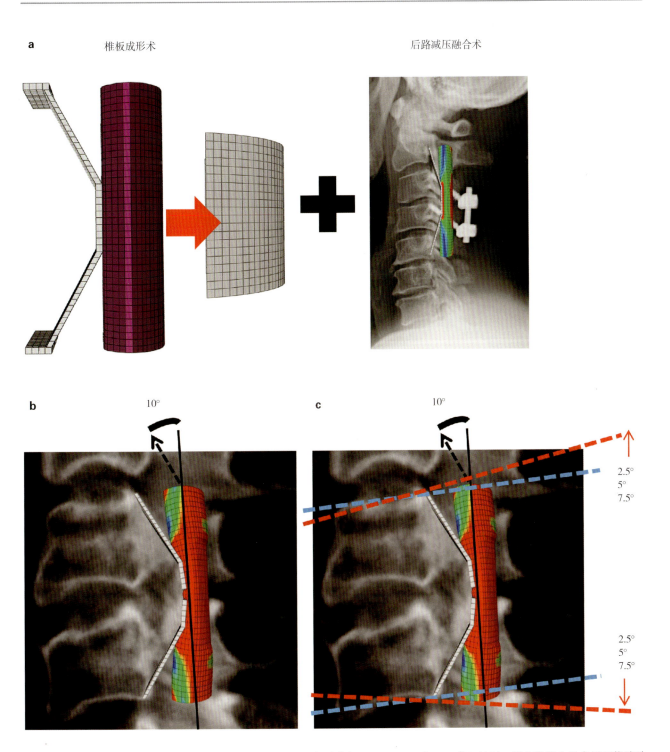

图 20.5 后路减压融合模型是通过将椎弓向后移动，在对脊髓进行 10%、20% 或 30% 的压迫时，假定脊髓在手术后不能移动（a）。减压后重度脊柱后凸模型是通过处理脊柱后凸 10° 中的脊髓，在椎弓后移后对脊髓进行 10%、20% 和 30% 的前压迫（b）。此外，为了建立减压后重度脊柱后凸 + 椎间活动模型，在椎弓移位后对脊髓进行 10%、20% 和 30% 的前压迫，在后凸 10° 时脊髓移位。然后，为了增加可与椎体类似的活动性，将 OPLL 位点的上下缘分别向屈曲方向旋转 2.5°（总 5°）、5°（总 10°）和 7.5°（总 15°）（c）

了每个截面的平均 Von Mises 应力。

20.3 结果

静态压迫模型（术前模型）中，在脊髓前后径压迫 10% 时脊髓的应力非常低；压迫 20% 时，应力分布局限于灰质和前索；压迫 30% 时，灰质、前索、外侧索、后索的应力均增加（图 20.6a）。

动态压迫模型在 5° ROM 处的应力非常低。5° ROM 相当于脊髓最大受压部位的前后径压迫了约 9%。在 10° ROM 时，应力分布局限于灰质和前索。在 10° ROM，相当于脊髓最大受压部位的前后径压迫了约 16%。15° ROM 处的应力增加，相当于在最大压迫点处脊髓前后径压迫了 25%（图 20.6b）。

静态（10%）和动态压迫组合模型，在 5° ROM 时的应力分布比仅为 10% 静态压迫时的应力分布要高，但仍较低，这相当于脊髓最大受压部位的前后径压迫了约 19%。在 10° ROM 时应力出现在灰质和前索。在 15° ROM 时，应力在灰质、前索、

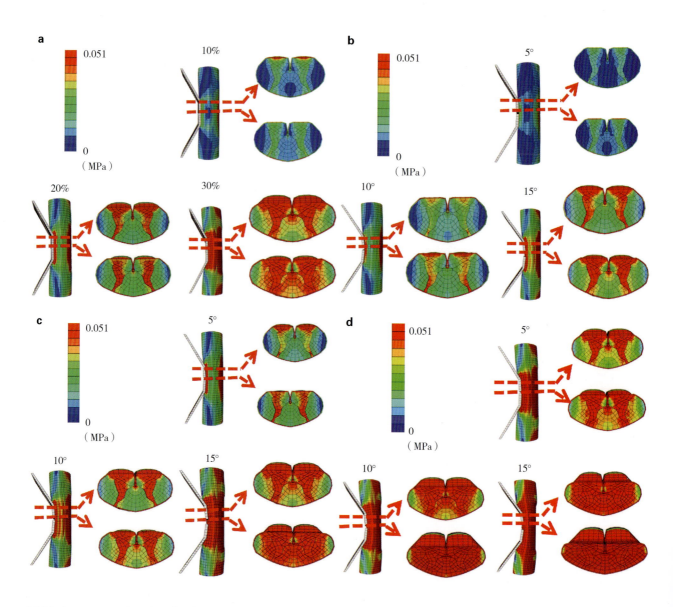

图 20.6 C–OPLL 在压迫近端和中心区域的应力分布展示：静态压迫模型（a），动态压迫模型（b），静态（10%）及动态压迫组合模型（c），静态（20%）和动态压迫组合模型（d）

外侧索和后索都增加了。10° ROM 对应于脊髓最大受压部位前后径约 26% 的压迫，而 15° ROM 对应于约 35% 的压迫（图 20.6c）。

静态（20%）和动态压迫组合模型在 5° ROM 处的应力分布比仅 20% 静态压迫时的应力分布要大。在 10° ROM 时，脊髓出现应力，并在 15° ROM 时进一步增加（图 20.6d）。5° ROM 对应脊髓最大受压部位前后径约 29% 的压迫，10° ROM 对应约 36% 的压迫，15° ROM 对应约 45% 的压迫。

后路减压融合模型与术前压迫模型相比应力减少，然而当脊髓持续受到 20% 或 30% 的压迫时，脊髓的腹背两侧均会持续存在应力（图 20.7a）。

在脊柱后凸模型中，当对脊髓施予 10% 的压力时，仅发现灰质和后索的应力轻微增高。然而当脊髓受到 20% 的压迫时，前、后索的应力也增高。当压迫达到 30% 时，外侧索的应力也随之增高（图 20.7b）。

在减压后重度脊柱后凸 + 椎间活动模型中（5°），当对脊髓施加 10% 的压力时，灰质和后索的应力增加，当压力增至 20% 或 30% 时，椎管内应力比在重度脊柱后凸模型中增加得更多（图 20.8a）。当椎间活动度达到 10° ~15° 时，椎管内应力甚至增加了 10% 的残余脊髓压迫。椎管内应力是根据残余脊髓压迫和椎间活动度的增加而增加的（图 20.8b，c）。

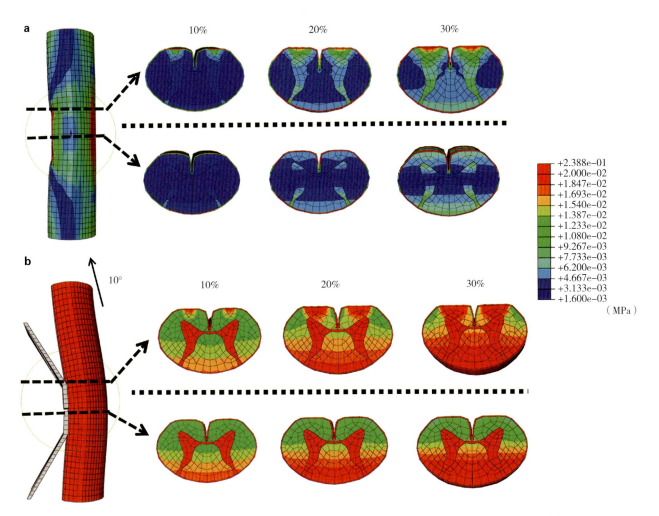

图 20.7　（a）后路减压融合模型。随着后路压力降低，脊髓的应力也减少，但在 20%~30% 的压迫下应力的分布仍存在。（b）重度脊柱后凸减压模型。在脊柱后凸发展中，分布在脊髓后索和灰质内的应力增加。椎管内应力增加程度由脊髓残余压迫度来决定

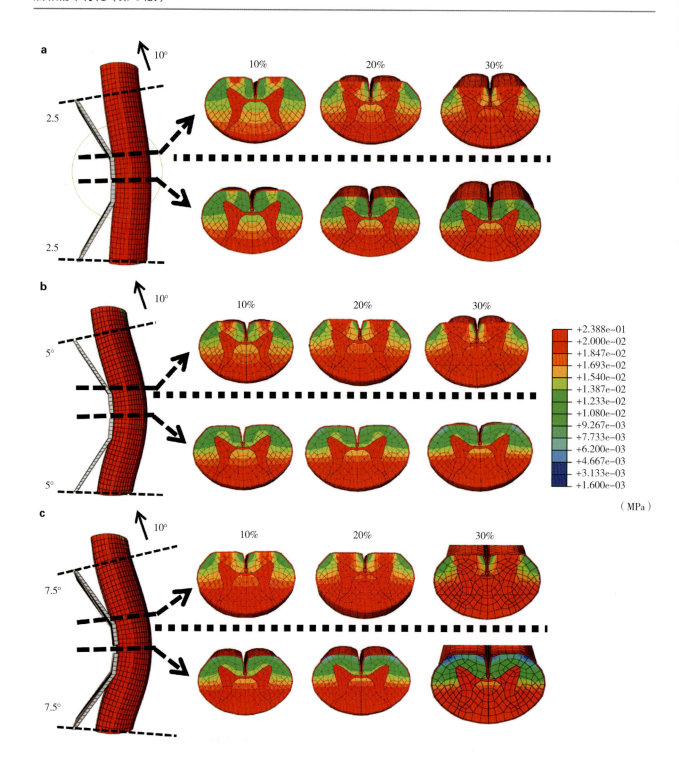

图 20.8 （a）减压后重度后凸 + 椎间活动度模型（5°）。（b）减压后重度后凸 + 椎间活动度模型（10°）。（c）减压后重度后凸 + 椎间活动度模型（15°）。椎管内应力比重度后凸模型应力增加更多。当椎间活动度增加到 10° 和 15° 时，即使脊髓残余受压 10%，椎管内应力也会增加。椎管内应力随着残余压迫程度和椎间活动度的增加而增加

20.4 讨论

脊髓病的发展严重影响颈椎 OPLL 患者的预后。Matsunaga 等报道当脊髓可活动空间（SAC，静态压迫因素）< 6mm 时可诱发颈椎病。Koyanagi 等报道 CT 矢状径 < 8mm 时下肢运动障碍的患者比例显著增加。Matsunaga 等进一步报道，所有因 OPLL 导致椎管狭窄率 > 60% 的患者均表现为脊髓病。这些发现表明，静态压迫是与 C-OPLL 相关的颈椎病的一个重要因素，病理性压迫超过某个临界点可能是最重要的原因。在这些研究之前，人们认为动态因素是与 C-OPLL 相关的脊髓病发展的主要原因。Matsunaga 等发现，脊髓病患者的颈椎关节活动度明显较大，其静态压缩系数大于 6mm。Azuma 等得出结论，C-OPLL 颈椎病由静态因素、动态因素或两者共同导致的。为了评估各因素所起的作用大小和责任水平，他们测量了每个椎体和椎间水平的 SAC 和 ROM，并通过脊髓诱发电位来确定责任水平（SCEP）。Fujiyoshi 报道了大量 OPLL 患者没有发展成脊髓病，但颈椎的活动受到了严重限制。这些工作者得出结论，动态因素如节段性 ROM 优先促成了 C-OPLL 向脊髓病的发展。

一般来说，C-OPLL 的外科治疗主要有 3 种手术方式：前路减压融合术、椎板成形术和后路减压融合术。由于 C-OPLL 的骨化病变造成的压迫位于脊髓前面，所以理论上完全减压的前路减压融合是最佳选择。但由于其技术难度大，且会引起气道水肿、植骨移位、取骨部位疼痛等并发症，所以技术上较容易的椎板成形术更多地被选择。椎板成形术是一种间接对后部减压的手术。但也有报道称，对于某些病灶占位达 50% 或更大的 OPLL 患者，以及在脊髓受压最大水平椎间活动度较高的患者，其效果不佳。不良结果可能是由于未能缓解残余的前路压迫，或由于手术后残余活动度的存在导致脊髓损伤或后凸畸形加重的反复发生。Fujiyoshi 等将颈椎侧位片上连接椎管中心至 C2~C7 的线定义为 K 线，并将 OPLL 超过 K 线的病例定义为 K（−）线。对于残留压迫、K 线（−）、重度的脊髓压迫合并椎间残余活动度以及重度后凸，增加后路融合可产生良好的结果，但仍不如前路减压融合。

利用这一先进理论，我们研究了静态因素和动态因素对 OPLL 脊髓的影响。我们分析了融合模型、脊柱后凸模型和椎间活动增加的脊柱后凸模型的脊柱内应力。

我们的研究仅限于研究压迫引起的应力分布。其他可能导致 C-OPLL 的因素包括缺血。在血流方面，Onoet 等报道了狭窄水平处白质和灰质的缺血性改变。此外，没有考虑压迫的速度和老化的影响。在 OPLL 中间设置了不连续点。在有限元分析中，没有考虑 C-OPLL 长期压迫导致的脊髓畸形和凋亡因素。为了便于计算，本文对有限元模型进行了简化。假设脊髓是对称的并且不包括椎体、齿状韧带、脑脊液、硬脑膜和神经根，使用有限元网格可以减少分析误差。此外，由于没有关于脊髓、OPLL 病变与椎弓之间距离的数据，其占位率与压迫程度的相关性仍不清楚。为了使未来的模型能够处理这些不同的因素，有必要根据具体的情况或条件来设计模型。我们现在强调分析模型的简单性，没有血液和其他成分影响因素，因此它可以充分反映 C-OPLL 患者的颈椎病的临床特征。

在本研究中，脊髓内的压力分布随着山形骨化的 C-OPLL 的静态压迫和动态压迫而增加。然而，整个脊髓的压力分布并没有增加。但在静态和动态联合压迫条件下，ROM > 10°，甚至在脊髓前后径的 10% 的静态压迫条件下，整个脊髓的压力分布也会增加。在 20% 的静态压迫和大于 5° 的动态压迫下，整个脊髓的应力增加。随着静态压迫的增加，即使有轻度的关节活动度，应力分布也会增加。因此，当静态压迫和动态压迫（如节段 ROM）同时发生时，可能会引起脊髓损伤和症状的进展。

此外分析显示，椎管内的应力增加是由于山形骨化的 C-OPLL 压迫所致，因后路减压和融合而降低。尽管后路减压融合术的有效性已得到证实，但椎管内应力更频繁地持续存在伴随更高的残余压迫。假设压迫越高，压力可能持续存在，提出了后路减压融合术的有效性和局限性。此外，在仅进行后路减压后的重度脊柱后凸病例中，以及在脊髓受压程度较高、病变不连续且椎间活动度较高的OPLL病例中，椎管内应力再次增加。

20.5 结论

我们对静态压迫模型、动态压迫模型、静态和动态联合压迫模型、减压融合模型以及山形骨化C-OPLL术后残余压迫和残余不稳定联合模型进行应力分析。

症状可能仅在静态压迫或动态压迫下出现。然而，在静态压迫下，应力分布随着ROM在责任水平上的增加而增加，这使得症状很可能恶化。我们的结论是，C-OPLL颈椎病是由静态因素、动态因素以及两者的结合引起的。当ROM很大时，即使静态压迫很小，也必须小心以防症状加重。而且，尽管后路减压融合术是有用的，但在残余压迫较高的情况下，脊髓的应力往往会持续存在。此外，如果不进行融合并导致脊柱不稳定时，椎管内应力将再次增加。因此，在后路减压后高度残余压迫和不稳定的情况下，应考虑采用融合术进行前路减压或采用器械融合术进行后路减压，如先前报道的那样。

致谢： 这是Taylor&Francis在2017年发表的一篇文章《颈椎后纵韧带骨化：影响后路减压效果的因素》，网址：http://www.tandfonline.com［文献DOI:https://doi.org 10.1080/10790268.2016.1140392］，在2015年的《颈椎后纵韧带骨化：静态和动态因素影响的生物力学分析》，网址：http://www.tandfonline.com/［文献DOI：https://doi.org/10.1179/2045772314Y.0000000221］。

参考文献

[1] Matsunaga S, Kukita M, Hayashi K, Shinkura R, Koriyama C, Sakou T, et al. Pathogenesis of myelopathy in patients with ossification of the posterior longitudinal ligament. J Neurosurg. 2002;96:168-172.

[2] Matsunaga S, Sakou T, Hayashi K, Ishidou Y, Hirotsu M, Komiya S. Trauma-induced myelopathy in patients with ossification of the posterior longitudinal ligament. J Neurosurg. 2002;97(2):172-175.

[3] Masaki Y, Yamazaki M, Okawa A, Aramomi M, Hashimoto M, Koda M, et al. An analysis of factors causing poor surgical outcome in patients with cer-vical myelopathy due to ossification of the posteriorlongitudinal ligament: anterior decompression withspinal fusion versus laminoplasty. J Spinal DisordTech. 2007;20(1):7-13.

[4] Morio Y, Nagashima H, TeshimaK. Radiological pathogenesis of cervical myelopathyin 60 consecutive patients with cervical ossificationof the posterior longitudinal ligament. Spinal Cord.1999;37(12):8537.

[5] Fujiyoshi T, Yamazaki M, Okawa A, Kawabe J,Hayashi K, Endo T, et al. Static versus dynamic fac-tors for he development of myelopathy in patientswith cervical ossification of the posterior longitudinalligament. J Clin Neurosci. 2010;17(3):320-324.

[6] Azuma Y, Kato Y, Taguchi T. Etiology of cervicalmyelopathy induced by ossification of thelongitudinal ligament: determining the responsiblelevel of OPLL myelopathy by correlating static com-pression and dynamic factors. J Spinal Disord Tech.2010;23(3):166-169.

[7] Matsunaga S, Nakamura K, Seichi A, Yokoyama T,Toh S, Ichimura S, et al. Radiographic predictors for the development of myelopathy in patients with ossi-fication of the posterior longitudinal ligament: a mul-ticenter cohort study. Spine. 2008;33(24):2648-2650.

[8] Tsuyama N. Ossification of the dinal ligament of the spine. Clin Orthop Relat Res.1984;184:71-84.

[9] Shinomiya K, Okamoto A, Kamikozuru M, Furuya K,Yamaura I. An analysis of failures in primary cervi-cal anterior spinal cord decompression and fusion. JSpinal Disord. 1993;6(4):277-288.

[10] Matsumoto M, Chiba K, Toyama Y. Surgical treatmentof ossification of the posterior longitudinal ligamentand its outcomes: posterior surgery by laminoplasty.Spine. 2012;37(5):E303-E308.

[11] Iwasaki M, Okuda S, Miyauchi A, Sakaura H, MukaiY, Yonenobu K, et al. Surgical strategy for cervicalmyelopathy due to ossification of the gitudinal ligament: part 1: clinical results and limita-tions of laminoplasty. Spine. 2007;32(6):647-653.

[12] Tani T, Ushida T, Ishida K, Iai H, Noguchi T,Yamamoto H.

Relative safety of anterior microsurgi-cal decompression versus laminoplasty for cervicalmyelopathy with a massive ossifieddinal ligament. Spine. 2002;27(22):2491-2498.

[13] Iwasaki M, Okuda S, Miyauchi A, Sakaura H, MukaiY, Yonenobu K, et al. Surgical strategy for cervicalmyelopathy due to ossification of the gitudinal ligament: part 2: advantages of anteriordecompression and fusion over laminoplasty. Spine.2007;32(6):654-660.

[14] Cecilia P, Jon S, Richard M. The importance offluid-structure interaction in spinal trauma Neurotrauma. 2011;28:113-125.

[15] Ichihara K, Taguchi T, Yoshinori S, Ituo S, ShunichK, Shinya K. Gray matter of the bovine cervical spinal cord is mechanically more rigid and fragile than the white matter. J Neurotrauma. 2001;18(3):361-367.

[16] Ichihara K, Taguchi T, Sakuramoto I, Kawano S,Kawai S. Mechanism of the spinal cord injury and the cervical spondylotic myelopathy: new approach based on the mechanical features of the spinal cord white and gray matter. J Neurosurg. 2003;99(3suppl):278-285.

[17] Tunturi AR. Elasticity of the spinal cord, pia and denticulate ligament in the dog. J Neurosurg. 1978;48:975-979.

[18] Henderson FC, Geddes JF, Vaccaro AR, Woodard E,Berry KJ, Benzel EC. Stretch-associated injury in cervical spondyloticmyelopathy: new concept and review. Neurosurgery. 2005;56(5):1101-1113.

[19] Koyanagi I, Imamura H, Fujimoto S, Hida K, Iwasaki Y, Houkin K. Spinal canal size in ossification of the posterior longitudinal ligament of the cervical spine. Surg Neurol. 2004;62(4):286-291.

[20] Mochizuki M, Aiba A, Hashimoto M, Fujiyoshi T,Yamazaki M. Cervical myelopathy in patients with ossification of the posterior longitudinal ligament. J Neurosurg Spine. 2009;10(2):122-128.

[21] Yamaura I, Kurosa Y, Matuoka T, Shindo S. Anterior floating method for cervical myelopathy caused by ossification of the posterior longitudinal ligament.Clin Orthop Relat Res. 1999;359:27-34.

[22] Seichi A, Hoshino Y, Kimura A, Nakahara S,Watanabe M, Kato T, et al. Neurological compli-cations of cervical laminoplasty for patients with ossification of the posterior longitudinal ligament-a multi-institutional retrospective study. Spine.2011;36(15):E998-E1003.

[23] Ono K, Ota H, Tada K, Yamamoto T. Cervical myelop-athy secondary to multiple spondylotic protrusions. A clinicopathologic study. Spine. 1977;2(2):109-125.

[24] Sparrey CJ, Manley GT, Keaveny TM. Effects of white, grey, and pia mater properties on tissue level stresses and strains in the compressed spinal cord. J Neurotrauma. 2009;26(4):585-525.

[25] Nishida N, Kanchiku T, Kato Y, Imajo Y, Yoshida Y,Kawano S, et al. Cervical ossification of the posterior longitudinal ligament: biomechanical analysis of the influence of static and dynamic factors. J Spinal Cord Med. 2015;38(5):593-598.

[26] Nishida N, Kanchiku T, Kato Y, Imajo Y, Suzuki H,Yoshida Y, et al. Cervical ossification of the poste-rior longitudinal ligament: factors affecting the effect of posterior decompression. J Spinal Cord Med.2017;40(1):93-99.

第五部分　治疗

第二十一章　颈椎后纵韧带骨化的手术适应证及手术方式选择

Yukitaka Nagamoto, Motoki Iwasaki

殷　实 / 译

摘要

伴有脊髓病的颈椎后纵韧带骨化（OPLL）患者通常需要手术治疗。手术方式主要有两种：前路减压融合术（ADF）和包括各种椎板成形术的后路手术。ADF可通过直接减压获得良好的手术效果，但由于其技术难度大、术后并发症发生率高，许多脊柱外科医生在决定是否进行ADF时往往感到犹豫不决。相比之下，后入路由于较低的技术要求、更少的严重并发症发生率而被广泛应用。然而，因为后路手术是间接减压，所以其手术指征有限制因素。因此，每种方法都有利弊。手术方式的选择一直存在争议，目前尚无明确的手术方式选择指南。最近发表了一些包括Meta分析在内的相关研究，根据多年的积累，如果没有足够的证据，建议脊柱外科医生针对不同病理机制选择更合适的手术方式。在这一章中，我们总结了长期以来关于这一问题的争论，并根据最新资料讨论了手术方式的选择。

关键词

后纵韧带骨化（OPLL）；脊髓病；前路减压融合术；椎板成形术；后路减压融合术

缩写

ADF	前路减压融合术
CT	计算机断层扫描
JOA	日本骨科协会
MRI	磁共振成像
OPLL	后纵韧带骨化
PDF	后路减压融合术
SCI	脊髓损伤
ULP	上肢麻痹

21.1 手术指征

21.1.1 后纵韧带骨化所致的颈部脊髓病

骨化块持续压迫脊髓可能导致脊髓病的发生。然而，骨化的进展并不总是产生脊髓病。在一项对323例OPLL患者自然病程的研究中，无脊髓病患者随访30年仍无脊髓病变率为71%。除静态压迫因素外，动态因素在脊髓病的发展中也起着重要作用。Matsunaga等阐明脊髓可用空间小于6mm的所有患者均患有脊髓病。在中度狭窄患者中，脊髓病患者的颈椎活动范围明显大于非脊髓病患者。这些结果表明，临界点以上的静态压迫可能是诱发脊髓病的最重要因素，而临界点以下的动态因素可能在很大程度上与脊髓病有关。

21.1.2　颈椎后纵韧带骨化的手术指征

对于有明显脊髓病症状的患者，如痉挛性步态障碍和手笨拙，应考虑行脊髓减压术。许多文献报道外科手术治疗脊髓病的有效性，其治愈率约为 50%（范围 45%~62%），但对于以颈肩痛为主要症状的患者，它并不总是有效的，因此通常不推荐使用。

对于中、重度脊髓病患者，一般建议早期手术减压。Matsunaga 等报道称，除非对中度脊髓病（Nurick 3 级或 4 级）患者在适当的时间进行手术治疗，否则生活质量（包括生活预后）很差，而对重度脊髓病（Nurick 5 级）患者进行手术预后不佳。Iwasaki 等报道称，手术患者年龄越小和脊髓病越轻，神经功能恢复越好。对于轻度脊髓病患者，手术指征仍有争议。Qizhi 等阐明了影响 OPLL 患者信号改变的危险因素如下：病程较长、占位率高、术前改良日本骨科协会评分（mJOA）低、脊柱后凸或颈椎不稳。脊髓磁共振成像（MRI）的信号改变反映了脊髓的病理改变，虽然仍有争议，但提示了脊髓的预后。对于有上述因素之一的患者，在发生髓内脊髓改变之前，建议进行早期手术。除了这些因素，如果伴有如高龄和糖尿病这样的已知不良预后因素的病例，即使脊髓病轻微，也应该更积极地采取外科手术治疗。一项前瞻性随机对照研究将手术与保守治疗对颈椎病引起的轻度脊髓病（mJOA 为 12 分或以上）患者的疗效进行了比较，结果表明，手术在日常活动评分和 2 年随访的主观评价方面并不优于保守治疗。

对于 OPLL 导致脊髓压迫但没有脊髓病症状的患者，令人担忧的是有时由颈部过伸的轻微创伤引起脊髓病的突发或恶化。然而，没有证据证明预防性手术减压的有效性。据报道，OPLL 患者脊髓病和外伤性颈脊髓损伤（SCI）的发病率均

较低。在一项至少 10 年的前瞻性队列研究中，在 368 例最初就诊时没有脊髓病的患者中，只有 6 例患者（2%）随后发展为创伤诱发性脊髓病。另外，OPLL 在无骨损伤的颈脊髓损伤患者中高度流行（34%~38%），被认为是急性颈脊髓损伤发展的主要危险因素之一，因此，应注意预防性手术。绝大多数伴有 OPLL 的颈脊髓损伤患者在受伤前并不知道 OPLL 的存在。先前的一项研究表明，一旦患者意识到 OPLL 及其潜在风险，他们通常会更加小心地避免高危行为，如在滑坡上行走、骑自行车或过量饮酒。对于没有任何影像学异常的颈脊髓损伤患者（以老年人多见），在日本并不常用急诊手术，因为没有证据表明急诊脊髓减压的有效性。为了明确急诊手术的有效性，一项比较 24h 内急诊手术和延迟手术的全国性随机对照试验正在进行中。

21.2　手术方式的选择

21.2.1　颈椎后纵韧带骨化的手术选择

为了解决颈椎 OPLL 引起的脊髓病，手术是一种被广泛接受的治疗方法。尽管已经有了多种手术入路，但主要的问题一直是，前入路（包括前路减压融合）和后入路（包括椎板成形术）哪个更为理想。

ADF 可通过直接清除骨化病灶来理想地解决脊髓压迫，并能稳定受累节段。鉴于其理论上的优势，许多研究表明，ADF 后的手术结果优于任何其他手术，尤其是占位率为 60% 或以上的患者。手术包括胸椎切除、骨化灶切除或漂浮并支撑植骨融合等，既复杂又技术要求高。因此，手术相关并发症的发生率很高。根据最新的比较 ADF 和椎板成形术的荟萃分析，ADF 手术并发症的发生率在 20%~24% 之间，明显高于椎板成形术。并发症中，脑脊液漏最常见，占 8.1%，其次为吞咽困难 / 发音困难（5.7%），内植物移位（1.6%）次

之，椎动脉或食管损伤的发生率较低。与椎板成形术相比，ADF 的再手术率也显著提高。翻修的主要原因是植入物并发症，如骨移植物移位和假关节病。因此，尽管 ADF 具有理论上的优势，但它仍有受冷落的倾向。

相反，椎板成形术不仅可以治疗 OPLL，还可以治疗脊髓型颈椎病，因为它比 ADF 更安全、更容易，而且可以用于多节段 OPLL，尤其是高原型 OPLL。减压术的机制是脊髓后移位，椎管后方扩大，因此是间接的手术方式。由于椎板成形术后骨化仍保留在脊髓腹侧，因此，对于大量骨化、后凸或间断骨化灶间节段间运动的患者，神经功能恢复较差。Iwasaki 等发现 OPLL 椎管占位率≥60% 的患者手术疗效明显较差，最显著的不利预后因素为山形骨化。山形骨化反映了在脊髓成角的相应水平的严重压迫。Fujiyoshi 等提倡 K 线，即连接 C2~C7 椎管中点的线。如果 K 线与骨化相关联，则将患者定为 K 线（−）。颈椎后凸和椎管损伤均可用该指数进行简单评价。他们发现 K 线（−）患者后路减压后神经功能恢复差。椎板成形术治疗 OPLL 的并发症包括术后上肢麻痹（ULP），也称为 C5 麻痹，以及骨化进展。Takenaka 等报道，在 Meta 分析中，OPLL 患者椎板成形术后 ULP 的发生率明显高于无 OPLL 的人（早发 ULP，5.2% 比 2.5%；迟发 ULP，5.1% 比 2.3%）。在骨化进展方面，年轻患者（< 60 岁）、连续型和混合型 OPLL 患者的风险更高。然而，有许多报道表明椎板成形术后症状性 OPLL 进展的发生率较低，尽管据报道 OPLL 进展的发生率高达 70%。Lee 等阐明椎板成形术与融合手术相比更多导致 OPLL 的进展（椎板成形术，62.5%；融合手术，7.6%），但在 Meta 分析中没有明显的临床恶化。同时，Odate 等根据 19 例颈椎 OPLL 后路减压术后连续翻修的新经验，推测这是术后神经功能恶化的可能原因之一。然而，椎板成形术的长期效果是令人满意的，大多数患者的并发症发生率是可接受的。在后路手术中，椎板切除术曾用于治疗颈椎 OPLL，但椎板成形术已经成为目前主要的后路手术，因

为椎板成形术比椎板切除术具有生物力学和临床优势，所以它不仅用于治疗 OPLL，而且用于治疗脊髓型颈椎病。

前后入路各有利弊。为了尽可能避免这两种方法的缺点，近年来，后路减压融合术（PDF）逐渐成为颈椎 OPLL 的手术选择之一。PDF 可提供颈椎即刻和长期的稳定性，并可防止脊柱后凸的发展。一些研究表明它取得了良好的结果。在 Yoshii 等研究中，与 OPLL 的其他方法相比，当椎管占位率 ≥ 50% 时，PDF 和 ADF 的术后恢复率相似。Koda 等报道称，在 K 线（−）患者中，PDF 术后恢复率在 ADF 和椎板成形术之间。尽管 PDF 是一种有效的替代选择，特别是在有大量 OPLL 或轻度后凸（柔软的）的患者中，但仍有一些缺点。一些先前的研究表明，PDF 术后上肢麻痹的发生率在 11.9%~50% 之间。Takemitsu 等报道称，与单纯椎板成形术相比，PDF 导致瘫痪的风险比前者高出 11.6 倍。Takenaka 等报道，PDF 后 2 天内瘫痪的发病率高于 3 天或 3 天以上，合并患病率分别为 9.0% 和 4.3%。他们推测，PDF 后早期麻痹的原因是术后即刻出现滞后矫正效应，即后路融合后医源性椎间孔狭窄或神经根张力高。PDF 的另一个缺点是术后颈部疼痛。广泛分离椎旁肌是放置后路器械的必要条件。椎旁肌损伤导致术后颈部疼痛。

21.2.2　当下颈椎 OPLL 的外科治疗策略

如上所述，目前所有的手术选择，包括椎板成形术、ADF 和 PDF，都有各自的优缺点。我们对 OPLL 引起的颈脊髓病提出的手术策略如图 21.1 所示。对于占位率低于 50%、平台状骨化、没有明显的颈椎后凸（30° 或以上前凸是理想的）的病例行椎板成形术是我们的首选。对于占位率在 50%~60% 之间的患者，如果有以下报道导致临床结果不佳的特征之一，则建议行 ADF 或椎板成形术（包括 PDF）的替代物：①山形骨化；②颈椎或脊髓后凸或排列不齐；③断续骨化病变之间的

图 21.1 我们推荐的外科手术策略

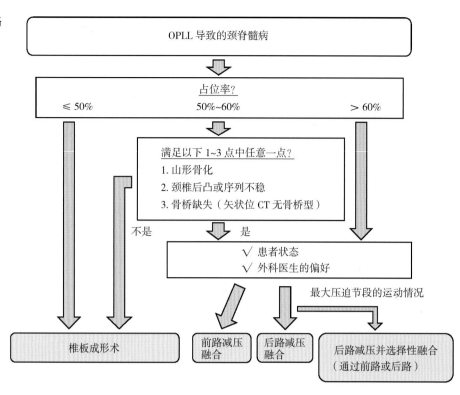

节段性运动。关于节段性运动，Fujimori 等利用三维运动分析方法阐明了矢状位 CT 上中断的骨化病变之间的间隙始终存在椎间运动。因此，节段性运动可以通过矢状位 CT 上骨桥的缺失（骨化灶间隙的存在）来判断。

对于占位率＞60% 的患者，也推荐 ADF 或椎板成形术的替代手术。虽然由于 ADF 的理论优势和良好的治疗效果，ADF 是我们对占位率＞50% 的巨大 OPLL 的首选，但 PDF 应根据外科医生的选择和（或）患者的情况来考虑。然而，PDF 的并发症，如节段性运动麻痹、颈部僵硬和疼痛，也不容忽视。最近，为了避免 PDF 的缺点，对于在最大压迫水平下有节段性运动的患者，提倡采用选择性融合的后路减压术。我们对巨大 OPLL 患者在最大压迫水平下进行了前路选择性固定的后路减压术，并报告了成功的临床结果。Onari 等是这种外科概念的先驱。自 20 世纪 60 年代初以来，他们将不切除骨化的情况下进行前路融合术作为 OPLL 的首选治疗方法，并报道了术后超过 10 年随访的随访结果。结果提示动态因素是颈椎 OPLL

脊髓病变的重要病理机制。根据这些发现和我们的临床经验，我们认为对于巨大 OPLL 患者术后神经功能的恢复，最大压迫段的固定和轻度去后凸是必不可少的。

参考文献

[1] Matsunaga S, Sakou T, Taketomi E, Komiya S. Clinical course of patients with ossification of the posterior longitudinal ligament: a minimum 10-year cohort study. J Neurosurg Spine. 2004;100(3):245-248.

[2] Matsunaga S, Kukita M, Hayashi K, Shinkura R,Koriyama C, Sakou T, Komiya S. Pathogenesis of myelopathy in patients with ossification of the posterior longitudi- nal ligament. J Neurosurg Spine.2002a;96(2):168-172.

[3] Goto S, Kita T. Long-term follow-up evaluation of surgery for ossification of the posterior longitudinal ligament. Spine. 1995;20(20):2247-2256.

[4] Hou Y, Liang L, Shi G, Xu P, Xu G, Shi J, Yuan W. Comparing effects of cervical anterior approach and laminoplasty in surgical management of cervical ossification of posterior longitudinal ligament by a prospective nonrandomized controlled study. Orthop

Traumatol Surg Res. 2017;103(5):733-740.

[5] Iwasaki M, Kawaguchi Y, Kimura T, Yonenobu K. Long-term results of expansive laminoplasty for ossification of the posterior longitudinal ligament of the cervical spine: more than 10 years follow up. J Neurosurg Spine. 2002;96(2):180-189.

[6] Iwasaki M, Sy O, Miyauchi A, Sakaura H, Mukai Y,Yonenobu K, Yoshikawa H. Sur- gical strategy for cervical myelopathy due to ossification of the posterior longitudinal ligament: part 1: clinical results and limitations of laminoplasty. Spine. 2007a;32(6): 647-653.

[7] Iwasaki M, Sy O, Miyauchi A, Sakaura H, Mukai Y,Yonenobu K, Yoshikawa H. Sur-gical strategy for cervical myelopathy due to ossification of the posterior Longitudinal ligament: part 2: advantages of anterior decompression and fusion over laminoplasty. Spine.2007b;32(6):654-660.

[8] Kawaguchi Y, Nakano M, Yasuda T, Seki S, Hori T, Kimura T. Anterior decompre-ssive surgery after cervical laminoplasty in patients with ossification of the posterior longitudinal ligament. Spine J.2014;14(6):955-963.

[9] Kim B, Shin HC, Kim KN, Yi S, Shin DA, Ha Y. Surgical outcome and prognostic factors of anterior decompression and fusion for cervical compressive Myelopathy due to ossification of the posterior longitudinal ligament. Spine J. 2015;15(5):875-884.

[10] Liu K, Shi J, Jia L, Yuan W. Surgical technique: hemilaminectomy and unilateral lateral mass fixation for cervical ossification of the posterior longitudinal ligament. Clin Orthop Relat Res. 2013;471(7):2219-2224.

[11] Yamaura I, Kurosa Y, Matuoka T, Shindo S. Anterior floating method for cervical myelopathy caused by ossification of the posterior longitudinal ligament.Clin Orthop Relat Res. 1999;359:27-34.

[12] Matsunaga S, Sakou T, Arishima Y, Koga H, Hayashi K, Komiya S. Quality of life in elderly patients with ossification of the posterior longitudinal ligament.Spine. 2001; 26(5):494-498.

[13] Qizhi S, Lili Y, Ce W, Yu C, Wen Y. Factors associated with intramedullary MRI abnormalities in patients with ossification of the posterior longitudinal ligament. J Spinal Disord Tech. 2015;28(5):E304-E309.

[14] Gu Y, Shi J, Cao P, Yuan W, Wu H, Yang L, Tian Y,Liang L. Clinical and imaging predictors of surgical outcome in multilevel cervical ossification of posterior longitudi-nal ligament: an analysis of 184 patients.PLoS One. 2015;10(9):e0136042.

[15] Kadaňka Z, Bednaŕík J, Voháňka S, Vlach O, Stejskal L, Chaloupka R, Filipovičová D, Šurelová D, Adamová B, Novotný O. Conservative treatment versus surgery in spondylotic cervical myelopathy: a prospective randomised study. Eur Spine J. 2000; 9(6):538-544.

[16] Matsunaga S, Sakou T, Hayashi K, Ishidou Y, Hirotsu M, Komiya S. Trauma-induced myelopathy in patients with ossification of the posterior longitudinal ligament. J Neurosurg Spine. 2002b;97(2):172-175.

[17] Chikuda H, Seichi A, Takeshita K, Matsunaga S,Watanabe M, Nakagawa Y, Oshima K, Sasao Y,Tokuhashi Y, Nakahara S. Acute cervical spinal cord injury complicated by preexisting ossification of the posterior longitudinal ligament: a multicenter study. Spine. 2011;36(18):1453-1458.

[18] Koyanagi I, Iwasaki Y, Hida K, Akino M, Imamura H,Abe H. Acute cervical cord injury without fracture or dislocation of the spinal column. J Neurosurg Spine. 2000; 93(1):15-20.

[19] Chikuda H, Ohtsu H, Ogata T, Sugita S, Sumitani M, Koyama Y, Matsumoto M, Toyama Y. Optimal treatment for spinal cord injury associated with cervical canal stenosis (OSCIS): a study protocol for a randomized controlled trial comparing early versus delayed surgery. Trials. 2013;14(1):245.

[20] Chen Y, Guo Y, Lu X, Chen D, Song D, Shi J, Yuan W. Surgical strategy for multi-level severe ossification of posterior longitudinal ligament in the cervical spine. Clin Spine Surg. 2011;24(1):24-30.

[21] Chen Z, Liu B, Dong J, Feng F, Chen R, Xie P, Zhang L, Rong L. Comparison of anterior corpectomy and fusion versus laminoplasty for the treatment of cervical ossification of posterior longitudinal ligament: a meta-analysis. Neurosurg Focus. 2016;40(6):E8.

[22] Epstein N. The surgical management of ossification of the posterior longitudinal ligament in 51 patients.J Spinal Disord. 1993;6(5):432-454.. discussion 435-454

[23] Fessler RG, Steck JC, Giovanini MA. Anterior cervical corpectomy for cervical spondylotic myelopathy. Neurosurgery. 1998;43(2):257-265.

[24] Fujimori T, Iwasaki M, Okuda S, Takenaka S, Kashii M, Kaito T, Yoshikawa H. Long-term results of cervical myelopathy due to ossification of the posterior longitudinal ligament with an occupying ratio of 60% or more. Spine. 2014;39(1):58-67.

[25] Koda M, Mochizuki M, Konishi H, Aiba A, Kadota R, Inada T, Kamiya K, Ota M, Maki S, Takahashi K. Comparison of clinical outcomes between laminoplasty, poster-ior decompression with instrumented fusion, and anterior decompression with fusion for K-line (-) cervical ossification of the posterior longitudinal ligament. Eur Spine J. 2016;25(7):2294-2301.

[26] Liu T, Xu W, Cheng T, Yang H-L. Anterior versus posterior surgery for multilevel cervical myelopathy,which one is better? A systematic review. Eur Spine J.2011; 20(2):224-235.

[27] Masaki Y, Yamazaki M, Okawa A, Aramomi M,Hashimoto M, Koda M, Mochizuki M, Moriya H. An analysis of factors causing poor surgical outcome in patients with cervi-cal myelopathy duc to ossification of the posterior longitudinal ligament: anterior decompression with spinal fusion versus laminoplasty. ClinSpine Surg. 2007;20(1):7-13.

[28] Qin R, Chen X, Zhou P, Li M, Hao J, Zhang F. Anterior cervical corpectomy and fusion versus posterior laminoplasty for the treatment of oppressive myelopathy owing to cervical ossification of posterior longitudinal ligament: a meta-analysis. Eur Spine J.2018;27(6):1375-1387.

[29] Sakai K, Okawa A, Takahashi M, Arai Y, Kawabata S, Enomoto M, Kato T, Hirai T, Shinomiya K. Five year follow-up evaluation of surgical treatment for cervical myelo-pathy caused by ossification of the posterior longitudinal ligament: a prospective comparative study of anterior decompression and fusion with floating method versus laminoplasty. Spine.2012;37(5):367-376.

[30] Tani T, Ushida T, Ishida K, Iai H, Noguchi T,Yamamoto H. Relative safety of an-terior microsurgical decompression versus laminoplasty for cervical myelopathy with a massive ossified posterior longitudinal ligament. Spine. 2002;27(22):2491-2498.

[31] Smith ZA, Buchanan CC, Raphael D, Khoo LT. Ossification of the posterior longi-tudinal ligament: pathogenesis, management, and current surgical approaches: a review. Neurosurg Focus.2011;30(3):E10.

[32] Li H, Dai L-Y. A systematic review of complications in cervical spine surgery for ossification of the posterior longitudinal ligament. Spine J. 2011;11(11):1049-1057.

[33] Takenaka S, Nagamoto Y, Aono H, Kaito T, Hosono N. Differences in the time of onset of postoperative upper limb palsy among surgical procedures: a meta-analysis. Spine J. 2016;16(12):1486-1499.

[34] Chiba K, Yamamoto I, Hirabayashi H, Iwasaki M,Goto H, Yonenobu K, Toyama Y. Multicenter study investigating the postoperative progression of ossification of the posterior longitudinal ligament in the cervical spine: a new computer-assisted measurement. J Neurosurg Spine. 2005;3(1):17-23.

[35] Kawaguchi Y, Kanamori M, Ishihara H, Nakamura H, Sugimori K, Tsuji H, Kimura T. Progression of ossification of the posterior longitudinal ligament following en bloc cervical laminoplasty.

JBJS.2001;83(12):1798-1802.

[36] Kalb S, Martirosyan NL, Perez-Orribo L, Kalani MYS, Theodore N. Analysis of demographics, risk factors, clinical presentation, and surgical treatment modalities for the ossified posterior longitudinal ligament. Neurosurg Focus. 2011;30(3):E11.

[37] Kato Y, Iwasaki M, Fuji T, Yonenobu K, Ochi T. Long-term follow-up results of laminectomy for cervical myelopathy caused by ossification of the posterior longitudi-nal ligament. J Neurosurg.1998;89(2):217-223.

[38] Ogawa Y, Toyama Y, Chiba K, Matsumoto M,Nakamura M, Takaishi H, Hirabaya-shi H, Hirabayashi K. Long-term results of expansive open-door laminoplasty for ossification of the posterior longitudinal ligament of the cervical spine. J Neurosurg Spine.2004;1(2):168-174.

[39] Lee C-H, Sohn M-J, Lee CH, Choi CY, Han SR,Choi B-W. Are there differences in the progression of ossification of the posterior longitudinal ligament following lamino-plasty versus fusion?: a meta-analysis. Spine. 2017;42(12):887-894.

[40] Odate S, Shikata J, Soeda T, Yamamura S, Kawaguchi S. Surgical results and complications of anterior decompression and fusion as a revision surgery after initial posterior surgery for cervical myelopathy due to ossification of the posterior longi-tudinal ligament. J Neurosurg Spine. 2017;26(4):466-473.

[41] Matsumoto M, Chiba K, Toyama Y. Surgical treatment of ossification of the posterior longitudinal ligament and its outcomes: posterior surgery by laminoplasty. Spine. 2012;37(5):E303-E308.

[42] Baisden J, Voo LM, Cusick JF, Pintar FA, Yoganandan N. Evaluation of cervical laminectomy and laminoplasty: a longitudinal study in the goat model. Spine. 1999;24(13):1283.

[43] Fields MJ, Hoshijima K, Feng AH, Richardson WJ,Myers BS. A biomechanical, radiologic, and clinical comparison of outcome after multilevel cervical laminectomy or laminoplasty in the rabbit. Spine.2000;25(22):2925-2931.

[44] Heller JG, Edwards CC, Murakami H, Rodts GE. Laminoplasty versus laminectomy and fusion for multilevel cervical myelopathy: an independent matched cohort analy-sis. Spine. 2001;26(12):1330-1336.

[45] Herkowitz HN. A comparison of anterior cervical fusion, cervical laminectomy, and cervical laminoplasty for the surgical management of multiple level spondylotic radiculopathy. Spine. 1988;13(7):774-780.

[46] Anderson PA, Matz PG, Groff MW, Heary RF,Holly LT, Kaiser MG, Mummaneni PV, Ryken TC,Choudhri TF, Vresilovic EJ. Laminectomy and fusion for the treatment

of cervical degenerative myelopathy.J Neurosurg Spine. 2009;11(2):150-156.

[47] Chen Y, Guo Y, Chen D, Wang X, Lu X, Yuan W. Long-term outcome of laminec-tomy and instrumented fusion for cervical ossification of the posterior longitudinal ligament. Int Orthop. 2009;33(4):1075.

[48] Yoshii T, Sakai K, Hirai T, Yamada T, Inose H, Kato T, Enomoto M, Tomizawa S, Kawabata S, Arai Y. Anterior decompression with fusion versus posterior decompression with fusion for massive cervical ossification of the posterior longitudinal ligament with a≥ 50% canal occupying ratio: a multicenter retrospective study. Spine J. 2016;16(11):1351-1357.

[49] Nakashima H, Imagama S, Yukawa Y, Kanemura T,Kamiya M, Yanase M, Ito K, Machino M, Yoshida G,Ishikawa Y. Multivariate analysis of C-5 palsy incidence after cervical posterior fusion with instrumentation. J Neurosurg Spine. 2012;17(2):103-110.

[50] Takemitsu M, Cheung KM, Wong YW, Cheung W-Y,Luk KD. C5 nerve root palsy after cervical laminoplasty and posterior fusion with instrumentation. Clin Spine Surg. 2008;21(4):267-272.

[51] Liu X, Chen Y, Yang H, Li T, Xu B, Chen D. Expansive open-door laminoplasty versus laminectomy and instrumented fusion for cases with cervical ossification of the posterior longitudinal ligament and straight lordosis. Eur Spine J. 2017;26(4): 1173-1180.

[52] Yang L, Gu Y, Shi J, Gao R, Liu Y, Li J, Yuan W. Modified plate-only open-door laminoplasty versus laminectomy and fusion for the treatment of cervical stenotic myelopathy. Orthopedics. 2013;36(1):e79-e87.

[53] Fujimori T, Iwasaki M, Nagamoto Y, Kashii M, Ishii T, Sakaura H, Sugamoto K, Yoshikawa H. Three-dimensional measurement of intervertebral range of motion in ossification of the posterior longitudinal ligament: are there mobile segments in the continuous type? J Neurosurg Spine. 2012;17(1):74-81.

[54] Nagamoto Y, Iwasaki M, Okuda S, Matsumoto T,Sugiura T, Takahashi Y, Furuya M. Anterior selective stabilization combined with laminoplasty for cervical myelopathy due to massive ossification of the posterior longitudinal ligament: report of early outcomes in 14 patients. J Neurosurg Spine. 2020;13:1-7.

[55] Onari K, Akiyama N, Kondo S, Toguchi A, Mihara H,Tsuchiya T. Long-term follow-up results of anterior interbody fusion applied for cervical myelopathy due to ossifica-tion of the posterior longitudinal ligament. Spine. 2001;26(5):488-493.

第二十二章　椎板成形术概论

Kazuhiro Chiba

殷　实 / 译

摘要

颈椎前路减压融合术（ACDF）和椎板切除术曾是后纵韧带骨化（OPLL）脊髓病患者唯一可行的手术方式。椎板成形术旨在解决与ACDF相关的问题，如术中神经损伤、脑脊液漏、假性关节炎和其他与植骨相关的并发症，以及与椎板切除相关的问题，如术后不稳定和后凸的进展，以及瘢痕形成引起的复发性脊髓病。这种简单、微创、创新的手术方式，最初在日本获得广泛接受，并逐渐向世界推广。椎板成形术有许多改良的术式，但最终可以总结为两种基本技术：开门椎板成形术和棘突劈裂椎板成形术。两者的临床结果没有显著性差异，选择哪一种多出于外科医生的偏好。椎板成形术的最佳适用者是那些有多节段OPLL和发育性椎管狭窄，并且其颈椎线形为前凸的患者。由于OPLL本身仍保留在椎管内，在决定适应证时，还应考虑骨化肿块的类型、大小和形状。研究者通过不断努力确定了明确的适应证，改进和完善了手术技术，使得手术效果明显改善，术后轴性疼痛、后凸畸形、节段性运动无力等问题部分得到解决，但尚未完全解决。OPLL的术后进展仍是一个尚未解决的问题，预防性减压术的适应证仍在讨论中。

关键词

后纵韧带骨化；椎板成形术；开门椎板成形
术；棘突劈裂椎板成形术；颈椎前路减压融合术（ACDF）；椎板切除术；轴性疼痛；后凸；节段性运动无力；预防性减压

颈椎前路减压融合术（ACDF）是治疗后纵韧带骨化（OPLL）的首选方法，因为直接从前路手术治疗前位病变被认为是合理的。ACDF的最大优点是可以将骨化的韧带向前取出或漂浮，以达到直接地脊髓减压。然而，前路手术在技术上要求很高，尤其是当OPLL涉及多个层面时，而且围手术期并发症已经有报道，例如术中神经损伤、脑脊液漏、气道阻塞、有无移植骨移位的假关节病。ACDF的长期结果还显示，由于邻近节段病理学的进展而复发的脊髓病并不少见，特别是在发育性椎管狭窄的患者中。

直到20世纪60年代末，传统的椎板切除术一直是治疗多节段OPLL引起的颈椎脊髓病的唯一可行的后路手术；然而，由于使用咬骨钳椎板切除术固有的创伤性质，手术效果并不总是令人满意。日本脊柱外科医生Kirita在引进高速磨钻后，发明了一种复杂的技术，在椎板的中线处对椎板进行减薄和分割，然后对椎板进行全切除，在保障安全的同时实现脊髓减压。该手术显著改善了手术效果，降低了术后并发症的发生率；但是，完全切除该解剖结构后所固有的问题，如术后脊柱后凸的发展，暴露的脊髓的脆弱性，以及瘢痕形成导致的复发性狭窄，仍然没有解决。

在日本，椎板成形术通过保留椎板覆盖脊髓并保持稳定性来解决这些问题。1973年，Hattori和他的同事设计了一种扩大的椎板"Z"形成形术，其中保留的椎板重建了椎管；然而，由于其技术复杂，这种手术并没有得到广泛接受。在Kirita方法的启发下，Hirabayashi发展了他自己的整块椎板切除术，在椎板和小关节的两侧接合处使用高速钻头制作骨沟，然后整块切除椎板。在这个过程中，Hirabayashi注意到，当他抬起一侧椎板时，甚至在取出整个椎板之前，硬脊膜的搏动就已经显现出来了。这一观察结果导致了"开门椎管扩大成形术"的出现，在这种手术中，一边的骨沟腹侧皮质被留作铰链，另一边被抬起，类似于打开书皮。

椎板成形术比椎板切除术具有生物力学优势，因为它使椎板和棘突的大部分及其上的棘上韧带和棘间韧带保留完整，有助于术后的稳定性。此外，椎板成形术对患者的手术影响较小，所以并发症较少。不稳定、椎间盘突出和相邻节段的脊椎病变在椎板成形术后很少出现，而这些病变通常在ACDF术后10~20年出现，有时需要进行挽救性手术。这种简单安全的手术方式逐渐受到日本脊柱外科医生的推崇。

在Hirabayashi的椎板成形术概念的启发下，各种改良术式随之发展。其中，Kurokawa发明的棘突劈裂椎板成形术也广受欢迎，因为在打开的椎板之间放置植骨块，可以安全重建椎管，从而增强颈椎的稳定性。通过在打开的位置使用骨移植、骨移植替代物或微型钢板，实现了对开门手术不同的修改。棘突劈裂椎板成形术也通过放置长支撑骨或骨移植替代物加以改进。Tomita等设计了一种用于全脊椎切除术的螺纹线锯，用来劈开棘突。各种椎板成形术可分为3种类型："Z"形成形术、单开门椎板成形术和双开门椎板成形术，目前主要采用单开门椎板成形术和双开门椎板成形术。这两种类型都有拥护者，一些人认为双开门椎板成形术硬膜外出血较少，而另一些人则认为单开门椎板成形术更安全，因为是在脊髓压迫程度比中央部分轻的椎管外侧部分制骨槽。然而，到目前为止，两种手术在手术结果上并无显著差异，主要是外科医生依照偏好做出选择。尽管到目前为止，已经设计了许多改良的技术，但始终要知道这两种基本但具有创新性的技术（Hirabayashi的单开门椎板成形术和Kurokawa的双开门椎板成形术）构成了之后改良手术的基础，并且至今仍然是最可行的选择。

据报道，采用日本骨科协会颈脊髓病治疗评分系统计算的恢复率，OPLL椎板扩大成形术的总体临床结果为40%~60%。这些良好的术后结果使接受椎板成形术的患者数量显著增加。然而，要取得良好的效果，患者的选择是关键。一些问题，包括术后轴性疼痛、术后后凸的发展、节段性运动无力等已经得到部分解决，虽然不是完全解决。还有一些问题有待解决，如术后骨化的进展和预防性减压的适应证。

22.1 椎板成形术治疗OPLL的手术指征

椎板成形术的最佳候选者是那些多节段OPLL伴有发育性椎管狭窄和脊柱前凸的患者，预估他们的脊髓有足够的后移。椎板成形术最大的问题是骨化块仍完整留在椎管内，因此，OPLL的类型（连续型、节段型、混合型）、大小和形状也必须考虑在内。如果骨化块较大（椎管占位率>60%，厚度>7.2mm）或喙型且尖端锋利，则可能无法获得最佳减压效果。

在节段型或混合型OPLL患者中，ROM被保留，动态因素可能会导致后来的神经功能恶化。对于这些患者，可以考虑ACDF或后路椎弓根螺钉或侧块螺钉融合。Fujiyoshi等建议使用K线，即连接C2~C7椎管AP直径中点的线，来确定患者应进行前路还是后路治疗。如果患者有脊柱后凸，骨化尖端超出K线，则应行前路治疗，如果行后路治疗，则应同时行融合。

22.2 轴性疼痛

术后立即出现的严重轴性疼痛是椎板成形术后常见的问题。尽管在大多数情况下，这种症状是自发的或通过保守治疗缓解，如在压痛部位注射局部麻醉剂或用支架进行外部支撑，但有些患者会忍受长时间的疼痛。有报道称，保留作为数个椎旁肌附着处的 C7 棘突可以减少轴性疼痛。Shiraishi 等设计了一种复杂的术式，在最小限度地剥离肌肉后移除选定的椎板，同时为脊髓提供足够的减压，并将其命名为"跳跃式椎板切除术"，但这种技术主要用于脊髓型颈椎病。在 Shiraishi 的报告之后，为了减少术后疼痛和保持颈部活动，许多类似的微创技术的研究相继出现。

22.3 术后颈椎后凸

除了椎板后移的直接减压效果外，只要患者的颈椎保持前凸，由于脊髓向背侧移位，椎板成形术还有一种间接的完全减压效果。在这种情况下，椎板成形术的减压效果与椎板切除术相当，与 ACDF 相似。在颈椎后凸患者中，脊髓病的恢复比有前凸曲度的患者差。Baba 等报道，神经功能的改善与 MRI 图像上脊髓后移的程度有关，术后神经功能的改善与扩大的椎管的体积有关，这种改善在脊柱前凸患者中占多数。Sodeyama 等还报道了脊髓后移对脊髓病良好恢复的临界值平均为 3mm。所有这些研究都强调了在椎板成形术中保留前凸曲度的重要性。

人们一直在努力保持术前前凸和防止术后后凸。连接 C2 棘突的颈半棘肌应尽可能地保留，因为该肌在保持术后前凸方面起着至关重要的作用。如果需要在 C3~C4 节段减压，建议采用 C3 椎弓根成形术，而不是扩张 C3 椎板，以保留 C2 棘突。

对于脊髓型颈椎病患者，术后轻度后凸是可以接受的，因为在脊髓型颈椎病患者中，多节段椎间隙变窄引起的脊髓冗余会减弱对脊髓的压缩力，从而提供可接受的结果。然而，在 OPLL 患者

中，由于骨化的韧带通常占据椎间盘间隙，脊髓仍然处于张力状态，因此，更容易受到后凸畸形引起的压迫。

然而，Hirabayashi 也指出，虽然颈椎术后前凸减少（可能是颈部肌肉进行性萎缩所致，见于椎板扩大成形术后 5% 的患者），但他们医院从未出现过需要前路固定的严重后凸畸形或不稳定的情况。颈椎序列对椎板成形术临床效果的确切影响应在未来的研究中确定。

22.4 节段性运动无力

运动无力主要发生在 C5 或 C6 节段，通常无感觉障碍，是所有类型椎板成形术后最常见的神经并发症。钻沟产生的摩擦热，源于伤害性地使用包括空气钻和克里森咬骨钳在内的外科器械，铰链断裂后椎板落入椎管中，脊髓后移引起的栓系效应导致神经根伸展，这些都是造成麻痹的原因。文献中也暗示了微循环事件的参与。虽然目前还没有公认的方法来预防这种麻痹，但在大多数情况下，术后 2 年内可以自行恢复。Tsuji 等报道，选择性椎板成形术中减压节段数的减少可使 C5 节段性瘫痪的发生率降低，这可能是由于脊髓后移受限，导致神经根栓系效应降低。

22.5 术后 OPLL 进展

扩大椎板成形术后，OPLL 本身并没有被移除，骨化病变仍有术后进展的可能性，这可能是由于外科侵袭、生物力学应力和遗传倾向引起的生物刺激所致。因此，在对 OPLL 患者进行椎板成形术时，有必要在矢状面上将椎管扩大到狭窄水平上下一个椎板的范围，同时使椎管获得足够的宽度。

22.6 预防性减压

到目前为止，一旦脊髓的损伤超过了它的愈

合能力就没有有效的方法再生。目前唯一可行的解决办法是在脊髓不可逆性损伤前对脊髓病患者进行手术。因此，为了获得更好的手术效果，建议在脊髓不可逆性恶化之前尽早手术减压，尤其是对于椎管狭窄的年轻患者，即使脊髓病变不严重。手术的可靠性使早期手术成为可能。椎板成形术是一种可靠的手术，其减压效果与 ACDF 和椎板切除术相当，被认为比椎板切除术更能保持脊柱的稳定。它也比 ACDF 更安全，更容易预防严重的脊髓恶化，并发症也较少。然而，对于轻度脊髓病患者或在脊髓病发病之前的人群实施预防性减压是否合理，目前尚无共识。这需要在未来的研究中进一步讨论。

参考文献

[1] Epstein N. The surgical management of ossification of the posterior longitudinal ligament in 51 patients. J Spinal Disord. 1993;6(5):432-454.

[2] Yamaura I, Kurosa Y, Matuoka T, Shindo S. Anterior floating method for cervical myelo- pathy caused by ossification of the posterior longitudinal ligament.Clin Orthop Relat Res. 1999;359:27-34.

[3] Yonenobu K, Fuji T, Ono K, Okada K, Yamamoto T,Harada N. Choice of surgical treatment for multisegmental cervical spondylotic myelopathy. Spine (Phila Pa 1976). 1985;10(8):710-716.

[4] Shinomiya K, Okamoto A, Kamikozuru M, Furuya K,Yamaura I. An analysis of failures in primary cervical anterior spinal cord decompression and fusion. J Spinal Disord. 1993;6(4): 277-288.

[5] Song JS, Choi BW, Song KJ. Risk factors for the development of adjacent segment disease following anterior cervical arthrodesis for degenerative cervical disease: comparison be- tween fusion methods. J Clin Neurosci. 2014;21(5):794-798.

[6] Mayfield FH. Complications of laminectomy. Clin Neurosurg. 1976;23:435-439.

[7] Miyazaki K, Kirita Y. Extensive simultaneous multisegment laminectomy for myelopathy due to the ossification of the posterior longitudinal ligament in the cervical region. Spine (Phila Pa 1976).1986;11(6):531-542.

[8] Cattell HS, Clark GL Jr. Cervical kyphosis and instability following multiple laminectomies in children.

J Bone Joint Surg Am. 1967;49(4):713-720.

[9] Kawai S, Sunago K, Doi K, Saika M, Taguchi T. Cervical laminoplasty (Hattori's method). Procedure and follow-up results. Spine (Phila Pa 1976). 1988;13(11):1245-1250.

[10] Hirabayashi K. Expansive open-door laminoplasty for cervical spondylotic myelopathy. Shujutsu(Operation). 1978;32:1159-2263. (in Japanese)

[11] Hirabayashi K, Miyakawa J, Satomi K, Maruyama T,Wakano K. Operative results and postoperative progression of ossification among patients with ossification of cervical posterior longitudinal ligament. Spine(Phila Pa 1976). 1981;6(4):354-364.

[12] Hirabayashi K, Toyama Y, Chiba K. Expansive laminoplasty for myelopathy in ossification of the longitudinal ligament. Clin Orthop Relat Res.1999;359:35-48.

[13] Herkowitz HN. A comparison of anterior cervical fusion, cervical laminectomy, and cervical laminoplasty for the surgical management of multiple level spondylotic radicu- lopathy. Spine (Phila Pa 1976).1988;13(7):774-780.

[14] Yonenobu K, Hosono N, Iwasaki M, Asano M, Ono K. Neurologic complications of surgery for cervical compression myelopathy. Spine (Phila Pa 1976).1991;16(11):1277-1282.

[15] Iwasaki M, Ebara S, Miyamoto S, Wada E, Yonenobu K. Expansive laminoplasty for cervical radiculomyelopathy due to soft disc herniation. Spine (Phila Pa 1976). 1996;21(1): 32-38.

[16] Kurokawa T, Tsuyama N, Tanaka H. Enlargement of spinal canal by the sagittal splitting of the spinous process. Bessatsu Seikeigeka (Orthop Surg).1982;2:234-240. (in Japanese)

[17] Itoh T, Tsuji H. Technical improvements and results of laminoplasty for compressive myelopathy in the cervical spine. Spine (Phila Pa 1976).1985;10(8):729-736.

[18] Park AE, Heller JG. Cervical laminoplasty: use of a novel titanium plate to maintain canal expansion--surgical technique. J Spinal Disord Tech.2004;17(4):265-271.

[19] Hoshi K, Kurokawa T, Nakamura K, Hoshino Y, Saita K, Miyoshi K. Expansive cervical laminoplasties--observations on comparative changes in spinous process lengths following longitudinal laminal divisions using autogenous bone or hydroxyapatite spacers. Spinal Cord. 1996;34(12):725-728.

[20] Tomita K, Kawahara N, Toribatake Y, Heller JG. Expansive midline T-saw laminoplasty (modified spinous process-splitting) for the management

of cervical myelopathy. Spine (Phila Pa 1976).1998;23(1):32-37.

[21] Matsumoto M, Chiba K, Toyama Y. Surgical treatment of ossification of the posterior longitudinal ligament and its outcomes: posterior surgery by laminoplasty.Spine (Phila Pa 1976). 2012;37(5):E303-E308.

[22] Iwasaki M, Okuda S, Miyauchi A, Sakaura H, Mukai Y, Yonenobu K, et al. Surgical strategy for cervical myelopathy due to ossification of the posterior longitudinal ligament: part 1: clinical results and limitations of laminoplasty. Spine (Phila Pa 1976). 2007;32(6):647-653.

[23] Seichi A, Chikuda H, Kimura A, Takeshita K,Sugita S, Hoshino Y, et al. Intraoperative ultrasonographic evaluation of posterior decompression via laminoplasty in patients with cervical ossification of the posterior longitudinal ligament: correlation with 2-year follow-up results. J Neurosurg Spine.2010;13(1):47-51.

[24] Ogawa Y, Chiba K, Matsumoto M, Nakamura M,Takaishi H, Hirabayashi H, et al. Long- term results after expansive open-door laminoplasty for the segmental- type of ossification of the posterior longitudinal ligament of the cervical spine: a comparison with nonsegmental-type lesions. J Neurosurg Spine.2005;3(3):198-204.

[25] Fujiyoshi T, Yamazaki M, Kawabe J, Endo T, Furuya T, Koda M, et al. A new concept for making decisions regarding the surgical approach for cervical ossification of the posterior longitudinal ligament: the K-line.Spine (Phila Pa 1976). 2008;33(26):E990-E993.

[26] Hosono N, Yonenobu K, Ono K. Neck and shoulder pain after laminoplasty. A noticeable complication.Spine (Phila Pa 1976). 1996;21(17):1969-1973.

[27] Hosono N, Sakaura H, Mukai Y, Yoshikawa H. The source of axial pain after cervical laminoplasty-C7 is more crucial than deep extensor muscles. Spine (Phila Pa 1976). 2007; 32(26):2985-2988.

[28] Shiraishi T, Fukuda K, Yato Y, Nakamura M, Ikegami T. Results of skip laminectomy-minimum 2-year follow-up study compared with open-door laminoplasty.Spine (Phila Pa 1976). 2003;28(24):2667-2672.

[29] Kotani Y, Abumi K, Ito M, Sudo H, Takahata M, Nagahama K, et al. Impact of deep extensor muscle-preserving approach on clinical outcome of laminoplasty for cervical spondylotic myelopathy: comparative cohort study. Eur Spine J.2012;21(8):1536-1544.

[30] Riew KD, Raich AL, Dettori JR, Heller JG. Neck pain following cervical laminoplasty: does preservation of the C2 muscle attachments and/or C7 matter? Evid Based Spine Care J. 2013; 4(1):42-53.

[31] Fujimura Y, Nishi Y, Nakamura M. Dorsal shift and expansion of the spinal cord after expansive open-door laminoplasty. J Spinal Disord. 1997;10(4):282-287.

[32] Batzdorf U, Batzdorff A. Analysis of cervical spine curvature in patients with cervical spondylosis. Neurosurgery. 1988;22(5):827-836.

[33] Baba H, Uchida K, Maezawa Y, Furusawa N,Azuchi M, Imura S. Lordotic alignment and posterior migration of the spinal cord following en bloc open-door laminoplasty for cervical myelopathy:a magnetic resonance imaging study. J Neurol.1996;243(9):626-632.

[34] Sodeyama T, Goto S, Mochizuki M, Takahashi J,Moriya H. Effect of decompression enlargement laminoplasty for posterior shifting of the spinal cord.Spine (Phila Pa 1976). 1999;24(15):1527-31. discussion 31-32

[35] Takeshita K, Seichi A, Akune T, Kawamura N,Kawaguchi H, Nakamura K. Can laminoplasty maintain the cervical alignment even when the C2 lamina is contained? Spine (Phila Pa 1976).2005;30(11):1294-1298.

[36] Sakaura H, Hosono N, Mukai Y, Fujimori T, Iwasaki M, Yoshikawa H. Preservation of muscles attached to the C2 and C7 spinous processes rather than subaxial deep extensors reduces adverse effects after cervical laminoplasty. Spine (Phila Pa 1976).2010;35(16):E782-E786.

[37] Chiba K, Toyama Y, Watanabe M, Maruiwa H,Matsumoto M, Hirabayashi K. Impact of longitudinal distance of the cervical spine on the results of expansive open-door lamino- plasty. Spine (Phila Pa 1976).2000;25(22):2893-2898.

[38] Chen Y, Chen D, Wang X, Guo Y, He Z. C5 palsy after laminectomy and posterior cervical fixation for ossification of posterior longitudinal ligament. J Spinal Disord Tech. 2007;20(7): 533-535.

[39] Imagama S, Matsuyama Y, Yukawa Y, Kawakami N,Kamiya M, Kanemura T, et al. C5 palsy after cervical laminoplasty: a multicentre study. J Bone Joint Surg Br. 2010;92(3):393-400.

[40] Chiba K, Toyama Y, Matsumoto M, Maruiwa H,Watanabe M, Hirabayashi K. Segmental motor paralysis after expansive open-door laminoplasty. Spine (Phila Pa 1976). 2002;27(19): 2108-2115.

[41] Tsuji T, Asazuma T, Masuoka K, Yasuoka H,Motosuneya T, Sakai T, et al. Retrospective cohort study between selective and standard C3-7 laminoplasty. Minimum 2-year follow-up study. Eur Spine J.2007;16(12):2072-2077.

[42] Chiba K, Yamamoto I, Hirabayashi H, Iwasaki M,Goto H, Yonenobu K, et al. Multicenter study investigating the postoperative progression of ossification of the posterior longitudi- nal ligament in the cervical spine:

a new computer-assisted measurement. J Neurosurg Spine. 2005;3(1):17-23.

[43] Ogawa Y, Toyama Y, Chiba K, Matsumoto M,Nakamura M, Takaishi H, et al. Long-term results of expansive open-door laminoplasty for ossification of the posterior longitudinal ligament of the cervical spine. J Neurosurg Spine. 2004;1(2):168-174.

[44] Yonenobu K. Is surgery indicated for asymptomatic or mildly myelopathic patients with significant ossification of the posterior longitudinal ligament? Spine (Phila Pa 1976). 2012;37 (5):E315-E317.

[45] Lee SE, Jahng TA, Kim HJ. Surgical outcomes in patients with mild symptoms, but severely compressed spinal cord from cervical ossification of the posterior longitudinal ligament. J Clin Neurosci.2016;33:163-168.

[46] Cheung JPY, Cheung PWH, Chiu CK, Chan CYW,Kwan MK. Variations in practice among AsiaPacific surgeons and recommendations for managing cervical myelopathy: the first Asia-Pacific spine society collaborative study. Asian Spine J.2019;13(1):45-55.

第二十三章 颈椎后纵韧带骨化单开门椎板成形术：技术、并发症及长期结果

Yoshiharu Kawaguchi

殷　实/译

摘要

因为后纵韧带骨化可能导致多节段颈髓受压，颈椎椎板成形术已成为颈椎后路减压的标准方法。我们在 1981 年开发了一种全颈椎椎板成形术——单开门椎板成形术。长期（＞ 20 年）的随访结果令人满意，且没有任何重大并发症。然而，颈椎椎板成形术后必须考虑到术后神经根病变、术后轴向疼痛，以及由于 OPLL 进展而导致的神经功能恶化。

关键词

OPLL；颈椎病；颈椎椎板成形术；长时间随访；手术效果；影像学结果；并发症

23.1 引言

后纵韧带骨化（OPLL）的特点是韧带组织被异位的新骨形成所替代。OPLL 通常导致椎管狭窄，并被认为是颈脊髓病的一个原因。由于 OPLL 具有多节段压迫颈髓的可能，颈椎椎板成形术已成为颈椎后路减压的标准程序。20 世纪 70 年代初，日本发展了颈椎椎板成形术，以解决常规椎板切除术后的问题。传统的椎板切除术常导致不稳定和畸形，造成颈脊髓病复发。颈椎椎板成形术在 20 世纪 80 年代经历了几项改进，虽然有两

种类型的颈椎椎板成形术，即单开门扩大式和纵劈棘突的双开门式，但两者的理念是相同的。椎板成形术是一种保留颈椎后部结构力学的后路减压术。许多研究报告说颈椎椎板成形术可产生良好的手术效果，因此，颈椎椎板成形术的概念已被广泛接受，不仅在日本，而且在全世界都有传播。我们的研究所于 1981 年开发了一种全颈椎椎板成形术——单开门椎板成形术。我们在临床中仍然执行同样的术式。在本章中，我们描述了基于长期随访的全颈椎椎板成形术的临床结果和潜在风险。

23.2 全颈椎椎板成形术的手术流程

由 Itoh 和 Tsuji 提出的单开门椎板成形术已经被用于多节段 OPLL 患者的脊髓减压。此过程的细节已经在文献中报道过，本章将作简要介绍。椎板从 C2 的下半部分显露到 T1 的上半部分。椎管减压通过单开门椎板成形术从 C3~C7/T1 进行。减压的程度是通过影像学结果来确定的，包括 X 线片、CT、脊髓造影和 MRI。打开椎板的一侧，另一侧作为铰链。将分离的棘突制成的骨移植物或模制羟基磷灰石（HA）块放在开放的椎板间，用钢丝或尼龙线固定。开放的椎板间隙内的移植骨块或 HA 块依据颈椎不稳放置在 3~5 个节段。骨片也放置在铰链侧。最近，我们没有在铰链侧应用植骨以保持颈椎的活动度。注意避免破坏双侧

小关节。扩大椎管后脊髓后移。脊髓减压后，椎旁肌和颈项韧带在原位缝合。术后患者需卧床1天，之后可戴颈托下床行走。术后1个月内建议佩戴颈托。

23.3 长期结果

我们已经报道了全颈椎椎板成形术的长期（>20年）随访结果。数据汇总如下。1981—1994年间，共有216例颈椎管成形术治疗颈椎病（CS）或OPLL所致的脊髓压迫。对随访20年以上的148例患者进行分析。仍然健在的有68例患者（45例男性和23例女性），手术时平均年龄51.7岁（范围：24~70岁）。26例CS，42例OPLL，末次随访平均年龄77.2岁（45~95岁）。平均随访时长25.5年，时间范围在20~32年之间。在进行这项研究时，已经有80例患者死亡。我们无法联系到剩下的全部68例患者。因此，包括幸存者和死亡患者在内的随访率为68.5%（148/216）。

23.3.1 临床结果

23.3.1.1 仍在世的患者

65例患者仍在世。24例CS患者（16例男性和9例女性）和41例OPLL患者（27例男性和14例女性），术前JOA评分（满分17分）平均为9.5±2.5分（6~15分）、9.3±2.7分（4~17分）。两组术前JOA评分均在一年内迅速提高，术后5年持续改善。术后5年JOA评分和恢复率分别提高到14.2分和64.9%。术后10年平均JOA评分和恢复率分别维持在13.9分和61.6%。在最后一次随访时，JOA评分降至11.4分。随访期间，CS的最高评分和恢复率分别为14.3分和67.8%，OPLL分别为14.6分和70.3%。术后平均恢复率分别为CS患者22.6%±69.1%，OPLL患者37.1%±56.7%。两组患者术后JOA评分和术后恢复率无明显差异。

65例患者中有32例（49.2%）JOA评分在随访期间恶化。本组包括11例CS患者（7例男性和4例女性）和21例OPLL患者（12例男性和9例女性）椎板成形术。二次手术是在患者行颈椎椎板成形术后10~30年进行的。椎板成形术后无严重并发症。尽管11例患者（2例CS和9例OPLL）（11/65，17%）在最后随访时有颈部轴性疼痛，但除了1例OPLL外，这不是主要的主诉。2例OPLL患者术后出现单侧上肢神经根病变，需要额外的椎体切除和前路椎间融合。

23.3.1.2 随访期间死亡的患者

随访患者中死亡80例，平均死亡年龄78.2±8.6岁。其中CS患者44例（男性31例，女性13例），OPLL患者36例（男性30例，女性6例）。手术至死亡的平均时间为13.4±7.4年（范围：1~31年）。5例患者的家属无法报告确切的死亡年份。术后5年内死亡12例，6~10年死亡14例，11~20年死亡34例，术后21年以上死亡15例。没有患者死于与手术有关的并发症。最常见的死因是恶性肿瘤（23例），其次是缺血性心脏病（13例）和脑梗死（6例）。死亡原因与脊髓损伤无明显关系。

23.3.1.3 影像学评价

对48例颈椎椎管成形术后10年以上的患者进行了影像学检查。其中CS 14例（男性10例，女性4例），OPLL 34例（男性23例，女性11例）。

在最后一次随访中，CS患者移植骨节段（C5）椎管的平均矢状径从12.8mm增加到17.8mm，在非移植骨节段（C6）从13.8mm增加到18.1mm。在OPLL患者中，最窄处由10.1mm增加到13.7mm。然而，恢复率与脊髓可用空间的大小无关。随访期间无一例椎板闭合。术前中立位颈椎序列角度CS组为15.7°±12.2°，OPLL组为11.0°±8.9°。术前、术后颈椎准直与椎板成形术后JOA评分恢复无相关性。术前颈椎活动度CS组为40.9°±16.0°，OPLL组为30.9°±16.6°。在最后一次随访时，CS组的ROM下降到

13.6°±10.9°，OPLL 组的 ROM 降低到 4.4°±5.7°。OPLL 组术后 ROM 低于 CS 组。术后椎板间融合是导致 ROM 减少的原因之一，因为较长的椎板融合患者术后 ROM 下降更为明显。术后 CS 组融合数为 3.0±1.4，OPLL 组为 4.0±1.1。OPLL 组融合数目明显高于 CS 组。

23.4 颈椎椎板成形术长期随访表现出的问题

椎板成形术后无严重并发症。尽管术后神经根病变（包括 C5 麻痹）是颈椎椎板成形术的并发症，但很少有患者在长期随访中出现术后神经根病变。17% 的单开门椎板成形术患者术后出现颈部疼痛。颈椎椎板成形术后常有活动度下降。

OPLL 进展：

OPLL 术后进展是长期随访中观察到的主要问题之一。在我们最近的研究中，167 例患者中有 9 例（5.4%）因为 OPLL 进展导致神经功能恶化而接受了二次手术。在这项研究中，行二次手术组的年龄低于不需要二次手术的对照组。二次手术组患者患有混合型 OPLL 多于对照组。6 例患者在二次手术后神经功能恢复，但仍有 3 例神经功能缺损。恢复差的患者脊髓 MRI 表现为清晰的 T2 高信号区。因此，对于有 OPLL 进展风险的患者，可以考虑早期额外减压。

23.5 结论

单开门椎板成形术是治疗颈椎 OPLL 的一种安全的手术方法，无严重的并发症，远期（＞20年）神经功能恢复良好。尽管有一些并发症，包括术后神经根病变和由于 OPLL 进展而导致的神经功能恶化，但对于 OPLL 压迫多节段颈髓的患者，仍需行颈椎椎板成形术。

参考文献

[1] Tsukimoto H. On an autopsied case of compressionmyelopathy with a callus formation in the cervical spinal canal. Nihon-Geka-Hokan. 1960;29:1003-1007.

[2] Onji Y, Akiyama H, Shimomura Y, Ono K, Hukuda S, Mizuno S. Posterior paravertebral ossifica- tion causing cervical myelopathy. J Bone Joint Surg Am.1967;49:1314-1328.

[3] Matsumoto M, Chiba K, Toyama Y. Surgical treatment of ossification of the posterior longitu-dinal ligament and its outcomes: posterior surgery by laminoplasty. Spine (Phila Pa 1976). 2012; 37(5):E303-E308.

[4] Nakamura K, Seichi A. History of laminoplasty.In: Cervical Laminoplasty. Tokyo: Springer-Verlag;2003. p. 3-11.

[5] Chiba K, Maruiwa H, Matsumoto M, Hirabayashi K,Toyama Y. Expansive open-door lamino- plasty. Tokyo:Springer-Verlag; 2003. p. 27-45.

[6] Seichi A, Iwasaki M, Nakamura K. Double-door laminoplasty by splitting spinous processes. Tokyo:Springer-Verlag; 2003. p. 47-62.

[7] Seichi A, Takeshita K, Ohishi I, Kawaguchi H, Akune T, Anamizu Y, Kitagawa T, Nakamura K. Longterm results of double-door laminoplasty for cervical stenotic myelopathy. Spine (Phila Pa 1976).2011;26(5):479-487.

[8] Kimura A, Seichi A, Inoue H, Hoshino Y. Long-term results of double-door laminoplasty using hydroxyapatite spacers in patients with compressive cervical myelopathy. Eur Spine J. 2011;20(9): 1560-1566.

[9] Motosuneya T, Maruyama T, Yamada H, Tsuzuki N,Sakai H. Long-term results of tension-band laminoplasty for cervical stenotic myelopathy: a ten-year follow-up. J Bone Joint Surg Br. 2011;93 (1):68-72.

[10] Ogawa Y, Chiba K, Matsumoto M, Nakamura M,Takaishi H, Hirabayashi H, Hirabayashi K, Nishiwaki Y, Toyama Y. Long-term results after expansive opendoor laminoplasty for the segmental-type of ossification of the posterior longitudinal ligament of the cervical spine: a comparison with nonsegmental-type lesions. J Neurosurg Spine. 2005;3(3):198-204.

[11] Chiba K, Ogawa Y, Ishii K, Takaishi H, Nakamura M, Maruiwa H, Matsumoto M, Toyama Y. Long-term results of expansive open-door laminoplasty for cervical myelopathy--average 14-year follow-up study.Spine (Phila Pa 1976). 2006;31(26):2998-3005.

[12] Iwasaki M, Kawaguchi Y. Kimura, Yonenobu K. Long-term results of expansive laminoplasty for ossification of the posterior longitudinal ligament of the cervical spine: more than 10 years follow up. J Neurosurg. 2002;96(2 Suppl):180-189.

[13] Kawaguchi Y, Kanamori M, Ishihara H, Ohmori K,Nakamura H, Kimura T. Minimum 10-year followup after en bloc cervical laminoplasty. Clin Orthop Relat Res. 2003;411:129-139.

[14] Kawaguchi Y, Nakano M, Yasuda T, Seki S, Hori T,Suzuki K, Makino H, Kimura T. More than 20 years follow-up after en bloc cervical laminoplasty. Spine (Phila Pa 1976). 2016;41(20):1570-1579.

[15] Ito T, Tsuji H. Technical improvements and results of laminoplasty for compressive myelo-pathy in the cervical spine. Spine (Phila Pa 1976). 1985;10(8):729-736.

[16] Tsuji H. Laminoplasty for patients with compressive myelopathy due to so-called spinal canal stenosis in cervical and thoracic regions. Spine (Phila Pa 1976).1982;7(1):28-34.

[17] Kawaguchi Y, Nakano M, Yasuda T, Seki S, Hori T,Suzuki K, Makino H, Kimura T. Life expectancy after cervical en bloc laminoplasty: analysis of data following more than 20 years. Spine (Phila Pa 1976).2017;42(7):450-455.

[18] Sakaura H, Hosono N, Mukai Y, Ishii T, Yoshikawa H. C5 palsy after decompression surgery for cervical myelopathy: review of the literature. Spine (Phila Pa 1976). 2003;28(21):2447-2451.

[19] Gu Y, Cao P, Gao R, Tian Y, Liang L, Wang C, Yang L, Yuan W. Incidence and risk factors of C5 palsy following posterior cervical decompression: a systematic review. PLoS One. 2014;9(8): e101933.

[20] Nassr A, Nassr A, Eck JC, Ponnappan RK, Zanoun RR, Donaldson WF 3rd, Kang JD. The inci-dence of C5 palsy after multilevel cervical decompression procedures: a review of 750 con-secutive cases. Spine (Phila Pa 1976). 2012;37(3):174-178.

[21] Imagama S, Matsuyama Y, Yukawa Y, Kawakami N, Kamiya M, Kanemura T, Ishiguro N, Nagoya Spine Group. C5 palsy after cervical laminoplasty: a multicentre study.

J Bone Joint Surg Br.2010;92(3):393-400.

[22] Hosono N, Yonenobu K, Ono K. Neck and shoulder pain after laminoplasty. A noticeable complication.Spine (Phila Pa 1976). 1996;21(17):1969-1973.

[23] Kawaguchi Y, Matsui H, Ishihara H, Gejo R, Yoshino O. Axial symptoms following en bloc cervical laminoplasty. J Spinal Disord. 1999;12(5):392-395.

[24] Riew KD, Raich AL, Dettori JR, Heller JG. Neck Pain Following Cervical Lamino-plasty: Does Preservation of the C2 Muscle Attachments and/or C7 Matter? Evid Based Spine Care J. 2013;4(1): 42-53.

[25] Wang SJ, Jiang SD, Jiang LS, Dai LY. Axial pain after posterior cervical spine surgery: a system-atic review. Eur Spine J. 2011;20(2):185-194.

[26] Kawaguchi Y, Kanamori M, Ishiara H, Nobukiyo M, Seki S, Kimura T. Preventive measures for axial symptoms following cervical laminoplasty. J Spinal Disord Tech. 2003;16(6):497-501.

[27] Machino M, Yukawa Y, Hida T, Ito K, Nakashima H,Kanbara S, Morita D, Kato F. Cervical alignment and range of motion after laminoplasty: radiographical data from more than 500 cases with cervical spondylotic myelopathy and a review of the literature. Spine (Phila Pa 1976). 2012; 37(20):E1243-E1250.

[28] Kawaguchi Y, Kanamori M, Ishihara H, Nakamura H,Sugimori K, Tsuji H, Kimura T. Progression of ossification of the posterior longitudinal ligament following en bloc cervical laminoplasty. J Bone Joint Surg Am. 2001;83(12):1798-1802.

[29] Hori T, Kawaguchi Y, Kimura T. How does the ossification area of the posterior longitudinal ligament progress after cervical laminoplasty? Spine (Phila Pa 1976). 2006;31(24):2807-2812.

[30] Hori T, Kawaguchi Y, Kimura T. How does the ossification area of the posterior longitudinal ligament thicken following cervical laminoplasty? Spine (Phila Pa 1976). 2007;32(19):E551-E556.

[31] Kawaguchi Y, Nakano M, Yasuda T, Seki S, Suzuki K, Yahara Y, Makino H, Kobayashi K, Kimura T. Clinical impact of ossification of the posterior longitudinal ligament progression after cervical laminoplasty. Clin Spine Surg. 2019;32(3):E133-E139.

第二十四章　颈椎后纵韧带骨化双开门椎板成形术：技术、并发症及长期结果

Katsushi Takeshita

张陇豫 / 译

摘要

双开门椎板成形术，两种最基本的椎板成形术之一，它是通过劈开棘突，打开椎板，再用间隔物固定椎板。除了大块的骨化或颈椎后凸患者，椎板成形的手术效果是令人满意的。C5 神经根麻痹、大量出血也是该术式常见并发症。手术效果可维持超过 10 年。

关键词

双开门椎板成形术；OPLL；JOA 评分；C5 神经根麻痹；羟基磷灰石间隔器；K 线；侧槽；后凸畸形

24.1 历史

即使在现代器械应用于颈椎疾患后，椎板成形术仍是颈椎 OPLL 的主要手术技术。

有两种类型的椎板成形术：单侧椎板成形术和双开门椎板成形术。单侧椎板成形术亦称单开门椎板成形术，最早由 Hirabayashi 报道。双开门椎板成形术最早由 Kurokawa 报道，也被称为法式门或中矢状位棘突劈裂法。

24.2 手术技术

插管后，将患者从仰卧位小心翻转，俯卧位固定在四柱或 Jackson®（Mizuho/OSI）手术床上。头部由 Mayfield 固定或放置在软垫上，如 Prone View 垫®（Dupaco）。采用反 Trendelenburg 体位可减少术中出血。

取后正中入路切口，一直暴露至椎板，椎板两侧暴露至关节突内侧，这点对于我们后面制作铰链槽至关重要，尽可能保留棘突上的肌肉韧带复合体（图 24.1）。众所周知，C2 椎体对于防止颈椎后凸畸形至关重要，当椎板成形范围需要扩大至 C2 时，剥离的头后大直肌、头下斜肌、颈半棘肌在关闭切口前必须予以重建（图 24.2）。

对于双开门来说，两侧骨槽的制作和正中劈开棘突是其主要的步骤（图 24.3）。首先用一个薄的金刚刀劈开棘突，可在直视下完全劈开棘突或尝试用力撕开棘突。当切至棘突内侧皮质时需要格外小心，避免医源性神经损伤，一些术者喜欢保留一层薄的骨皮质，然后快速地撕开棘突。还可以用"T"形线锯这样的工具采取由内至外技术来打开棘突，这项技术最早用于全椎板切除术，不同于用刀逐个劈开棘突，线锯运用由内至外技术可同时打开所有棘突。然而，当有严重狭窄时，

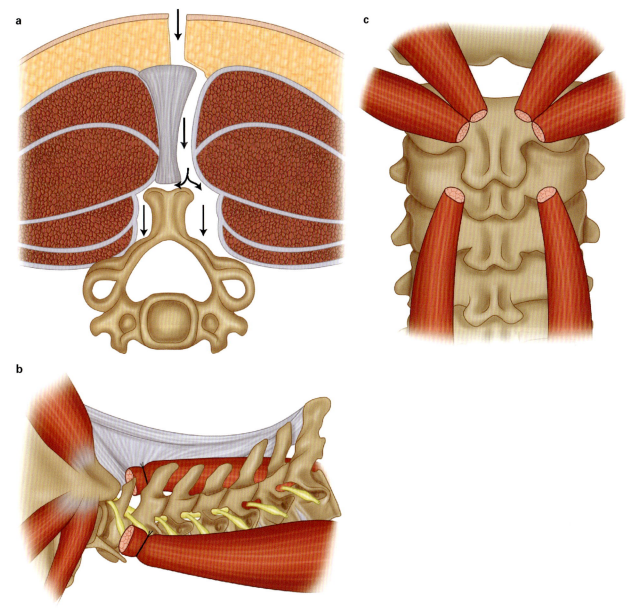

图 24.1 （a）箭头显示椎板成形后入路，入路沿着项韧带，把最表浅的斜方肌颈上韧带和 C7 棘突上分离，头夹肌也从项韧带分离，这个入路保留了项韧带的完整性（b）项韧带得以保留，为了更好地暴露 C3~C7，可将颈半棘肌暂时从 C2 棘突上剥离。（c）当需要减压 C1、C2 时，可剥离头后大直肌、头下斜肌

使用线锯时应格外小心。

　　其次，两侧的骨槽使用磨钻完成，过度打磨将使椎板失去稳定，从而变成了椎板切除术。骨槽的位置至关重要，最好是术前通过 CT 对椎管进行评估。骨槽离正中矢状面过远意味着会侵犯到关节突和椎弓根，不仅难以完成骨槽而且还会损伤到颈神经根和椎动脉。骨槽离正中矢状面过近会使椎管打开有限，有时还会将硬膜和神经夹在

骨槽之间。在这个节段，骨槽不要一步到位地完成，因为在打开棘突时从相邻椎体分离黄韧带后椎板活动度会增加。当减压范围涉及寰椎时，传统的椎板成形术很难实施，寰椎减压通常是通过椎板切除来实现的，虽然从理论上讲椎板成形也是可行的。由于枢椎椎板较厚，为了更好地开门，骨槽通常被制作成楔形。

　　减压的两端可采用部分椎板切除术，以尽量减

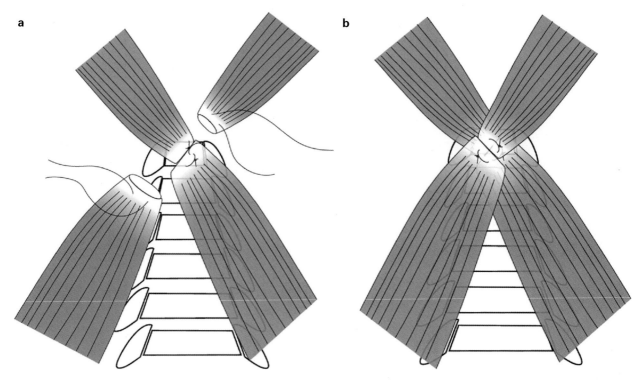

图 24.2　当所有棘突间隔器固定好位置后将肌肉用缝合线固定在 C2 棘突上。（a）将一侧的头后大直肌和头下斜肌与对侧的颈半棘肌缝合，（b）另一侧也同样如此

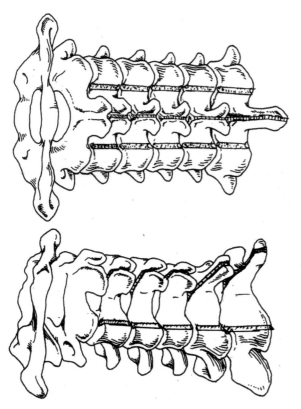

图 24.3　棘突呈矢状劈开，在关节突关节与椎板的过渡区形成铰链的双侧骨槽

少软组织的包裹，枢椎可采取潜行减压（图 24.4 ）。

接着逐渐打开椎板。一种被称为椎板撑开器的专用工具有助于此操作。厚的椎板通常需要更多次打磨或通过切除黄韧带来打开椎板，硬膜外出血应予以控制。阻碍硬膜扩张的软组织应予以清除。

为了完成椎板成形，予以放置椎板间隔器来避免椎板关闭（图 24.5 ）。从 C6 或 C7 棘突尖端或髂嵴获得的自体骨常被用来作为间隔器和椎板间的骨连接。人工材料，尤其是羟基磷灰石常被用作间隔器（图 24.6 ）。

24.3 短期结果、并发症和满意度

除了大块骨化和后凸畸形的病例，椎板成形术效果是满意的。骨化块的厚度、颈椎曲度、颈椎活动度这些从影像学上获得的重要参数与手术结果紧密相连。K 线是一种非常有用的工具，用来指导术者治疗 OPLL 时采取何种手术入路，它不仅可以

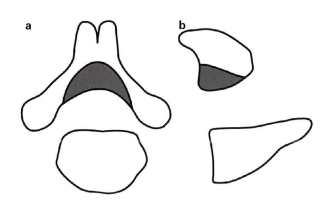

图 24.4　C2 穹状椎板减压术（潜行减压）。（a）轴向视图。（b）矢状面

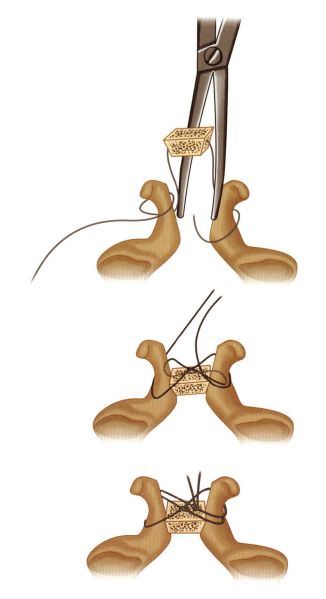

图 24.5　将羟基磷灰石间隔器或髂骨块用穿过棘突的缝合线固定

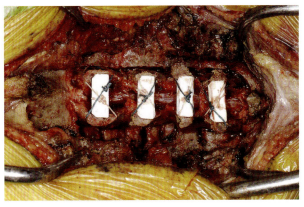

图 24.6　当间隔器被缝合固定在打开的棘突上时，意味着椎板成形手术的完成

评估骨化块的厚度，还能同时评估颈椎曲度。190例脊髓型颈椎病的回顾性研究表明：选择性的椎板成形与传统双开门成形临床效果无差别。

从美国国家行政数据库分析来看，手术总体并发症发生率为 22.5%，最近的研究表明，该术式最令人诟病的 C5 神经根麻痹发生率呈下降趋势。美国的 Rodriguez Feo 报道了 222 例脊髓型患者行颈椎开门椎板成形术后 C5 麻痹率为 8.1%，再手术率 13.5%，另外会出现下肢症状的恶化。Seichi等的多中心回顾性研究 581 例行开门手术的 OPLL患者，其中 311 例行双开门手术，3.1% 的患者出现了下肢症状的恶化。OPLL 患者椎板成形术中大出血并不少见。Kato 等分析 545 例 OPLL 患者椎板成形术中大出血的危险因素，发现椎管占位率≥ 60% 是大出血的主要危险因素。回顾性分析 44例 OPLL 患者的手术满意率为 65.9%。不满意的患者多具有山形骨化块的特点。

24.4 长期结果

Kimura 等报道了一个使用羟基磷灰石为间隔器的双开门手术的长期手术效果。报道了 68 例患者，其中 39 例脊髓型颈椎病患者、29 例 OPLL 患者，对他们进行了长达 10 年的随访。使用 JOA 评分来评估临床效果，结果表明，临床效果维持到最后一次随访，这是因为最后一次随访中出现了因其他骨科疾病导致的下肢运动评分的下降（图 24.7）。

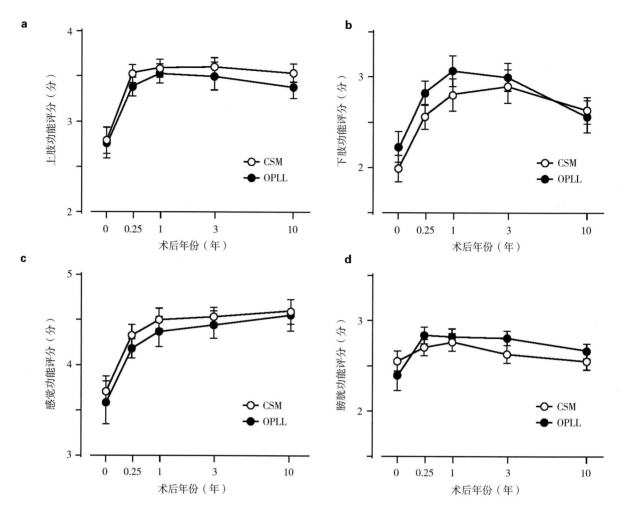

图 24.7 每个功能类别的 JOA 评分的时间进程。CSM 组和 OPLL 组术后上肢运动和感觉评分明显改善，几乎一直维持到最后一次随访。两组患者术后下肢运动评分均明显改善，但术后第 3 年逐渐恶化

参考文献

[1] Hirabayashi K, Miyakawa J, Satomi K, Maruyama T, Wakano K. Operative results and postoperative progression of ossification among patients with ossification of cervical posterior longitudinal ligament. Spine (Phila Pa 1976). 1981;6(4):354-364.

[2] Kurokawa T, Tanaka H, Nakamura K, et al. Double door laminoplasty through longitudinal splitting of the spinal process [in Japanese]. Bessatsu Seikeigeka. 1986;9:128-129.

[3] Seichi A, Iwasaki M, Nakamura K. Double-door laminoplasty by splitting spinous processes. In: Nakamura K, Toyama Y, Hoshino Y, editors. Cervical laminoplasty. Tokyo: Springer; 2003.

[4] Katsushi T., ;Atsushi S., Toru A., et al. Can laminoplasty maintain the cervical alignment even when the C2 lamina is contained? Spine. 30(11):1294-1298 2005.

[5] Tomita K, Kawahara N,Toribatake Y,et al. Expansive midline T-saw laminoplasty (modified spinous process-splitting) for the management of cervical myelopathy. Spine (Phila Pa 1976). 1998;23(1):32-37.

[6] Yoshii T, Egawa S, Hirai T, et al. A systematic review and meta-analysis comparing anterior decompression with fusion and posterior laminoplasty for cervical ossification of the posterior longitudinal ligament. J Orthop Sci. 2019. pii: S0949-2658(19)300739

[7] Fujiyoshi T, Yamazaki M, Kawabe J, et al. A new concept for making decisions regarding the surgical approach for cervical ossification of the posterior longitudinal ligament: the K-line. Spine (Phila Pa 1976). 2008;33(26):E990-E993.

[8] Kanbara S, Imagama S, Ito K, etal. A retrospective imaging study of surgical outcomes and range of motion

in patients with cervical ossification of the posterior longitudinal ligament. Eur Spine J. 2018;27(6):1416-1422.

[9] Hirota R, Miyakoshi N, Y oshimoto M, et al. Comparison of health-related quality of life between double-door laminoplasty and selective laminoplasty for degenerative cervical myelopathy, with a minimum follow-up of 5 years. Spine (Phila Pa 1976). 2019;44(4):E211-E218.

[10] V eeravagu A, Azad TD, Zhang M, et al. Outcomes of cervical laminoplasty —population-level analysis of a national longitudinal database. J Clin Neurosci. 2018;48:66-70.

[11] Rodriguez-Feo JA, Leas D, Odum SM, et al. Reoperation rates following open-door cervical Laminoplasty. Int J Spine Surg. 2018;12(6):751-756.

[12] Seichi A, Hoshino Y , Kimura A, et al. Neurological complications of cervical laminoplasty for patients with ossification of the posterior longitudinal ligament- a multi-institutional retrospective study. Spine (Phila Pa 1976).2011;36(15): E998-E1003.

[13] Kato S, Chikuda H, Seichi A, etal. Radiographical risk factors for major intraoperative blood loss during laminoplasty in patients with ossification of the posterior longitudinal ligament. Spine (Phila Pa 1976).2012;37(25): E1588-E1593.

[14] Ohya J, Oshima Y , Oka H, et al. Patient satisfaction with posterior decompression surgery for cervical ossification of the posterior longitudinal ligament: prognostic radiographic factors and patient-reported outcomes for the effectiveness of surgical treatment. World Neurosurg. 2016;96:272-279.

[15] Kimura A, Seichi A, Inoue H, Hoshino Y . Long-term results of double-door laminoplasty using hydroxyapatite spacers in patients with compressive cervical myelopathy. Eur Spine J.2011;20(9):1560-1566.https://doi.org/10.1007/ s00586- 011-1724-7.Epub 2011 Feb 19

第二十五章　颈椎后纵韧带骨化后路减压融合术：适应证与技巧

Masao Koda, Tetsuya Abe,Takeo Furuya,Toru Funayama,Hiroshi Takahashi,Hiroshi Noguchi, Kousei Miura, Katsuya Nagashima, Yosuke Shibao, Masashi Yamazaki

张陇豫 / 译

摘要

后路减压融合术（PDF）治疗颈椎 OPLL 的手术指征主要基于 K 线，它被定义为在颈椎侧位片上 C2~C7 椎管中点的连线。我们定义 K 线（＋）为骨化块最高点不超过 K 线的情况，K 线（－）为骨化块最高点超过 K 线的情况。先前的报告显示椎板成形术在 K 线（－）OPLL 中效果较差。这时 PDF 就成为术者可以选择的式式。

一般来说，从 C2 固定到 C7 或 T1 是可行的，因为 C2 椎弓根螺钉是颈椎中最可靠的固定点，并且植入 C7 和（或）T1 椎弓根螺钉具有不损伤椎动脉的特点。侧块螺钉通常用作颈椎中段的固定装置。PDF 是治疗 OPLL 的一种选择。PDF 可改善 K 线（－）的 OPLL 患者的临床预后。

关键词

OPLL；后路手术；融合手术；脊柱内固定；K 线

25.1 引言

近年来，颈椎内固定手术技术和器械种类的不断发展，使其得到了广泛的应用。目前，除了常规的手术方法，包括椎板成形术和前路减压融合术外，我们还对选定的颈椎后纵韧带骨化（OPLL）患者实施后路减压融合术（PDF）。我们将讨论颈椎 OPLL 的手术适应证和 PDF 的手术技术。

25.2 PDF 治疗颈椎 OPLL 的手术适应证

K 线（－）：

OPLL 可导致脊髓压迫，导致进行性脊髓病，通常需要外科手术来解决脊髓病症状。在颈椎 OPLL 的各种外科手术中，椎板成形术在日本是最普遍的，因为它可以通过后路手术，这是大多数脊柱外科医生所熟悉的。对于 OPLL 引起的多节段椎管狭窄，椎板成形术可以同时减压，与直接接近骨化灶的前路手术相比，椎板成形术相对简单。有许多报道描述了椎板成形术治疗颈椎 OPLL 的良好临床效果。

椎板成形术脊髓减压的基本原理是通过弓弦效应使脊髓后移引起的间接脊髓减压。当颈椎前凸正常时，椎板减压后，脊髓可以像弓弦一样向后移动。然而，当遇到厚的骨化块、后凸畸形的患者时，因为弓形效应的失效，椎板成形术对这类患者脊髓减压不充分，从而导致神经功能恢复较差。

K 线（－）首次被引入作为一个实用指标应用于 OPLL 手术。在颈椎侧位平片上，K 线是连接 C2~ C7 椎管中点的线。我们定义 K 线（＋）为骨化灶不超过 K 线的情况，K 线（－）为骨化灶超过 K 线的情况。我们强调 K 线并不是简单地反映颈椎的排列，而是可以反映骨化灶的排列和厚度。比较 K 线（＋）和 K 线（－）OPLL 患者椎板成形术后的临床结果发现，椎板成形术对 K 线（＋）OPLL 患者有良好的疗效，而在 K 线（－）OPLL 患者中椎板成形术的疗效较差。

因此，椎板成形术适用于 K 线（＋）OPLL，但不适用于 K 线（－）OPLL。理想情况下，前路减压融合术（ADF）可以通过直接切除 OPLL 来解决脊髓压迫，即使是在 K 线（－）患者中也是如此。然而，用于 OPLL 的 ADF 由于其技术复杂性和复杂的围手术期管理（包括上呼吸道管理、脑脊液漏和内植物相关并发症）而受到术者的冷落。另一种手术选择是在椎板成形术中增加内固定融合，即后路减压融合手术（PDF）。K 线（－）OPLL 的 PDF 原理如下：消除对神经恢复有负面影响的残存节段运动，并防止术后后凸的进展，这两项是导致潜在的神经功能恶化的主要原因。

25.3 PDF 治疗 OPLL 的外科技术

在手术过程中，应使用 Mayfield 头架来获得

最佳体位。我们要将术中颈椎的中立位与术前颈椎 X 线片中的中立位相一致。过度的体位矫正可能导致医源性椎间孔狭窄和（或）脊髓压迫恶化。

我们的常规操作如图 25.1 所示。患者俯卧位，头部固定在 Mayfield 头架上，麻醉器械移至尾端以获得患者头部周围的广阔空间。头端透视，术者站在患者头部的左侧，第 1 助手站在另一侧。在某些情况下，术者可以站在患者的头顶上方观察螺钉的植入角度，从而不会出现视觉误差。精确的术中侧位透视图像对螺钉安全及准确植入至关重要。两个 Penfield 神经刮刀设置在相应小关节的两侧下缘（图 25.2a）。调整透视装置，使两个刮刀的位置重合。注意必须通过旋转患者来调整旋转图像，而不是旋转图像增强器，因为图像增强器的旋转会导致螺钉的内外侧植入角度不合适（图 25.2b）。为了更安全地植入螺钉，建议使用导航。

建议进行脊髓神经监测，以避免术中出现任何神经功能恶化。

一般来说，从 C2 固定到 C7 或 T1 是可行的，因为 C2 椎弓根螺钉是颈椎中最可靠的固定点，C2、C7 或 T1 椎弓根螺钉可以植入而不会有椎动脉损伤

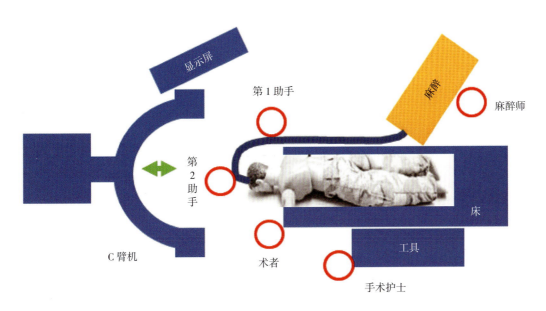

图 25.1　颈椎 OPLL 后路减压融合术的手术操作。患者俯卧位，头部固定在 Mayfield 头架上，麻醉器械移至尾端，以获得患者头部周围的广阔空间。头端透视。术者站在患者头部左侧，第 1 助手站在另一侧。在某些情况下，术者可以站在患者的头顶上方观察螺钉的插入角度而不会产生视觉误差

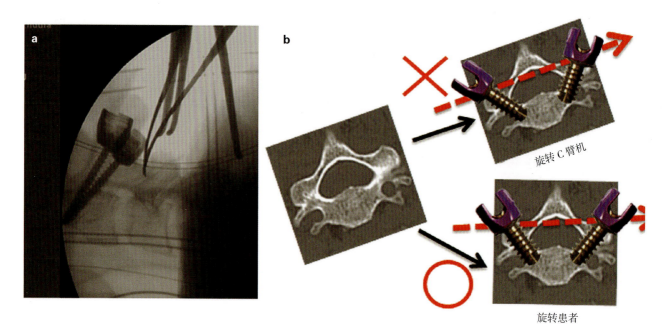

图 25.2 获得真实侧向透视图像的方法。精确的术中侧位透视图像对安全、准确地植入螺钉至关重要。两个 Penfield 神经刮刀设置在两侧相应小面的下缘（a）。调整荧光镜，使两个刮刀的位置重合。必须注意通过旋转患者来调整旋转图像，而不是旋转图像增强器，因为图像增强器的旋转会导致螺钉（b）的内侧和外侧插入角度不合适

的风险。侧块螺钉通常用作颈椎中段的内固定物。侧块螺钉可以获得足够的稳定，因为 OPLL 患者通常具有良好的骨质。在脊髓减压术前，透视下植入 C2 和 C7/T1 螺钉，并在颈椎中段水平为侧块螺钉打好钉孔。减压后再植入侧块螺钉，这样减压就不会受到螺钉的干扰。脊髓减压术后，根据体位设定的颈椎中立位进行原位固定，术中无须过度矫正（图 25.3）。

25.4 PDF 治疗 OPLL 的手术效果

总的来说，在日本骨科协会（JOA）编辑的最新版本 OPLL 指南的 Meta 分析中，增加后路器械融合并不能改善 OPLL 患者的神经功能恢复（图 25.4）。然而，对于 K 线（－）和（或）至少 60% 或更高的椎管占位率的患者，PDF 往往是有效的（P=0.07）（图 25.4）。相比之下，PDF 显著增加术

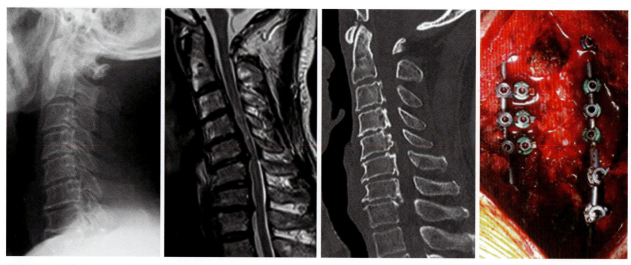

图 25.3 后路减压融合术治疗颈椎 OPLL

JOA 评分恢复率（整体）

Study or Subgroup	Lami-fusion Mean	SD	Total	LMP Mean	SD	Total	Weight	Mean Difference IV, Random, 95% CI
O3F00085 Chen 2013	57.9	9.4	15	38.6	7.8	15	17.9%	19.30 [13.12, 25.48]
O3F00231 Yuan 2015	0	0	0	0	0	0		Not estimable
O3F00369 Katsumi 2016	41.6	28.5	19	36.1	44.2	22	13.7%	5.50 [-16.98, 27.98]
O3F00372 Koda 2016	43.6	19.5	17	14.4	35.8	16	14.5%	29.20 [9.36, 49.04]
O3F00384 Xiaowei 2017	52	15.3	35	46.3	15.8	32	17.7%	5.70 [-1.76, 13.16]
O3F01292H Chen 2012	50.8	6.4	32	65.2	5.8	41	18.2%	-14.40 [-17.24, -11.56]
O3F0677 Chen 2011	43.5	12.7	28	25.1	8.5	25	17.9%	18.40 [12.64, 24.16]
Total (95% CI)			146			151	100.0%	10.13 [-6.43, 26.69]

Heterogeneity: Tau² = 389.35; Chi² = 180.61, df = 5 (P < 0.00001); I² = 97%
Test for overall effect: Z = 1.20 (P = 0.23)

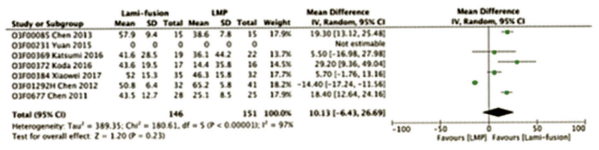

JOA 评分恢复率［K 线（－）］

Study or Subgroup	Lami-fusion Mean	SD	Total	LMP Mean	SD	Total	Weight	Mean Difference IV, Random, 95% CI
O3F00372 Koda 2016	43.6	8.35	17	14.4	35.8	16	23.4%	29.20 [11.21, 47.19]
O3F00384 Xiaowei 2017 (K-line -)	44.4	15.6	13	33.5	12.1	13	33.9%	10.90 [1.17, 21.63]
O3F01292H Chen 2012 (60% over)	45.4	6.4	27	42.5	5.8	10	42.8%	2.90 [-1.43, 7.23]
Total (95% CI)			57			39	100.0%	11.76 [-0.77, 24.29]

Heterogeneity: Tau² = 90.70; Chi² = 9.01, df = 2 (P = 0.01); I² = 78%
Test for overall effect: Z = 1.84 (P = 0.07)

C2~C7 角度变化

Study or Subgroup	Lami-fusion Mean	SD	Total	LMP Mean	SD	Total	Weight	Mean Difference IV, Fixed, 95% CI
O3F00085 Chen 2013	0.4	4.3	15	-7.9	4.7	15	2.1%	8.30 [5.08, 11.52]
O3F00256 Lee 2016	-4.9	12	21	-6.2	7.9	17	0.5%	1.30 [-5.06, 7.66]
O3F00369 Katsumi 2016	-1.2	10	19	-2.1	8.7	22	0.7%	0.90 [-4.88, 6.68]
O3F00372 Koda 2016	0.8	8.4	17	-4.4	8.4	16	0.7%	5.20 [-0.53, 10.93]
O3F00384 Xiaowei 2017	4.3	2.6	35	-1.6	4.1	32	8.1%	5.90 [4.24, 7.56]
O3F0677 Chen 2011	5.2	1.2	28	1.3	0.6	25	87.9%	3.90 [3.40, 4.40]
Total (95% CI)			135			127	100.0%	4.13 [3.66, 4.60]

Heterogeneity: Chi² = 13.68, df = 5 (P = 0.02); I² = 63%
Test for overall effect: Z = 17.17 (P < 0.00001)

C5 麻痹

Study or Subgroup	Lami-fusion Events	Total	LMP Events	Total	Weight	Odds Ratio M-H, Fixed, 95% CI
O3F00085 Chen 2013	1	15	1	15	15.4%	1.00 [0.06, 17.62]
O3F00231 Yuan 2015	2	18	1	20	13.9%	2.38 [0.20, 28.67]
O3F00369 Katsumi 2016	2	19	0	22	6.7%	6.43 [0.29, 142.70]
O3F00372 Koda 2016	2	17	1	16	15.0%	2.00 [0.16, 24.48]
O3F00384 Xiaowei 2017	2	35	0	32	8.0%	4.85 [0.22, 104.96]
O3F01292H Chen 2012	8	32	1	41	10.9%	13.33 [1.57, 113.28]
O3F0677 Chen 2011	4	28	2	25	30.0%	1.92 [0.32, 11.49]
Total (95% CI)		164		171	100.0%	3.63 [1.52, 8.67]
Total events	21		6			

Heterogeneity: Chi² = 3.18, df = 6 (P = 0.79); I² = 0%
Test for overall effect: Z = 2.91 (P = 0.004)

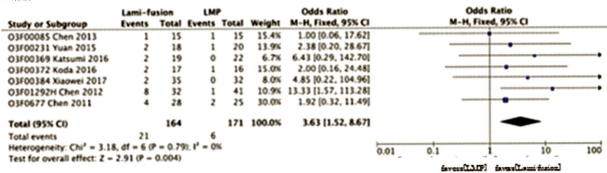

图 25.4 Meta 分析比较椎板成形术和后路减压融合术

后节段性上肢运动麻痹（所谓的 C5 麻痹）的发病率（图 25.4）。因此，不建议对所有类型的 OPLL 患者使用 PDF，但对于 K 线（−）和（或）椎管占位率至少为 60% 或以上的 OPLL 患者推荐 PDF。

我们先前报道了一系列临床病例，并分析了 K 线（−）OPLL 患者行 PDF 的手术结果。JOA 评分的恢复率约为 40%，显示出适度的神经功能恢复。我们比较了椎板成形术、PDF 和 ADF 治疗 K 线（−）OPLL 的临床效果。JOA 评分恢复率 ADF 组约为 60%，PDF 组为 40%，椎板成形术组为 20%。我们发现，在 K 线（−）OPLL 人群中，PDF 手术比椎板成形术产生的结果要好得多。因此，椎板成形术不适用于 K 线（−）的颈椎 OPLL。ADF 是治疗 K 线（−）OPLL 的理想手术方法。然而，对 ADF 特有的围手术期并发症的处理是必要的。PDF 是 K 线（−）OPLL 的可选择的手术方案。ADF 和 PDF 都适用于 K 线（−）OPLL，根据各研究所的适应证和个别外科医生的决定。我们目前在 ADF 和 PDF 之间的手术选择是基于并发症、患者年龄和骨化灶的位置。对于术前有呼吸障碍和吞咽困难、C2 椎体大骨化灶和老年患者，应避免前路手术（图 25.5）。PDF 特有的手术并发症是与器械相关的神经血管损伤和较高的近端上肢麻痹发生率。

25.5 未来展望

最近一项比较 OPLL 的 ADF 和 PDF 的研究发现，在厚的骨化块具有颈椎前凸存在的 OPLL 中，ADF 和 PDF 的临床结果没有显著差异，而在后凸畸形的 OPLL 中，ADF 显示出明显优于 PDF 的结果。对 K 线（−）OPLL 患者来说，颈椎曲度可能是手术方式的决定因素。需要进一步的探索来建立一个标准化的方案来确定 K 线（−）OPLL 的术式。

从理论上说，脊柱前凸的矫正可以通过弓弦效应更好地实现脊髓减压。之前，我们分析了影响 K 线（−）OPLL 的 PDF 术后获得更好临床效果的因素。术后 K 线由（−）变为（+）是获得较好结果的独立因素。换句话说，脊柱后凸畸形的矫正可以更好地帮助脊髓减压。然而，过度矫正会导致内固定失败和影响到脊髓和椎间孔。到目前为止，还没有关于脊柱曲度最佳矫正的共识。Kurakawa 报告说术前椎间孔狭窄是术后 C5 麻痹的一个可预测因素，并根据术前椎间孔狭窄程度报告了可容忍的矫正范围。需要进一步的研究来阐明 OPLL 患者可耐受的颈椎曲度矫正度。

最近，脊柱矢状面序列和临床症状之间的相关性已经获得人们的重视。颈椎后路手术可能导

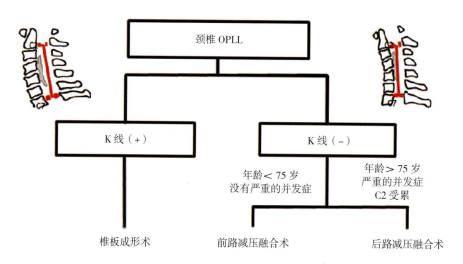

图 25.5 基于 K 线对治疗 OPLL 的术式选择

致术后矢状位改变，这可能导致颈痛和神经症状加重。增加后路内固定融合是否能防止椎板成形术后矢状面后凸加重尚不清楚。我们先前的研究表明，增加后路内固定可以防止术后后凸，但不能抑制矢状面线形的恶化。最佳的防止术后颈椎曲度变差的手术方式目前仍在探索中。

25.6 结论

后路减压融合术（PDF）是颈椎 OPLL 的一种选择。对于那些 K 线（-）OPLL 或椎管占位率至少为 60% 或以上的患者，PDF 可能会改善其临床预后。必须注意避免术后 C5 神经根麻痹。

参考文献

[1] Smith ZA, Buchanan CC, Raphael D, etal. Ossification of the posterior longitudinal ligament: pathogenesis, management, and current surgical approaches. A review. Neurosurg Focus. 2011;30:E10. https://doi.org/10.3171/2011.1. FOCUS10256.

[2] Matsumoto M, Chiba K, Toyama Y .Surgical treatment of ossification of the posterior longitudinal ligament and its outcomes: posterior surgery by laminoplasty. Spine (Phila Pa 1976). 2012;37:E303-E308.

[3] Ogawa Y , Toyama Y , Chiba K, et al. Long-term results of expansive open-door laminoplasty for ossification of the posterior longitudinal ligament of the cervical spine. J Neurosurg Spine. 2004;1:168-174.

[4] Mizuno J, Nakagawa H. Ossified posterior longitudinal ligament: management strategies and outcomes. Spine J. 2006;6(Suppl):282S-288S.

[5] An HS, Al-Shihabi L, Kurd M.Surgical treatment for ossification of the posterior longitudinal ligament in the cervical spine. J Am Acad Orthop Surg. 2014;22:420-429.

[6] Sodeyama T, Goto S, Mochizuki M, et al. Effect of decompression enlargement laminoplasty for posterior shifting of the spinal cord. Spine (Phila Pa 1976). 1999;24:1527-1531.

[7] Aita I, Hayashi K, Wadano Y , Yabuki T. Posterior movement and enlargement of the spinal cord after cervical laminoplasty. J Bone Joint Surg Br.1998;80:33-37.

[8] Iwasaki M, Okuda S, Miyauchi A, et al. Surgical strategy for cervical myelopathy due to ossification of the posterior longitudinal ligament: Part 1: Clinical results and limitations of laminoplasty. Spine (Phila Pa 1976). 2007;32:647-653.

[9] Ogawa Y . Updates on ossification of posterior longitudinal ligament. Clinical results and problems of posterior decompression for OPLL of the cervical spine. Clin Calcium. 2009;19:1493-1498.. [In Japanese]

[10] Nishida N, Kanchiku T, Kato Y , et al. Biomechanical analysis of cervical myelopathy due to ossification of the posterior longitudinal ligament: effects of posterior decompression and kyphosis following decompression. Exp Ther Med. 2014;7:1095-1099.

[11] Fujiyoshi T, Yamazaki M, Kawabe J, et al. A new concept for making decisions regarding the surgical approach for cervical ossification of the posterior longitudinal ligament: the K-line. Spine (Phila Pa 1976). 2008;33:E990-E993.

[12] Liu H, Li Y , Chen Y , et al. Cervical curvature, spinal cord MRIT2 signal, and occupying ratio impact surgical approach selection in patients with ossification of the posterior longitudinal ligament. Eur Spine J.2013;22:1480-1488.

[13] Y oshii T, Egawa S, Hirai T, Kaito T, Mori K, Koda M, Chikuda H, Hasegawa T, Imagama S, Y oshida M, Iwasaki M, Okawa A, Kawaguchi Y .A systematic review and meta-analysis comparing anterior decompression with fusion and posterior laminoplasty for cervical ossification of the posterior longitudinal ligament. J Orthop Sci. 2020;25(1):58-65. https://doi.org/10.1016/j.jos.2019.03.004.

[14] Li H, Dai LY . A systematic review of complications in cervical spine surgery for ossification of the posterior longitudinal ligament. Spine J. 2011;11:1049-1057.

[15] Masaki Y , Yamazaki M, Okawa A, et al. An analysis of factors causing poor surgical outcome in patients with cervical myelopathy due to ossification of the posterior longitudinal ligament: anterior decompression with spinal fusion versus laminoplasty. J Spinal Disord Tech. 2007;20:7-13.

[16] Azuma Y , Kato Y , Taguchi T. Etiology of cervical myelopathy induced by ossification of the posterior longitudinal ligament: determining the responsible level of OPLL myelopathy by correlating static compression and dynamic factors. J Spinal Disord Tech. 2010;23:166-169.

[17] Nishida N, Kanchiku T, Kato Y , et al. Cervical ossification of the posterior longitudinal ligament: biomechanical analysis of the influence of static and dynamic factors. J Spinal Cord Med. 2015;38(5):593-598.

[18] Maruo K, Moriyama T, Tachibana T, et al. The impact of dynamic factors on surgical outcomes after

doubledoor laminoplasty for ossification of the posterior longitudinal ligament of the cervical spine. J Neurosurg Spine. 2014;21:938-943.

[19] Saito J, Maki S, Kamiya K, Furuya T, Inada T, Ota M, Iijima Y , Takahashi K, Yamazaki M, Aramomi M, Mannoji C, Koda M. Outcome of posterior decompression with instrumented fusion surgery for K-line (-) cervical ossification of the longitudinal ligament. J Clin Neurosci. 2016;32:57-60.

[20] Koda M, Mochizuki M, Konishi H, Aiba A, Kadota R, Inada T, Kamiya K, Ota M, Maki S, Takahashi K, Yamazaki M, Mannoji C, Furuya T. Comparison of clinical outcomes between laminoplasty, posterior decompression with instrumented fusion, and anterior decompression with fusion for K-line (-) cervical ossification of the posterior longitudinal ligament. Eur Spine J.2016;25:2294-2301.

[21] Y oshii T, Sakai K, Hirai T, Yamada T, Inose H, Kato T, Enomoto M, Tomizawa S, Kawabata S, Arai Y , Okawa A. Anterior decompression with fusion versus posterior decompression with fusion for massive cervical ossification of the posterior longitudinal ligament with a ≥50% canal occupying ratio: a multicenter retrospective study. Spine J. 2016;16:1351-1357.

[22] Koda M, Furuya T, Saito J, Ijima Y , Kitamura M, Ohtori S, Orita S, Inage K, Abe T, Noguchi H, Funayama T, Kumagai H, Miura K, Nagashima K, Yamazaki M.Postoperative K-line conversion from negative to positive is independently associated with a better surgical outcome after posterior decompression with instrumented fusion for K-line negative cervical ossification of the posterior ligament. Eur Spine J. 2018;27:1393-1400.

[23] Kurakawa T, Miyamoto H, Kaneyama S, Sumi M, Uno K. C5 nerve palsy after posterior reconstruction surgery: predictive risk factors of the incidence and critical range of correction for kyphosis. Eur Spine J. 2016;25:2060-2067.

[24] Tang JA, Scheer JK, Smith JS, Deviren V , Bess S, Hart RA, Lafage V , Shaffrey CI, Schwab F, Ames CP , ISSG. The impact of standing regional cervical sagittal alignment on outcomes in posterior cervical fusion surgery. Neurosurgery. 2012;71:662-669.

[25] Inada T, Furuya T, Ota M, Maki S, Ijima Y , Saito J, Kitamura M, Ohtori S, Orita S, Inage K, Yamazaki M, Koda M. Addition of instrumented fusion to laminoplasty cannot suppress postoperative sagittal balance exacerbation. J Clin Neurosci. 2017;45:214-217.

第二十六章　颈椎后纵韧带骨化前路减压融合术：技术、并发症及长期结果

Toshitaka Yoshii

张陇豫 / 译

摘要

颈椎前路减压融合术（ADF）是治疗颈椎后纵韧带骨化（OPLL）的一种有效方法，因为它能从前路直接减压受压的脊髓，并能固定病变节段。前路漂浮法可使骨化块变薄并与周围骨组织分离，而不是切除 OPLL。当变薄的骨化块看起来像一块漂浮在水面上的木板时，脊髓减压就完成了。我们通常使用自体腓骨和前路钢板完成椎体的重建。可供选择的内植物材料有同种异体内植物、预制的羟基磷灰石移植物和钛笼，这样就可降低骨供区相关并发症的发生。ADF 的围手术期并发症很多，包括吞咽困难、呼吸道阻塞、脑脊液漏、减压不充分、C5 麻痹和内固定失败。尽管有这些围手术期并发症，ADF 治疗颈椎 OPLL 的长期手术结果总体上还是不错的。

关键词

OPLL；前方；漂浮；并发症；长期结果

26.1　手术技术

26.1.1　体位

手术在全麻下仰卧位进行。在脖子下面放一个卷枕。应避免颈椎过度伸展，以防止术中神经功能恶化。下颌骨稍微向右旋转，以便于术后更好地暴露病变节段，尤其是在上颈椎操作时。常规使用脊髓神经监测仪，以防止神经系统并发症。我们通常测量由脑刺激引起的复合肌肉动作电位来监测手术期间的运动。

26.1.2　步骤

通常采用左侧入路，这样可以更好地保护在气管食管沟旁走行的喉返神经。所以，皮肤切口的位置可以根据皮下标志来估计：舌骨对应于 C3，甲状软骨对应于 C4~C5，环状软骨对应于环状软骨 C6。从中线开始，在适当间隙的前面做一个横向切口，横向延伸到胸锁乳突肌（SCM）的内侧边缘。斜向皮肤切口更适合用于 3 个节段或更多节段的融合。通过皮下组织一直暴露至颈阔肌。切开颈浅筋膜，然后拉开气管、食管和舌骨肌，露出覆盖在颈椎体上的椎前颈筋膜。牵开器小心地放置在双侧颈长肌边缘，轻柔拉开颈长肌，以避免损伤食管、气管和颈动脉鞘。如图 26.1 所示，在 OPLL 病例中，颈前路充分暴露。

应充分刮除双侧钩椎关节之间的椎间盘，以确保精确的椎管宽度。这也保证了在手术中保持正确的脊柱中线。椎体切除术是从在钩椎关节上钻两个洞开始，然后咬除椎体。椎间盘切除术和椎体切除术可交替进行。椎体切除的宽度是根据

图 26.1 颈椎入路

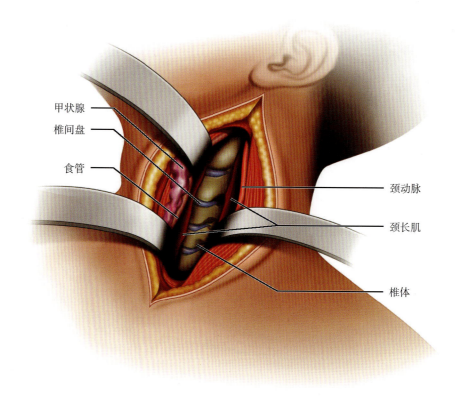

甲状腺
椎间盘
食管

颈动脉
颈长肌
椎体

术前 CT 图像仔细规划好的。骨化带较宽的病例则相应需要切除更宽的椎体，但都必须以椎间孔内侧缘为边界线。

到达后皮质后，需要在显微镜下进行细致而熟练的气钻操作。打磨犹如船底形状的骨化块，使之变薄，直到骨化块下面的软组织稍微可见为止（图 26.2a）。在打薄过程中，OPLL 骨块应与周围骨保持连接。当将骨化物从周围骨组织中分离时，先将骨化物的顶端和底端横向分离，然后将其两侧与椎体和椎弓根分离（图 26.3）。当变薄的 OPLL 看起来像一块漂浮在水面上的木板时，整个脊髓的减压就完成了。如果周围软组织仍然坚硬，则进一步切除椎弓根和钩椎关节，以获得足够的减压效果（图 26.2b）。应避免 OPLL 过早从椎体释放，因为这可能导致减压不均匀。在大块的 OPLL 中，OPLL 的打薄对于充分漂浮是十分必要的，因为一个大块岩石状骨化物不会像小块那样容易漂浮。

此外，我们有时需要横向或纵向拆分 OPLL 骨块，以便完全浮动 OPLL（图 26.4）。近些年，术中三维 CT 的出现有助于评估在技术要求较高的前路漂浮法中是否充分减压。在有挑战性的 OPLL 病例中，我们通常使用术中 CT 评估手术期间的减压情况（图 26.5）。术后 4~8 周，由于血肿和脑脊液压力的吸收，释放的骨化物逐渐向前移动，从而扩大了椎管。

重建可采用自体腓骨／髂骨、钛笼和人工骨移植。使用钢板内固定可使颈椎在术后获得即刻稳定，使术后护理变得容易。此外，它还可以防止椎体未完全融合时出现内植物移位和脊柱畸形。当需要连续两次或更少的椎体次全切除时，我们更倾向于使用羟基磷灰石作为内植物重建椎体。费城颈围领一般在术后 3 个月内使用。如果我们能在减压范围内保留一个椎体，多节段的 OPLL 就可以采取椎体次全切除和前路融合（ACDF）的混合术式。混合术式提供了更好的稳定性，内植物

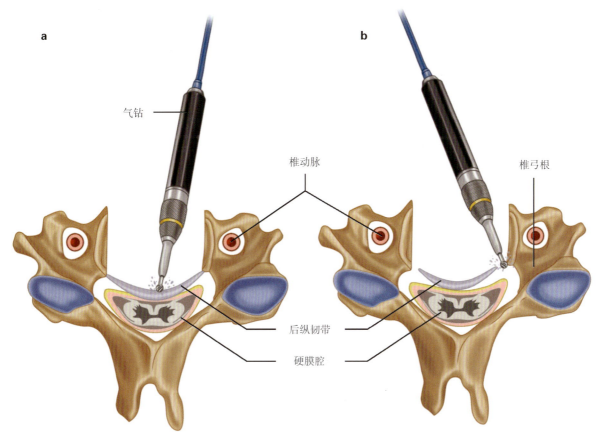

图 26.2　打薄 OPLL 骨块。OPLL 逐渐变薄，同时保持与周围骨的连接（a）。当 OPLL 足够薄时，OPLL 与周围骨骼断开（b）。如果 OPLL 与周围组织的连接仍然紧密，则应进一步切除周围的骨、椎弓根和钩椎关节，以扩大 OPLL 周围的边缘

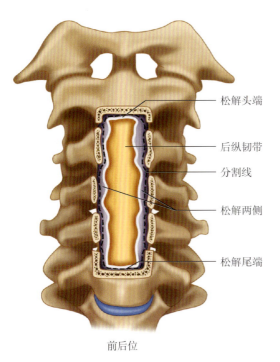

图 26.3　OPLL 漂浮。OPLL 与周围骨断开。首先，在头尾侧进行分离。然后，在两侧分离 OPLL 骨块（压迫重的一侧优先）

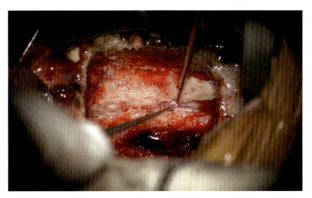

图 26.4　浮动后进一步分离 OPLL 骨块

移位 / 下沉的可能性更小（图 26.6）。

26.2　并发症

与后路椎板成形术相比，ADF 后总体并发症发生率更高。根据最近的 Meta 分析，ADF 组的并发症发生率为 21.4%，而椎板成形术的并发症发生

术前　　　　　　　　　　术中　　　　　　　术后（箭头：分开后纵韧带）

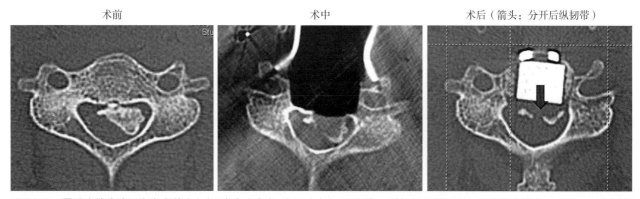

图 26.5 漂浮法前路减压患者术前（左）、术中（中）、术后（右）CT 图像。浮起后，将 OPLL 从中间（箭头）分开，以实现完全减压

图 26.6（a）腓骨移植。（b）人工合成羟基磷灰石移植

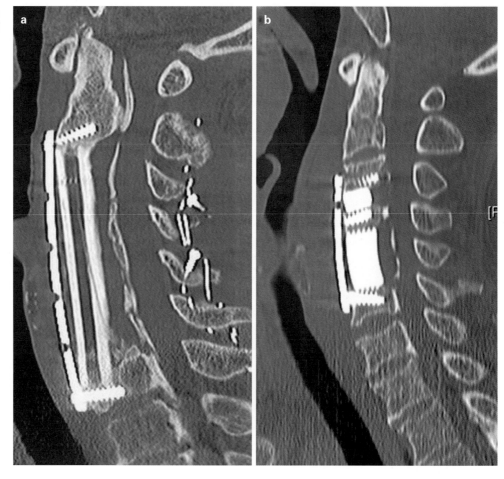

率为 12.9%（OR 值：2.19）。

前路手术相关的常见并发症是喉返神经麻痹和吞咽困难。其机制包括直接损伤、牵拉、水肿或因气管插管引起的喉返神经损伤。轻柔地牵拉软组织可使对喉返神经的损伤达到最小化。吞咽困难多与牵拉气管后出现的咽后组织水肿及钢板有

关。据报道，颈椎前路手术后吞咽困难的发生率高达 50%，但这通常会随着时间的推移而降低。术后吞咽困难发生在女性和多节段前路融合的病例中。使用较薄的钢板可以降低吞咽困难的发生风险。

超范围地切除椎体或椎动脉先天异常是导致椎动脉损伤的主要原因。术前应根据 CT 和 MRI

图像仔细规划椎体切除的宽度。钩椎关节和横突底部是椎体外侧缘的可靠的解剖标志。由于咽后组织肿胀和（或）血肿的发展导致的气管压迫也是常见的和潜在的灾难性并发症。如遇急性呼吸窘迫，应考虑紧急插管 / 气管切开术。

据报道，椎体次全除术后硬脑膜撕裂和脑脊液漏的发生率在 0~8% 之间。然而，据报道颈椎 OPLL 前路切除术后脑脊液漏的发生率要高得多（6.7%~31.8%）。漂浮法可使脑脊液漏的发生率降低到 5.1%。根据我们的经验，即使在硬脑膜撕裂或硬脑膜缺损的情况下，脑脊液漏也可以通过在漂浮的 OPLL 上放置聚乙醇酸片，然后喷洒纤维蛋白胶来处理，而不用像腰椎似的放置引流装置。

内植物相关并发症在多节段椎体次全切除的病例中也很常见。术后内植物移位的危险因素之一是手术节段数。据报道，每增加一个手术节段内植物移位的 OR 值为 1.65。颈椎曲度也会影响内植物并发症的发生率。脊柱过度前凸也会对内植物并发症的发生率产生负面影响，因为内植物与宿主骨的匹配欠佳。根据我们的经验，过长的内植物会导致内植物前移或椎体骨折。内植物的长度应仔细确定，这样术者就可以使用手动拉钩或颈椎牵拉器轻柔地拉开减压范围。

C5 神经根麻痹是公认的并发症，可发生在颈椎前路或后路手术中。据报道，颈椎前路减压术后 C5 神经麻痹的发生率为 1.6%~12.1%，而 ADF 后 C5 神经麻痹的发生率较高（9.5%~13.3%）。在 ADF 中，各种因素可导致 C5 麻痹，如手术中的直接损伤，术后内植物下沉引起的曲度改变、减压不充分、椎间孔狭窄等。

26.3 长期结果

ADF 治疗颈椎 OPLL 长期结果良好。Sakai 等报道，术后 2 年 JOA 评分恢复率为 64.8%，而术后 5 年的 JOA 评分恢复率为 71.4%。Matsuoka 等也报道称术后 1 年 JOA 评分恢复率为 61.2%，术后 10 年 JOA 评分恢复率为 66.5%。术后 OPLL 很少发生进展，尤其是在手术节段。一旦椎体融合，颈椎曲度可长期保留良好。因此，在长期随访中，如果初始减压彻底，神经恶化的症状并不常见。

参考文献

[1] Y oshii T, Hirai T, Yamada T, Inose H, Kato T, Sakai K, Enomoto M, Kawabata S, Arai Y , Okawa A. Intraoperative evaluation using mobile computed tomography in anterior cervical decompression with floating method for massive ossification of the posterior longitudinal ligament. J Orthop Surg Res. 2017;12(1):12.

[2] Matsuoka T, Yamaura I, Kurosa Y , Nakai O, Shindo S, Shinomiya K. Long-term results of the anterior floating method for cervical myelopathy caused by ossification of the posterior longitudinal ligament. Spine (Phila Pa 1976). 2001;26(3):241-248.

[3] Y oshii T, Hirai T, Sakai K, Sotome S, Enomoto M, Yamada T, Inose H, Kato T, Kawabata S, Okawa A.Anterior cervical corpectomy and fusion using a synthetic hydroxyapatite graft for ossification of the posterior longitudinal ligament. Orthopedics. 2017;40(2):e334-e339.

[4] Y oshii T, Egawa S, Hirai T, Kaito T, Mori K, Koda M, Chikuda H, Hasegawa T, Imagama S, Y oshida M, Iwasaki M, Okawa A, Kawaguchi Y . A systematic review and meta-analysis comparing anterior decompression with fusion and posterior laminoplasty for cervical ossification of the posterior longitudinal ligament. J Orthop Sci. 2020;25(1):58-65.

[5] Apfelbaum RI, Kriskovich MD, Haller JR.On the incidence, cause, and prevention of recurrent laryngeal nerve palsies during anterior cervical spine surgery. Spine (Phila Pa 1976). 2000;25(22):2906-2912.

[6] Bazaz R, Lee MJ, Y oo JU.Incidence of dysphagia after anterior cervical spine surgery: a prospective study. Spine (Phila Pa 1976) [Clinical Trial Research Support, Non-U.S. Gov't]. 2002;27(22):2453-2458.

[7] Smith MD, Emery SE, Dudley A, Murray KJ, Leventhal M.Vertebral artery injury during anterior decompression of the cervical spine. A retrospective review of ten patients. J Bone Joint Surg Br. 1993;75(3):410-415.

[8] Cardoso MJ, Koski TR, Ganju A, Liu JC. Approach related complications after decompression for cervical ossification of the posterior longitudinal ligament. Neurosurg Focus [Review]. 2011;30(3):E12.

[9] Wang JC, Hart RA, Emery SE, Bohlman HH. Graft migration or displacement after multilevel cervical corpectomy and strut grafting. Spine (Phila Pa 1976). 2003;28(10):1016-21; discussion 21-22.

[10] Okawa A, Sakai K, Hirai T, Kato T, Tomizawa S, Enomoto M, Kawabata S, Takahashi M, Shinomiya K. Risk factors for early reconstruction failure of multilevel cervical corpectomy with dynamic plate fixation. Spine (Phila Pa 1976). 2011;36(9):E582-E587.

[11] Kimura A, Seichi A, Hoshino Y , Yamazaki M, Mochizuki M, Aiba A, Kato T, Uchida K, Miyamoto K, Nakahara S, Taniguchi S, Neo M, Taguchi T, Endo K, Watanabe M, Takahashi M, Kaito T, Chikuda H, Fujimori T, Ito T, Ono A, Abumi K, Yamada K, Nakagawa Y , Toyama Y .Perioperative complications of anterior cervical decompression with fusion in patients with ossification of the posterior longitudinal ligament: a retrospective, multi-institutional study. J Orthop Sci. [Multicenter Study Research Support, Non U.S. Gov't].2012;17(6):667-672.

[12] Sakai K, Okawa A, Takahashi M, Arai Y , Kawabata S, Enomoto M, Kato T, Hirai T, Shinomiya K. Five-year follow-up evaluation of surgical treatment for cervical myelopathy caused by ossification of the posterior longitudinal ligament: a prospective comparative study of anterior decompression and fusion with floating method versus laminoplasty. Spine (Phila Pa 1976). 2012;37(5):367-376.

第二十七章 胸椎后纵韧带骨化手术适应证和手术方式的选择

Kei Ando, Kazuyoshi Kobayashi, Hiroaki Nakashima, Masayoshi Morozumi, Masaaki Machino, Naoki Ishiguro, Shiro Imagama

万 松 陈 伟 / 译

摘要

胸椎后纵韧带骨化（T-OPLL）手术适应证分为3类：第一类，T-OPLL引起的脊髓压迫需要手术治疗；第二类，横跨椎间隙头端和尾端的不连续型骨化需要特别注意，如果出现脊髓损害，需要立即手术治疗；第三类，初次就诊就能明确观察到的连续型骨化。

手术治疗根据减压类型可分为两类：第一类，OPLL可以通过前路或者后路手术直接切除；第二类是在不直接接触OPLL的情况下，进行间接的脊髓后路减压。在最近的一项多中心研究中，大多数病例（74%）接受了后路减压融合内固定术，而88%的内固定手术率反映了目前后路内固定融合术治疗T-OPLL的主要趋势。然而，最常见的术后并发症可能是下肢的运动无力加重（32.2%，n=37）。若行后路减压融合术术后3周内症状无改善或加重，可行二期手术进行OPLL切除。

关键词

胸椎后纵韧带骨化；手术适应证；不连续型；手术方式；直接切除；间接后路减压；内固定

27.1 简介

在Mori等进行的影像学研究中，共计3013例

接受计算机断层扫描（CT）的患者中，T-OPLL的发病率为1.9%，显著低于发病率为1.9%~4.3%的颈椎OPLL。Matsunaga等进行了一项未进行治疗OPLL的研究发现，只有17%的无脊髓病变征象的OPLL的患者发展成为脊髓病。然而，T-OPLL在这方面尚未得到广泛的研究，因为它的发病率很低，而且由于胸段脊髓脆弱，保守治疗的病例很少。

然而，了解T-OPLL脊髓病发生的病理机制对于监测保守治疗和确定手术适应证具有重要意义。在这里，我们讨论T-OPLL的手术适应证和手术方法。

27.2 手术适应证

T-OPLL通常需要手术治疗，因为它是进展性的，对保守治疗的反应很差。已经有一些关于OPLL中颈椎脊髓病自然病程的研究，但对胸椎脊髓病知之甚少。除静态压迫外，动态因素可能在OPLL所致脊髓病的进展中起重要作用。OPLL颈椎活动度（The Range of Motion，ROM），如X线片所见，影响脊髓病的发生和进展。轻度狭窄（＜60%）且伴有脊髓病的患者的ROM（75.6°）比无脊髓病的患者（36.5°）更加广泛。

与颈椎和腰椎相比，胸椎在屈曲和伸展时的ROM较低，因为胸椎的ROM受到胸廓的限制。Moritaet等应用多层螺旋CT对胸椎节段水平的动态序列和ROM进行了研究，发现前屈和后伸的

187

总后凸角（T1/L1）分别为 40.2°±11.4° 和 8.5°±12.8°。屈曲时后凸角度的最高点在 T6/T7，总 ROM（T1/L1）为 31.7°±11.3°，节段性 ROM 从 T1/T2 到 T4/T5 逐渐减小，从 T4/T5 到 T12/L1 逐渐增加，ROM 最大值在 T12/L1（4.2°±2.1°），最小 ROM 值在 T4/T5（0.9°±3.0°）。Andoet 等，比较了进行手术和未行手术的病例。从影像学上讲，尽管两组在 T-OPLL 节段、T-OPLL 数目和 OPLL 的管径比方面没有差异，但是保守治疗的患者在矢状面 CT 上有较低的间断率（跨越头端和尾端骨化区之间的椎间隙）（图 27.1），在 MRI 上有较高的高信号区比率。不连续区域（图 27.2）涉及椎间水平的微运动，即使在基本静止的胸椎节段，微运动也可能导致 OPLL 进展。这种继发于 OPLL 节段性间断的微运动可能导致脆弱的脊髓功能恶化。

这些报道显示手术适应证可分为 3 类：第一类，T-OPLL 引起的脊髓病需要手术治疗；第二类，不伴有脊髓病变，但是合并横跨头端和尾端骨化区之间的椎间隙的不连续型需要特别注意，如果出现脊髓病，需要立即手术治疗；第三类，初次就诊就能明确观察到的无脊髓病变连续型骨化（图 27.3）。

27.3 选择手术的过程

手术治疗根据减压类型可分为两类：第一类，

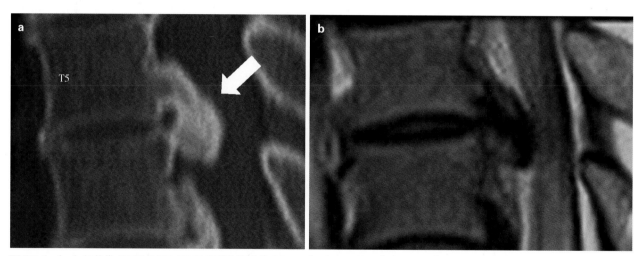

图 27.1（a）矢状位 CT 显示 T5~T6 有喙型连续型的 OPLL。（b）MRI 显示多个 OPLL 位置严重的椎管狭窄，无高信号区

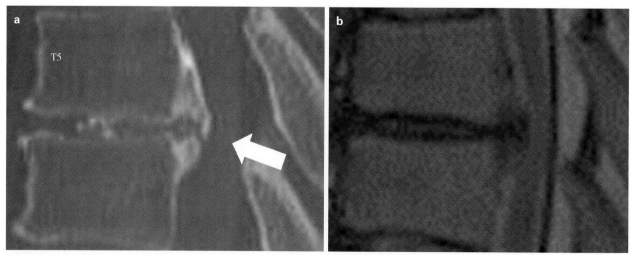

图 27.2（a）矢状面 CT 显示 T5~T6 处有喙型 OPLL，头侧和尾侧骨化区不连续。（b）MRI 显示在与 OPLL 的同一节段髓内有高信号的改变

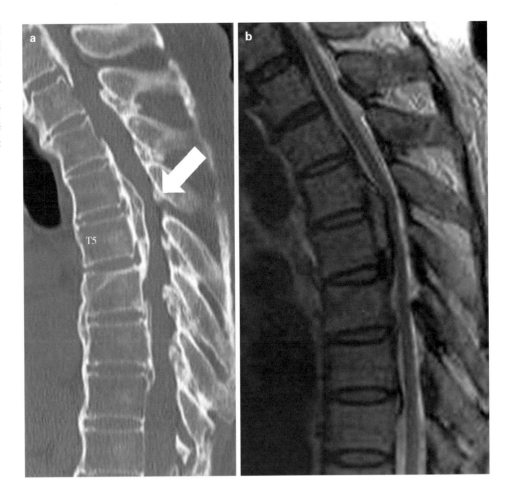

图 27.3 1 例双下肢轻微麻木无瘫痪的 T4~T6 喙型连续型 OPLL。（a）CT 影像图和（b）MRI 显示几个 OPLL 位置有严重的椎管狭窄，没有高信号区。在 3 年后的最后一次随访中，神经系统状态没有改变，OPLL 没有延长或扩大

T-OPLL 可以通过前入路或者后入路手术直接清除（图 27.4 和图 27.7）；第二类是在不直接接触 OPLL 的情况下，对脊髓进行间接的后路减压（图 27.5 和图 27.6）。

2008 年，由日本厚生劳动省（MHLW）发起并由日本主要脊椎疾病治疗机构的成员组成的脊柱韧带骨化研究小组对接受 T-OPLL 手术的患者进行了一项多机构的回顾性调查。手术方式有椎板切除术（*n*=36 例）、椎管成形术（*n*=51 例）、经前胸膜外或经胸腔的前路减压融合术（*n*=25 例）、后入路前侧减压融合术（*n*=29 例）、前后联合入路行环形减压融合术（*n*=8 例）、胸骨劈开入路前路减压融合术（*n*=5 例）。同时行脊柱内固定术（*n*=52，33%）、后路内固定术（50 例）、前路内固定术（2 例）。

2018 年，一项针对 T-OPLL 手术的前瞻性多中心研究，使用了由 MHLW 建立的日本脊柱韧带骨化多中心研究组织（JOSL）的数据。在本报告中，手术方式有：椎板切除术（*n*=6 例，5.2%）、无椎板切除后路融合术（*n*=4 例，3.5%）、经前入路切除术（*n*=8 例，7%）、经后入路前侧切除术（*n*=12 例，10.4%）、后路减压融合伴或不伴去后凸矫形（*n*=85 例，74%）、单纯减压（6 例，5.2%）、内固定（101 例，88%）。因此，在 10 年内 T-OPLL 的内固定手术有了相当大的增长。

内固定在上胸椎和下胸椎的病变中都不是必要的，因为脊椎曲度在颈胸交界处通常是前凸的或只有轻微的后凸，仅通过后路减压就可以实现脊髓的背侧移位和减压。然而，对于最常受影响的中段胸椎 OPLL，推荐使用内固定，以防止由于后凸序列的改变而导致的术中和术后瘫痪。关于手术方式的选择，Matsuyama 等认为，通过前入路进行前路减压手术虽然可以有效减压，但技术要求较高，且存在发生胸腔内并发症的风险。经

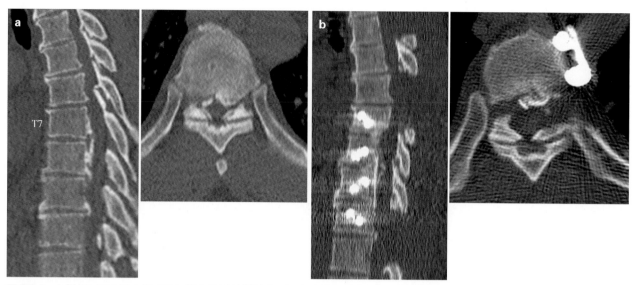

图 27.4 1 例 T7~T10 混合型 OPLL 伴有进展性脊髓病。（a）术前矢状位 CT 图像显示头侧和尾侧骨化区不连续。（b）T7~T10 前路减压融合内固定术后的矢状面 CT 图像

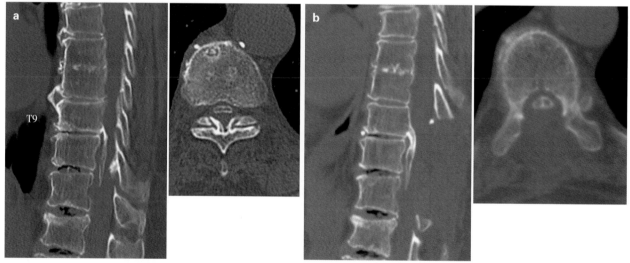

图 27.5 1 例 T9~T11 连续型 OPLL 伴有 T10~T11 黄韧带骨化（OLF）伴有进展性脊髓病。（a）术前矢状位 CT 显示后纵韧带骨化与 T11 椎体不连续性，未见该区域脊柱后凸。（b）T9~T11 椎板切除术后的矢状面 CT 图像

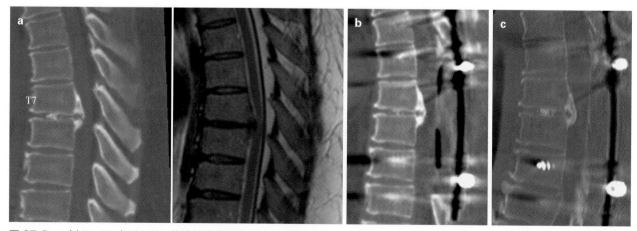

图 27.6 1 例 T7~T8 喙型 OPLL 伴进行性脊髓病。（a）术前矢状面 CT 和 MRI 显示头侧和尾侧骨化区不连续。（b）T5~T10 后路减压融合内固定术后 CT。（c）6 个月后随访 CT，神经功能恢复，OPLL 持续存在

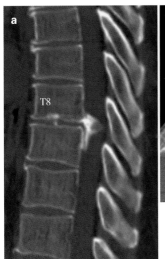 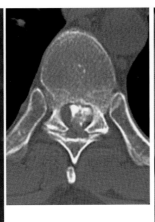 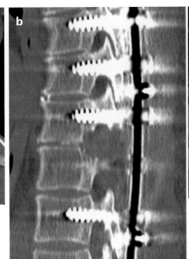 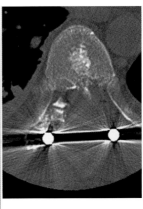

图 27.7　1 例 T8~T9 喙型 OPLL 伴进展性脊髓病。（a）术前 CT。患者接受 T6~T11 后路减压融合内固定手术，但术后 3 周症状没有改善。（b）后入路喙型 T-OPLL 切除后的 CT（RASPA）

后入路的前侧减压是一种有效的手术方式，但技术要求也很高，有后凸进展的风险。椎管扩大成形术是一种相对安全的手术，其临床效果与前路减压相当。然而，术后神经功能恶化的情况偶尔发生。

在最近的多中心研究中，大多数病例进行了后路减压融合内固定术，并伴或不伴有去后凸矫形（74%，图 27.6），88% 的内固定手术率反映了目前后路内固定融合术治疗 T-OPLL 的主要趋势。然而，最常见的术后并发症可能是下肢运动无力的加重（32.2%，n=37）。在 37 例并发症中，27 例（73.0%）经过卧床休息或系统性注射类固醇激素后康复，无须额外手术，但 9 例（24.3%）需要再次手术，包括后入路融合延长术（n=4），后入路 T-OPLL 切除术（n=2），清除血肿和冲洗（n=2），前入路 T-OPLL 切除术附加椎板切除术（n=1）。Imagama 等建议若经后路减压融合术后 3 周内症状无改善或加重，应再次行 OPLL 切除术（图 27.7）。

参考文献

[1] Mori K, et al. Prevalence, distribution, and morphology of thoracic ossification of the posterior longitudinal ligament in Japanese: results of CT-based cross-sectional study. Spine (Phila Pa 1976). 2014;39(5):394-399.

[2] Matsunaga S, et al. Clinical course of patients with ossification of the posterior longitudinal ligament: a minimum 10-year cohort study. J Neurosurg. 2004;100(3 Suppl Spine):245-248.

[3] Matsuyama Y, et al. Surgical outcome of ossification of the posterior longitudinal ligament (OPLL) of the thoracic spine: implication of the type of ossification and surgical options. J Spinal Disord Tech. 2005;18(6):492 7; discussion 498.

[4] Yonenobu K, et al. Lateral rhachotomy for thoracic spinal lesions. Spine (Phila Pa 1976). 1990;15(11):1121-1125.

[5] Matsunaga S, Sakou T. Ossification of the posterior longitudinal ligament of the cervical spine: etiology and natural history. Spine (Phila Pa 1976). 2012;37(5):E309 14.

[6] Morita D, et al. Range of motion of thoracic spine in sagittal plane. Eur Spine J. 2014;23(3): 673-678.

[7] Ando K, et al. Comparative study of surgical treatment and nonsurgical follow up for thoracic ossification of the posterior longitudinal ligament: radiological and clinical evaluation. Spine (Phila Pa 1976). 2017;42(6):407-410.

[8] Fujimura Y, et al. Long-term follow-up study of anterior decompression and fusion for thoracic myelopathy resulting from ossification of the posterior longitudinal ligament. Spine (Phila Pa 1976). 1997;22(3):305-311.

[9] Imagama S, et al. Risk factors for ineffectiveness of posterior decompression and dekyphotic corrective fusion with instrumentation for beak-type thoracic ossification of the posterior longitudinal ligament: a

single institute study. Neurosurgery. 2017;80(5):800-808.

[10] Imagama S, et al. Resection of beak-type thoracic ossification of the posterior longitudinal ligament from a posterior approach under intraoperative neurophysiological monitoring for paralysis after posterior decompression and fusion surgery. Global Spine J. 2016;6(8):812-821.

[11] Matsuyama Y, et al. Indirect posterior decompression with corrective fusion for ossification of the posterior longitudinal ligament of the thoracic spine: is it possible to predict the surgical results? Eur Spine J. 2009;18(7):943-948.

[12] Yamazaki M, et al. Posterior decompression with instrumented fusion for thoracic myelopathy caused by ossification of the posterior longitudinal ligament. Eur Spine J. 2010;19(5):691-698.

[13] Matsumoto M, et al. Surgical results and related factors for ossification of posterior longitudinal ligament of the thoracic spine: a multi-institutional retrospective study. Spine (Phila Pa 1976). 2008;33(9):1034-1041.

[14] Imagama S, et al. Perioperative complications after surgery for thoracic ossification of posterior longitudinal ligament: a Nationwide multicenter prospective study. Spine (Phila Pa 1976). 2018;43(23):E1389-E1397.

[15] Yamazaki M, et al. Transient paraparesis after laminectomy for thoracic myelopathy due to ossification of the posterior longitudinal ligament: a case report. Spine (Phila Pa 1976). 2005;30(12):E343-E346.

第二十八章 胸椎后纵韧带骨化后路减压融合术：手术技术、效果、时机和并发症

Shiro Imagama, Kei Ando, Kazuyoshi Kobayashi, Hiroaki Nakashima, Naoki Ishiguro

黄梓君 李 强 / 译

摘要

胸椎 OPLL（T-OPLL）由于术前有严重的脊髓病，多数情况下有手术指征。然而，手术效果差和术后并发症是主要问题，因此对手术时机和手术方式没有达成共识。最近在日本对 T-OPLL 手术进行的一项全国性多中心前瞻性研究显示，术后并发症发生率为 51.3%，其中术后瘫痪的发生率为 32.2%，但 55% 的阳性患者 1 年后手术效果（JOA 评分恢复率）好于日本以前的多中心回顾性研究和最近的系统回顾结果。因此，手术效果正在改善，但在所有 T-OPLL 病例中仍不令人满意，需要建立最佳的手术程序和方法来减少并发症。在我科，后路减压、去后凸矫形融合术具有良好的手术效果（JOA 评分恢复率：68%），可应用于许多 T-OPLL 病例，并可在术中脊髓神经监测的基础上涵盖预防脊髓损伤的抢救措施。这是一个很好的手术方式选择，但有些病例需要行后入路 T-OPLL 切除术（RASPA）。因此，如果在第一次手术后 3 周左右症状没有改善或进展，我们采用二期手术，即后路减压、去后凸矫形融合内固定术，然后进行 RASPA。我们科室的一项研究显示，术前俯卧位和仰卧位试验阳性、不能行走状态和 MRI 上严重的脊髓压迫与手术效果差有显著相关性，我们建议有这些因素的患者尽早手术。

关键词

胸椎后纵韧带骨化；全国性多中心前瞻性研究；围手术期并发症；术后瘫痪；良好的手术效果；二期 T-OPLL 切除术

28.1 引言

胸椎 OPLL（T-OPLL）是一种罕见且难于治疗的疾病，其原因是缺乏有效的保守治疗方法，术前有严重的脊髓病，手术效果差，术后有并发症。虽然许多手术方法已经被描述过，但对于手术时机和理想手术方法还没有达成共识。在日本，最近有报道认为后路减压融合术有良好的效果，这使得我们会进行后入路减压去后凸融合内固定术，尤其是喙型 T-OPLL（图 28.1）。在本章中，我们讨论了多中心前瞻性研究中的并发症率，手术技术和时机，以及在我们医院良好手术效果的相关因素。

28.2 在一项多中心前瞻性研究中改善了手术效果，但并发症发生率高

第一项评估胸椎后纵韧带骨化手术围手术期并发症的全国性多中心前瞻性研究是由日本脊柱骨化多中心研究组织（JOSL）于 2011—2016 年在

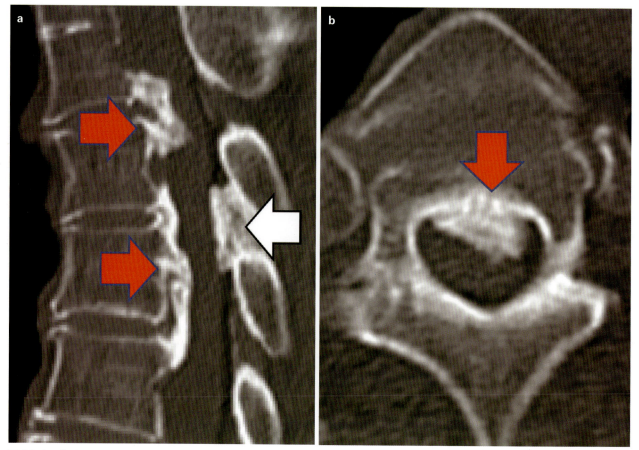

图 28.1 喙型 T-OPLL 的 CT 图像。（a）矢状位（b）轴位。红色箭头表示胸椎后纵韧带骨化。白色箭头表胸椎黄韧带骨化

日本厚生劳动省（MHLW）以及日本医学研究与开发机构（AMED）的协助下实施的。共 115 例纳入研究［男 55 例，女 60 例，平均年龄 53.1 岁，平均体质指数（BMI）30.4kg/m²］。观察手术方式、术前影像学表现、术前术后胸椎病变［日本骨科协会（JOA）评分］、俯卧位和仰卧位试验（PST）、术中超声和术中脊髓神经监测（IONM）。

115 例中有 85 例（74%）进行了后路减压融合内固定术伴或不伴去后凸矫形术。10.4%、7.0%、5.2% 和 3.5% 的患者分别行后入路 T-OPLL 切除术、前入路 T-OPLL 切除术、仅接受椎板切除术和未行椎板切除的后路融合术。88% 的内固定手术率反映了目前后路内固定融合术治疗 T-OPLL 的主要趋势。

所有的病例中并发症率占 51.3%，其中 32.2% 为术后瘫痪（图 28.2）。这一并发症的发生率高

于 2011 年 JOSL 关于 T-OPLL 融合手术的多中心回顾性研究的 40.8%，以及 2017 年对 15 篇关于 T-OPLL 手术并发症的回顾性研究的系统分析的 39.4%。在 2008 年 JOSL 多中心回顾性研究中，所有类型 T-OPLL 手术的术后神经功能缺陷发生率为 11.7%，2011 年 JOSL 研究的发生率为 26.3%，2017 年多中心回顾性研究的发生率为 13.9%。因此，2011—2016 年多中心前瞻性研究的数据可能有助于更好地了解围手术期并发症，这是获得患者知情同意、循证决策和建立预防程序所必需的。

2011—2016 年进行的多中心前瞻性研究将脊柱后柱症状和尿路感染作为次要并发症，但也发现了 2 例肺梗死和 1 例脑梗死的主要并发症（表 28.1）。这说明了预防此类手术主要的全身并发症以及手术部位并发症的重要性。与围手术期并发症相关的显著因素包括较多的 T-OPLL 节段、较

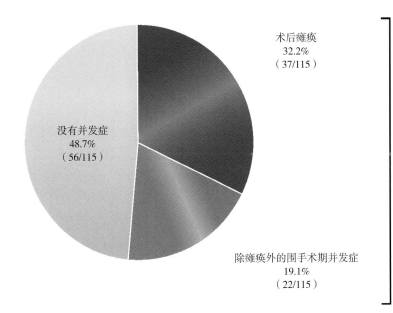

图28.2 围手术期并发症。围手术期并发症发生率为51.3%，其中术后瘫痪发生率为32.2%

表28.1 围手术期并发症115例

并发症	病例数（例）
术中（并发症16例）	
硬脊膜漏	16
术后（并发症72例）	
下肢瘫痪	37[a]
脑脊液漏	10
深部切口感染	5
手术部位血肿	3
椎体骨折	3
液溢性胸腔积液	3
肺梗死	2
脑梗死	1
肺不张	1
脓毒症	1
浅表切口感染	1
尿路感染	1
Horner 综合征	1
脊柱后柱症状	1
术中俯卧导致上肢麻木	1

a：包括5例术后第1~12天的瘫痪。59例均为并发症。瘫痪病例包括一过性瘫痪

低的术前 JOA 评分、较高的术前 PST 阳性率、较长的手术时间、较低的术中脊髓漂浮率以及有胸椎手术史（表28.2）。除上述所有并发症的因素外，术后瘫痪与黄韧带骨化（OLF）、估计失血量（EBL）和 IONM 恶化显著相关（表28.3）。在一项并发症分析中，糖尿病是术后深部手术部位感染的重要危险因素。识别这些危险因素可能有助于制订预防方案，以减少围手术期并发症和术后瘫痪。

2011—2016 年多中心前瞻性研究中的另一个发现是，瘫痪完全恢复，平均恢复期为2.7个月，除了1例术后脑瘫。然而，脊髓再生疗法尚未完全确立，部分病例可能仍有发生永久性术后瘫痪的高风险。T-OPLL 节段越多，术前 JOA 评分越低，EBL 越大，术后瘫痪的恢复期越长。因此，多节段的 T-OPLL，术前 JOA 评分低，术前 PST 阳性可能提示需要早期手术以预防术后并发症。侵入性较小的手术、较好的脊髓减压和术中稳定的 IONM 也可能与较少的并发症相关。

尽管并发症发生率较高，但基于1年 JOA 评分恢复率为55%的手术结果好于2008年多中心回顾性研究的36.8%、2011年研究的45.4%和2017年综述的50.4%（手术结果基于较长的术后随访）。我们认为，这一较好的结果归功于对 T-OPLL 知识了解的提高、内固定的创新以及使用 IONM 等更好和更安全的手术方式。然而，所有 T-OPLL

表 28.2　围手术期并发症患者与无并发症患者的比较

项目	并发症（n=59）	没有并发症（n=56）	P 值
年龄（岁）	52.1 ± 14.1	54.1 ± 15.3	0.46
性别（男性）	40.7%（24/59）	55.4%（31/56）	0.14
体质指数（kg/m²）	30.7 ± 7.45	30.2 ± 6.1	0.71
发病率	57.6%（34/59）	57.1%（32/56）	0.88
胸椎手术史（+）	20.3%（12/59）	7.1%（4/56）	0.055
T–OPLL 节段的数量	**3.3 ± 2.5**	**2.1 ± 1.4**	**0.022**
黄韧带骨化（+）	45.8%（27/59）	33.9%（19/56）	0.17
术前 JOA 评分（分）	**4.0 ± 2.5**	**5.0 ± 2.0**	**0.018**
术前 PST 阳性	**32.2%（19/59）**	**12.5%（7/56）**	**0.028**
手术时间（min）	**469.9 ± 198.2**	**364.8 ± 166.1**	**0.0060**
估计失血量（mL）	1098.5 ± 1330.4	733.6 ± 855.6	0.11
超声显示术中脊髓漂浮（+）	**53.7%（29/54）**	**83.7%（41/49）**	**0.020**

JOA：日本骨科协会；PST：俯卧位试验；T–OPLL：胸椎后纵韧带骨化
数据以均数 ± 标准差表示
括号中的数字为患者人数。除超声检查术中脊髓漂浮（+）（n=103）外，所有比较患者总数为 115 例
粗体显示有显著差异

表 28.3　术后瘫痪患者与非瘫痪患者的比较

项目	瘫痪（n=37）	无瘫痪（n=78）	P 值
术前和术中所见（n=115）			
年龄（岁）	52.9 ± 15.8	53.2 ± 14.3	0.92
性别（男性）	37.8%（14/37）	52.6%（41/78）	0.16
体质指数（kg/m²）	32.0 ± 8.2	29.7 ± 5.9	0.093
发病率	59.5%（22/37）	56.4%（44/78）	0.84
胸椎手术史（+）	16.2%（6/37）	11.5%（9/78）	0.55
T–OPLL 节段的数量	**3.7 ± 2.5**	**2.2 ± 1.6**	**0.0025**
黄韧带骨化（+）	**59.5%（22/37）**	**30.8%（24/78）**	**0.035**
术前 JOA 评分（分）	**3.7 ± 2.3**	**4.9 ± 2.2**	**0.0092**
术前 PST 阳性	**48.6%（18/37）**	**10.3%（8/78）**	**0.0009**
手术时间（min）	**481.5 ± 210.0**	**385.3 ± 171.6**	**0.0020**
估计失血量（mL）	**1253.5 ± 1572.1**	**751.9 ± 801.4**	**0.042**
术中脊髓的超声表现（n=103）			
脊髓漂浮（+）	**48.6%（17/35）**	**77.9%（53/68）**	**0.031**
术中脊髓神经监测（IONM）（n=100）			
术中 IONM 恶化	**84.4%（27/32）**	**27.9%（19/68）**	**< 0.0001**
振幅加重未恢复	**85.2%（23/27）**	**10.59%（2/19）**	**< 0.0001**
手术结束 IONM 无恶化	**28.1%（9/32）**	**97.1%（66/68）**	**< 0.0001**

JOA：日本骨科协会；PST：俯卧位试验；T–OPLL：胸椎后纵韧带骨化
数据以均数 ± 标准差表示
括号中的数字为患者人数
粗体显示有显著差异

患者的手术效果仍然不能令人满意，仍然需要建立最佳的手术方式、时机和预防方法，以减少术后并发症。

28.3 在 JOA 评分、生活质量和我们的手术技术方面有良好的手术效果

在 2011—2016 年全国研究中后入路减压融合内固定术为主要手术方式。我们前瞻性地使用内固定对喙型 T-OPLL 进行后路减压和去后凸矫形融合（表 28.4，左栏）。我们的手术包括胸椎病变行椎板切除后再去后凸矫形，通过减少胸椎后凸，可在椎板切除术后不切除 T-OPLL 的情况下进行额外的间接脊髓减压。预计 JOA 评分在术后至少 1 年内会逐渐改善（图 28.3），并且生活质量评分 SF-36（日本版，2.0 版本），术后 1 年也有改善（图 28.4）。在至少 2 年和平均 5 年的随访期内，该方法取得了极好的手术效果（JOA 评分恢复率为 68%），是后路手术的一种很好的选择。

28.3.1 手术要点（表 28.4）

有许多注意事项可以帮助你获得良好的手术效果。在手术室中，从仰卧位到俯卧位的改变应

该动作轻柔，因为这种体位变化可能导致 T-OPLL 患者的脊髓损伤。俯卧位本身对严重的脊髓受压往往是有害的，因此，应尽快进行减压融合术。椎板暴露后，在融合区的所有椎弓根均应插入全节段椎弓根螺钉，这样有利于防止术后因连接棒弯曲导致的瘫痪。然后用单侧连接棒原位固定，以防止在气动磨钻行椎板切除术过程中由于序列改变后脊髓损伤导致的瘫痪。此时，由于脊髓尚未减压，椎弓根螺钉植入时应非常轻柔，重点是原位临时棒固定。单侧临时棒在固定过程中若发生脊髓序列改变，很容易诱发脊髓损伤。在椎板切除术之前，不做任何去后凸矫形手术。在原位临时棒固定后，应进行后路减压并用气动磨钻取出薄椎板。对于伴有硬膜粘连和 T-OPLL 患者不应行全椎板切除术，以避免椎板整块切除时因"跷跷板运动"造成脊髓压迫。椎板用气动钻头削薄如一张纸厚，然后用一个小刮匙从硬脊膜上取出，以避免 IONM 下压椎板对脊髓的压迫。在一个广泛性 OLF 病例中，首先在没有 OLF 的头部和尾部区域切除椎板，并暴露硬脊膜。对于在同一节段有较大 OPLL 的 OLF 患者，从脊髓的尾侧、远侧和外侧入路，如有必要部分或全部切除小关节，可以更安全地预防瘫痪。在整个手术过程中，粗暴的操作很容易导致术后病情恶化或瘫痪。所有的椎板切除术都应该在脊髓完全减压的情况下

表 28.4　后路减压和去后凸矫形融合内固定术的手术要点

	手术方式	手术技巧（总结）
1	从仰卧到俯卧的体位变化	动作要轻一些，因为这个位置的改变可能会导致脊髓损伤
2	暴露椎板	尽可能快地实施这个过程
3	椎弓根钉植入	全节段椎弓根螺钉是有利的，插入时应非常轻柔
4	临时单侧棒原位固定	"原位临时固定棒"在椎板切除术之前，不做任何去后凸手术
5	后路减压与椎板切除术使用气动磨钻	由于术中脊髓损伤的高风险（避免"跷跷板运动"），不应进行粗糙的全椎板切除术
6	超声（第一次）	检查已完全减压的脊髓，使硬脊膜外侧可见，以便随后安全去后凸
7	双侧连接棒去后凸	用直径为 ≥ 6mm 的双侧钴铬合金棒（估计去后凸矫形 10°）植入双侧椎弓根螺钉进行悬臂式操作和加压
8	超声（第二次）	如果第二次超声检查提示脊髓间接减压不足，可以选择在 Ponte 截骨术后进行另外的去后凸矫形手术
9	冲洗和皮肤闭合	用足够的生理盐水冲洗粗引流管，以及伤口内给药万古霉素可能有助于防止手术部位感染

图 28.3 后路减压去后凸矫形融合术后 JOA 评分逐步改善

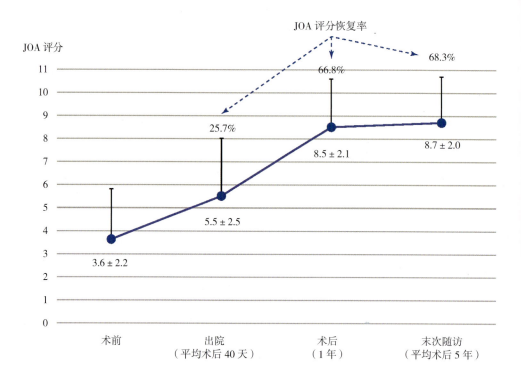

图 28.4 术后 1 年 SF-36 两项综合指标评定生活质量的改善情况。(a) PCS（躯体健康状况），(b) MCS（精神健康状况）

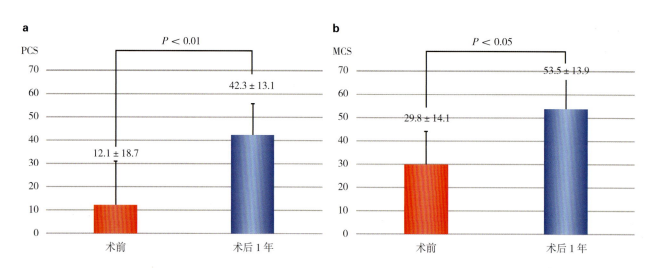

进行，以使硬脊膜的外侧可见，以便随后安全地进行去后凸矫形。术中使用超声检查脊髓减压及运动情况。喙型 T-OPLL 的脊髓减压可被认为是观察到脊髓漂浮在脊柱中央管内，但大多数病例在这个时间点没有充分地减压。接下来，采用悬臂操作和加压法，用双侧直径 ≥ 6mm 的钴铬合金棒制成椎弓根螺钉，进行缓慢的椎弓根去后凸矫形手术（估计去后凸矫形 10°），然后进行第二次

超声检查。如果超声检查发现间接脊髓减压术不够充分，在没有大量前纵韧带骨化的情况下，在 Ponte 截骨术后进行第二次去后凸手术是获得更多脊髓减压的有效方法。超声检查确认脊髓充分减压后，行去皮质化及局部植骨，用充足的生理盐水冲洗后用粗引流管封闭软组织，预防手术部位感染（SSI）。在我科，经我校机构评审委员会批准，创面使用盐酸万古霉素（VCM）粉剂 1g（成

人），切口内应用 VCM 被认为是预防感染高危病例 SSI 的有效方法。

28.3.2 基于 IONM 恶化的抢救程序（表 28.5）

IONM 对于取得良好的手术效果也是必不可少的。IONM 恶化在 T-OPLL 手术中很常见，反映了胸段脊髓的脆弱，因此我们在 IONM 恶化时为每个手术准备抢救程序，以防止永久性脊髓瘫痪（表 28.5）。在术前 PST 阳性的情况下，在仰卧位和从仰卧位转换为俯卧位时检查 IONM。当 IONM 在位置改变中恶化时，应检查俯卧位的适当性，包括检查颈椎序列。若植入椎弓根螺钉时 IONM 加重，应跳过该椎弓根螺钉的插入，使用单侧临时棒固定少量椎弓根螺钉后优先行椎板切除减压术。剩余的螺钉可以在椎板切除术后插入，为去后凸矫形手术做准备。可能导致 IONM 恶化的最关键的步骤是用气动钻头减压，这反映在气动钻头的压缩、振动和热量造成的脊髓损伤。如果出现这种情况，应立即停止手术，手术部位应该填充温盐水，升高血压和体温以减少脊髓损伤。当 IONM 振幅恢复后，可以重新开行椎板切除术。如果后路减压完成后 IONM 恶化，应迅速行去后凸矫形间接减压术。

重要的一点是要避免忽视 IONM 的发现并继续手术，因为这可能会导致永久性的脊髓损伤。最近关于 IONM 用于高危脊柱手术的警报时机和抢救程序的多中心前瞻性研究得出结论，IONM 警报后立即进行适当的干预可以防止神经功能恶化，即使在包括 T-OPLL 在内的高危脊柱病变中也是如此，尽管 T-OPLL 的抢救比率相对较低（40%）。因此，我们应该进行侵入性较小的手术，以防止术中脊髓损伤和 IONM，这在 T-OPLL 手术中也是有利的。

28.3.3 RASPA 作为第二次手术（建议将 RASPA 作为首次手术的适应证）

应用上述手术技巧和 IONM 结果，后路减压去后凸矫形融合术结合内固定术可以获得良好的手术效果。然而，一些病例需要额外的 T-OPLL 切除术，我们通知患者可能需要一个两阶段的治疗策略，即第一次手术采用后路减压和去后凸矫形融合内固定术，如果第一次手术后大约 3 周症状没有改善或进展，第二次手术可能需要 T-OPLL 切除术［后入路脊髓前部切除（RASPA）］。

我们在文献中详细描述了 RASPA（图 28.5）。简而言之，作为第二次手术的 Raspa 手术流程如下。在 OPLL 切除节段取出单侧棒和几枚椎弓根螺

表 28.5　IONM 恶化后后路减压去后凸矫形融合内固定术及抢救程序

	手术方式	IONM 恶化后抢救方法
1	体位由仰卧位变为俯卧位	检查体位，包括颈椎序列（换位前建议仰卧位使用 IONM 波导频）
2	显露椎板	尽快行手术，在短时间内完成减压和融合
3	椎弓根螺钉插入	跳跃式植入椎弓根螺钉，双侧临时棒固定少量椎弓根螺钉后优先行椎板切除脊髓减压术
4	单侧临时棒原位固定	单侧临时棒原位固定时复查（确认没有去后凸）
5	后路减压并用气动磨钻行椎板切除术	停止手术，用盐水填充手术部位，升高血压和体温
6	超声检查（第一次）	复查可能导致脊髓损伤的椎板切除不足
7	带双侧临时棒的脊柱去后凸矫形	
8	超声检查（第二次）	附加去后凸矫形伴有或不伴有 Ponte 截骨术
9	冲洗和皮肤闭合	NA

IONM 恶化定义为较对照降低 70% 的振幅。T-OPLL 手术中 IONM 恶化的定义需要进一步调查，目前尚无资料

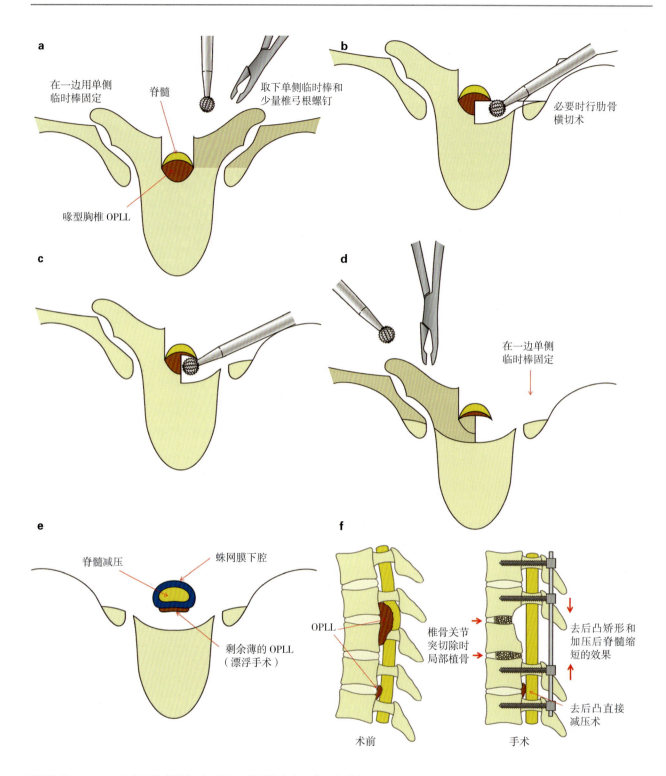

图 28.5 RASPA 手术的手术程序：（a）取下单侧棒和少量椎弓根螺钉。在 OPLL 切除平面切除横突和椎弓根，并牺牲脊神经根。（b）椎体后方部分截骨术，后外侧用气动磨钻行 OPLL 切除，必要时行肋骨横切术。（c）不收缩或旋转易损伤的胸段脊髓以避免脊髓损伤。手术器械应尽量侧倾。手术期间应经常检查 IOM。（d）复位单侧临时棒后，对侧按 OPLL 延伸采用相同程序。（e）术中超声检查确认蛛网膜下腔后脊髓减压。（f）在摘除 OPLL 后，使用双侧临时棒进行额外的去后凸矫形和加压动作，在其他伴有脊髓压迫和脊髓缩短的 OPLL 节段进行间接减压。局部植骨是在 OPLL 切除节段进行的，因为椎间盘切除通常是直接的

钉后，在 OPLL 切除节段切除横突和椎弓根，同时牺牲脊神经根。椎体后方部分截骨和 OPLL 切除是用气动磨钻从后外侧方向进行的，器械应尽可能向外倾斜，以便在不造成脊髓损伤的情况下切除脊髓前方的 OPLL。为了避免手术中频繁检查 IONM 对脊髓的损伤，我们不将易受伤的胸段脊髓进行收缩或旋转。如果这些手术装置被后肋骨阻挡，肋骨部分切除（肋骨横切术）应该是有帮助的。临时杆复位后，根据 OPLL 延伸，对侧执行相同的程序。由于残留的薄的 OPLL 可能有助于避免脑脊液漏，而薄的 OPLL 通常不能阻止脊髓减压，所以通常情况下不完全切除 OPLL 使脊髓漂浮就足够了。超声检查可证实脊髓减压，使用术中基于 CT 导航系统有助于检查残余的 T-OPLL 数量。在切除 OPLL 后，如果在另一个部位有 T-OPLL，可以使用双侧棒进行进一步的去后凸矫形。这在另一个 OPLL 节段给予了间接的减压，而不需要 OPLL 切除，在去后凸矫形和可能增加脊髓血供的压缩动作之后，脊髓缩短。

本组 70 例中，4 例（5.7%）需要二期 T-OPLL 切除（1 例采用前路手术，3 例采用 RASPA 手术），但二期手术后平均 JOA 评分恢复率为 59%，与单纯后路减压术和去后凸矫形融合内固定术相比差异无显著性意义。RASPA 作为第二次手术的 3 例患者均可独立行走或单拐杖行走，平均 JOA 评分恢复率为 80.5%。因此，对于无恢复或有加重的病例，我们推荐后路减压去后凸矫形融合术和 RASPA 两期手术，尤其是对喙型 T-OPLL。

我们认为脊髓彻底的减压术是理想的，有利于术后脊髓恢复，但 T-OPLL 切除往往会导致大量出血，是一种对全身情况和脊髓都有侵入性的手术，特别是在多发 T-OPLL 合并 OLF 的病例中更是如此。在这种情况下，考虑到 T-OPLL 切除术的侵袭性，我们选择 RASPA 作为相对年轻的患者短（1~2 个）喙型 T-OPLL 的第一次手术，但这些轻度的 T-OPLL 病例相对较少。

28.4 影响手术效果的因素和最佳手术时机

在之前的一项研究中，我们对 71 例 T-OPLL 患者的后路减压术和去后凸矫形融合内固定术效果进行了前瞻性研究。根据平均随访 5 年（至少 2 年）结果，JOA 评分恢复率分别为 50% 和 < 50%，将这些病例分为效果良好组和效果不好组。术前效果良好组（76%）的非卧床状态和 PST 阳性、T-OPLL、OLF 和 MRI 上同一水平的高信号区（HIA）、胸髓错位（OPLL-Skad）和 MRI 上椎管狭窄的发生率显著较低。围手术期，该组估计失血量（EBL）较低，术中脊髓漂浮率较高，无 IONM 恶化。术后并发症发生率较低与预期的良好效果显著相关。在基于这些发现的多因素 Logistic 回归分析中，PST 阴性 [优势比（OR）：17.0]、术前活动状态（OR：6.1）、T-OPLL、OLF 和 HIA 不在同一水平（OR：5.8）、术中脊髓漂浮（OR：5.0）和 EBL 降低（OR：1.0）是与良好手术结果相关的显著独立因素。

如上所述，2011—2016 年全国范围内关于围术期并发症和术后瘫痪恢复的多中心前瞻性研究显示，多 T-OPLL 节段、术前 JOA 评分较低以及术前 PST 呈阳性提示需要更早的手术时机以预防并发症。我们对手术结果的前瞻性研究表明，术前 PST 阳性、术前非卧床状态、影像学上严重的椎管狭窄和脊髓损伤（MRI T2 加权像上 T-OPLL、OLF 和 HIA 处于同一水平）也可能表明需要早期手术干预。合适的手术时机需要在随机对照试验中进行评估，但考虑到对患者的潜在不利因素，这样的试验很难在伦理上进行。因此，在 2011—2016 年日本全国研究中，上述与围术期并发症相关的因素，以及在我们研究中与手术结果相关的因素，可能是目前确定治疗 T-OPLL 的合适手术时机的最有效的依据（表 28.6）。

表 28.6 良好手术效果的因素和最佳手术时机

目标	影响手术时机提前的因素
预防围手术期并发症	多节段 T-OPLL
	术前 JOA 评分较低
	术前 PST 阳性
为了良好的手术效果	术前 PST 阳性
	术前不能行走
	术前 MRI 显示 T-OPLL、OLF 和 HIA 在同一水平

注：对于有症状的 T-OPLL 患者，术前 PST 阳性和术前症状严重且无行走能力的患者更有利

致谢： 感谢日本厚生劳动省脊柱韧带骨化调查委员会的所有成员，感谢他们在日本全国多中心 T-OPLL 手术前瞻性研究中给予的帮助。

利益冲突和资金来源： T-OPLL 手术的全国性多中心前瞻性研究由日本卫生劳动科学研究基金（基金编号 040）和日本医学研究与发展机构（AMED，基金编号 JP15ek0109136）资助。

参考文献

[1] Matsumoto M, Chiba K, Toyama Y, Takeshita K, Seichi A, Nakamura K, et al. Surgical results and related factors for ossifcation of posterior longitudinal ligament of the thoracic spine: a multi-institutional retrospective study. Spine (Phila Pa 1976). 2008;33(9):1034-1041.

[2] Matsumoto M, Toyama Y, Chikuda H, Takeshita K, Kato T, Shindo S, et al. Outcomes of fusion surgery for ossifcation of the posterior longitudinal ligament of the thoracic spine: a multicenter retrospective survey: clinical article. J Neurosurg Spine. 2011;15(4):380-385.

[3] Xu N, Yu M, Liu X, Sun C, Chen Z, Liu Z. A systematic review of complications in thoracic spine surgery for ossifcation of the posterior longitudinal ligament.Eur Spine J. 2017;26(7): 1803-1809.

[4] Aizawa T, Sato T, Sasaki H, Matsumoto F, Morozumi N, Kusakabe T, et al. Results of surgical treatment for thoracic myelopathy: minimum 2-year follow-up study in 132 patients. J Neurosurg Spine.2007;7(1):13-20.

[5] Kato S, Murakami H, Demura S, Yoshioka K, Hayashi H, Tsuchiya H. Novel surgical technique for ossifcation of posterior longitudinal ligament in the thoracic spine. J Neurosurg Spine. 2012; 17(6):525-529.

[6] Kawahara N, Tomita K, Murakami H, Hato T, Demura S, Sekino Y, et al. Circumspinal decompression with dekyphosis stabilization for thoracic myelopathy due to ossifcation of the posterior longitudinal ligament.Spine (Phila Pa 1976). 2008;33(1):39-46.

[7] Takahata M, Ito M, Abumi K, Kotani Y, Sudo H, Minami A. Clinical results and complications of circumferential spinal cord decompression through a single posterior approach for thoracic myelopathy caused by ossifcation of posterior longitudinal ligament. Spine (Phila Pa 1976). 2008;33(11):1199-1208.

[8] Tokuhashi Y, Matsuzaki H, Oda H, Uei H. Effectiveness of posterior decompression for patients with ossifcation of the posterior longitudinal ligament in the thoracic spine: usefulness of the ossifcation-kyphosis angle on MRI. Spine (Phila Pa1976). 2006;31(1):E26-E30.

[9] Yamazaki M, Okawa A, Koda M, Goto S, Minami S, Moriya H. Transient paraparesis after laminectomy for thoracic myelopathy due to ossifcation of the posterior longitudinal ligament: a case report. Spine (Phila Pa 1976). 2005;30(12):E343-E346.

[10] Matsuyama Y, Sakai Y, Katayama Y, Imagama S, Ito Z, Wakao N, et al. Indirect posterior decompression with corrective fusion for ossifcation of the posterior longitudinal ligament of the thoracic spine: is it possible to predict the surgical results? Eur Spine J.2009;18(7):943-948.

[11] Yamazaki M, Mochizuki M, Ikeda Y, Sodeyama T,Okawa A, Koda M, et al. Clinical results of surgery for thoracic myelopathy caused by ossifcation of the posterior longitudinal ligament: operative indication of posterior decompression with instrumented fusion.Spine (Phila Pa 1976). 2006;31(13):1452-1460.

[12] Yamazaki M, Okawa A, Fujiyoshi T, Furuya T, Koda M. Posterior decompression with instrumented fusion for thoracic myelopathy caused by ossifcation of the posterior longitudinal ligament. Eur Spine J.2010;19(5):691-698.

[13] Imagama S, Ando K, Takeuchi K, Kato S, Murakami H, Aizawa T, et al. Perioperative complications after surgery for thoracic ossifcation of posterior longitudinal ligament: a Nationwide multicenter prospective study. Spine (Phila Pa 1976). 2018;43(23):E1389-E1397.

[14] Ando K, Imagama S, Ito Z, Kobayashi K, Ukai J, Muramoto A, et al. Ponte osteotomy during Dekyphosis for indirect posterior decompression with ossifcation of the posterior longitudinal ligament of the thoracic spine. Clin Spine Surg. 2017; 30(4):E358-E362.

[15] Ando K, Imagama S, Kobayashi K, Hida T, Ito K, Tsushima M, et al. Comparative study of surgical

treatment and nonsurgical follow up for thoracic ossifcation of the posterior longitudinal ligament: radiological and clinical evaluation. Spine (Phila Pa 1976). 2017;42(6):407-410.

[16] Imagama S, Ando K, Ito Z, Kobayashi K, Hida T, Ito K, et al. Resection of beak-type thoracic ossifcation of the posterior longitudinal ligament from a posterior approach under intraoperative neurophysiological monitoring for paralysis after posterior decompression and fusion surgery. Global Spine J.2016;6(8):812-821.

[17] Imagama S, Ando K, Ito Z, Kobayashi K, Hida T, Ito K, et al. Risk factors for ineffectiveness of posterior decompression and Dekyphotic corrective fusion with instrumentation for beak-type thoracic ossifcation of the posterior longitudinal ligament: a single institute study. Neurosurgery. 2017;80(5):800-808.

[18] Imagama S, Ando K, Kobayashi K, Hida T, Ito K, Tsushima M, et al. Factors for a good surgical outcome in posterior decompression and Dekyphotic corrective fusion with instrumentation for thoracic ossifcation of the posterior longitudinal ligament: prospective single-center study. Oper Neurosurg (Hagerstown). 2017;13(6): 661-669.

[19] Imagama S, Ando K, Kobayashi K, Hida T, Ito K, Tsushima M, et al. Atypical vertebral column fracture at the middle of fused area after instrumented posterior decompression and fusion surgery for beak type thoracic ossifcation of the posterior longitudinal ligament. J Orthop Sci. 2018;23(6):1100-1104.

[20] Hida T, Ando K, Kobayashi K, Ito K, Tsushima M,Matsumoto A, et al. Intrawound vancomycin powder as the prophylaxis of surgical site infection after invasive spine surgery with a high risk of infection. Nagoya J Med Sci. 2017;79(4):545-550.

[21] Yoshida G, Ando M, Imagama S, Kawabata S, Yamada K, Kanchiku T, et al. Alert timing and corresponding intervention with intraoperative spinal cord monitoring for high-risk spinal surgery. Spine (Phila Pa 1976). 2019;44(8):E470-E479.

第二十九章　经胸膜、胸骨柄入路前路减压融合术治疗胸椎后纵韧带骨化

Shigeo Shindo, Koichi Mizuno, Kazuyuki Otani, Kazuo Kusano, Osamu Nakai

徐　教 / 译

摘要

后纵韧带骨化（OPLL）使椎管矢状径减小，并从前方压迫脊髓。前路减压可直接缓解脊髓压迫，并使脊髓恢复到原来的位置。前路减压是一种合理的手术方法。对于胸椎，入路因脊柱水平的不同而不同。劈胸骨柄入路适用于颈椎至 T3 的 OPLL 病例，经胸膜入路适用于 T2 平面以下至胸腰段的病例。对 55 例胸椎 OPLL 行前路减压，记录手术入路、手术结果。对日本骨科协会（JOA）评分进行调查。我们改良了 JOA 建立的颈脊髓病评分系统，排除了涉及上肢的部分。手术入路：经胸膜入路 47 例，劈胸骨柄入路 8 例。劈胸骨柄入路平均治愈率 42.7%，经胸膜入路平均治愈率 53.8%。劈胸骨柄入路喉返神经麻痹发生率 50% 以上。经胸膜入路胸腔内脑脊液漏多见，但无须进一步治疗，可自行愈合。虽然前路手术有一些问题（如手术的创伤和术后并发症），但这种手术方法取得了确切的疗效，表明它是一种有用的技术。

关键词

后纵韧带骨化（OPLL）；胸椎脊髓病经胸入路；经胸膜入路；经胸骨入路；劈胸骨入路；劈胸骨柄入路；前路减压融合术；前路漂浮术

29.1 引言

后纵韧带骨化使颈椎管矢状径变小，压迫脊髓。OPLL 前路减压是一种合理的手术方法。前路减压可以直接缓解颈脊髓压迫，也可以使脊髓恢复到原来的位置——尤其是在胸椎后凸时。后路减压术后可能仍有压迫。前路减压固定是必要的。

29.2 入路

在胸椎的病例中，入路根据脊柱节段的不同而不同（即胸骨劈开入路和经胸膜或胸膜外入路）。胸骨劈开有几种类型。在我们科室，我们选择了劈胸骨柄入路。

29.3 手术技术

29.3.1 劈胸骨柄入路

劈胸骨柄入路适用于颈椎至 T3 的 OPLL 病例。在 T1/T2 以上，不需劈开胸骨即可达到，但 T3 往往需要劈开胸骨才能到达。

患者仰卧位。颈椎处于中立位置。皮肤切口是沿胸锁乳突肌内侧缘的斜向切口，达到胸骨柄末端的中线，胸骨上的切口是狗腿形的中线纵向

切口。一般从左侧入路。因为在右侧有一个特殊的存在（所谓的喉返神经），右侧入路有可能出现神经损伤。

颈浅筋膜纵切，舌骨肌群与胸锁乳突肌钝性分离，食管、气管向中线牵拉（颈动脉鞘向外侧牵拉）。如果甲状腺下动脉穿过手术区，将其结扎并切断。然后分离胸骨甲状肌和胸锁乳突肌（附着在胸骨上）。

随后是使用心房锉剥离胸骨前方的骨膜，分离到胸骨角。胸骨腹侧手工剥除后，为保护纵隔组织，在胸骨下插入刮铲，用骨锯将胸骨柄纵向劈开。接下来，用骨刀切断胸骨柄和胸骨体之间的软骨连接。用撑开器撑开纵向裂口，可以看到胸骨下的脂肪组织。大血管存在于脂肪组织内（图 29.1）。下移头臂干，行椎体切除前路漂浮术。从腓骨或髂骨移植骨到减压部位，椎体用金属板固定。钛缆用于固定纵向裂口和软骨连接处。重新缝合从胸骨柄分离的舌骨肌群，闭合切口。

29.3.2 经胸入路（经胸膜入路和胸膜外入路）

此入路适用于 T2 水平以下至胸腰段。

患者侧卧位，放置三角垫保护下位的上肢，并外展或弯曲上位的肢体。沿着肋骨做皮肤切口，肋骨线与病灶上方一到两个节段的胸椎相对应。但在上胸椎，切口是在同一水平或低一个椎体的水平。在皮肤切口下方直接打开背阔肌和前浆肌到达肋骨。用心房锉剥离骨膜显露下方肋骨。下一步，切断肋骨，用于植骨。在经胸膜入路，切开胸膜进入胸膜腔，纵向切开椎体侧方胸膜，从椎体剥脱，露出侧方椎体和肋骨头。在胸膜外入路，用纱布球（或手动）从胸壁小心地剥除壁胸膜，以到达椎体。结扎病变椎体上的节段性血管并将其与椎体分离。在左侧入路，向前方移开肺和主动脉。向后方移开在椎体侧面纵向走行的交感神经干。然后切除肋骨头以确定椎弓根、椎间盘后端和椎间孔。下一步用骨刀切除呈盒形的椎体后半部分，

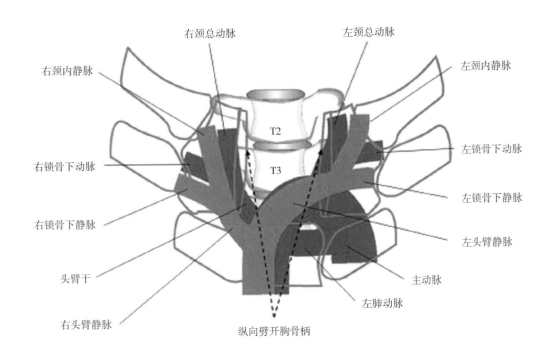

图 29.1　当垂直劈开胸骨柄时，脂肪组织出现，头臂静脉位于脂肪组织内。头臂静脉的上缘对应 T3 椎体

右颈总动脉　左颈总动脉

右颈内静脉　左颈内静脉

T2

右锁骨下动脉　左锁骨下动脉

T3

右锁骨下静脉　左锁骨下静脉

左头臂静脉

头臂干　主动脉

左肺动脉

右头臂静脉

纵向劈开胸骨柄

用骨刀或高速磨钻将椎体后壁打薄。暴露 OPLL 后，将其打薄，并在头尾侧横切，从椎弓根分离，使其前移（图 29.2）。然后将切除的肋骨插入减压处，用内固定固定脊柱。在胸腔内放置一根引流管，然后关闭肋间肌、背阔肌、前浆肌和皮肤。

29.4 材料

本研究以 1990 年以来我院实施的前路减压手术为研究对象（除外以颈椎 OPLL 为主要病变的病例）。共治疗 55 例（男 29 例，女 26 例）。手术时的年龄为 27~80 岁，平均年龄 52.1 岁。随访 1 年以上。随访时间为 1 年零 2 个月至 24 年，平均随访时间为 8 年零 1 个月。劈胸骨柄入路用于 T1~T3 之间的 OPLL 病例，而经胸膜入路用于 T2 以下的 OPLL 病例。在劈胸骨柄入路中进行了椎体次全切除和前路减压漂浮术。腓骨移植并用钢板固定。在经胸入路中，髂骨或肋骨移植用于单节段减压。在多节段减压中，采用肋骨或腓骨移植。最近，我们使用内固定物作为替代品。

29.5 方法

对 55 例胸椎 OPLL 行前路减压，记录手术入路、手术时间、减压节段数、出血量及并发症。此外，还调查了 JOA 评分。我们改良了 JOA 建立的颈脊髓病评分系统，排除了涉及上肢的部分。改良后的评分系统的正常评分为 11 分（JOA 评分）（表 29.1）。根据术前和术后 JOA 评分计算患者的治愈率。

图 29.2 切除肋骨头及椎弓根，椎体后部切除后，显露椎管，掌握 OPLL 的形态；OPLL 前侧打薄后，切除对侧椎弓根，头尾侧切断 OPLL，然后释放和漂浮 OPLL

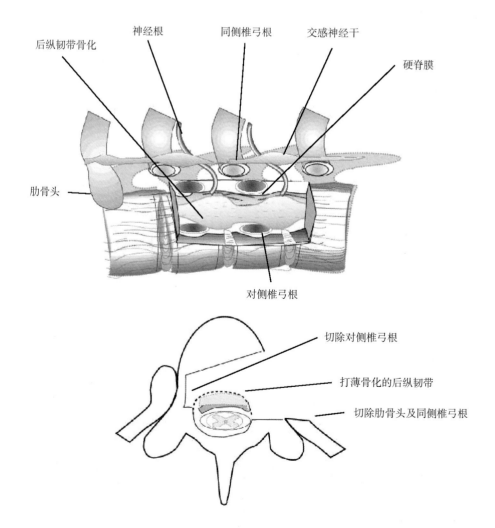

29.6　结果

手术入路：经胸膜入路 47 例、劈胸骨柄入路 8 例。

29.6.1　劈胸骨柄入路

2 节段减压 1 例，3 节段减压 4 例，4 节段减压 1 例。尾端椎体为 T2 有 1 例，T3 有 7 例。手术时间为 3h28min~12h11min，平均 6h36min，出血量为 440~3670mL，平均 1705mL，JOA 评分由术前平均 4.4 分提高到术后平均 6.4 分。平均治愈率为 42.7%。

29.6.2　经胸膜入路

单节段减压 27 例，2 节段减压 8 例，3 节段减压 8 例，4 节段减压 4 例。减压节段横跨所有胸段，显示其在中胸段有影响。手术时间为 3h25min~14h15min，平均 6h31min。出血量为 200~12625mL，平均 2019mL。随着手术时间的延长，如同预期，出现大量出血（表 29.2）。术前 JOA 评分为 4.1 分，最后随访为 7.8 分。治愈率为 53.8%。

术后评分逐渐升高，在术后 1~2 年达到最高分。随着年龄的增长，因为其他节段胸椎 OPLL、黄韧带骨化、颈椎 OPLL 而造成脊髓病复发，远期评分下降（表 29.3）。

29.7　并发症

假性硬膜膨出、Horner 综合征、喉返神经麻痹复发所致的声音嘶哑及吞咽功能障碍是采用劈胸骨柄入路的并发症。喉返神经麻痹的发生率在 50% 以上，但是，在 1~2 个月内全部恢复。

经胸膜入路常可见脑脊液在胸腔内积聚，但无须额外治疗，脑脊液漏自然愈合。但有两个病

表 29.1　胸椎脊髓病的评分（JOA 评分）

功能点得分（分）	
下肢运动功能	
无法站立和行走	0
没有拐杖或其他支撑物不能在平地上行走	1
在平地上独立行走，但在楼梯上需要支撑	2
能笨拙地快速行走	3
正常	4
感觉功能	
1. 下肢	0
明显感觉丧失	1
小部分感觉丧失	2
正常	
2. 躯干	
明显感觉丧失	0
小部分感觉丧失	1
正常	2
膀胱功能	
尿失禁和（或）尿潴留	0
尿不尽和（或）尿滴沥和（或）尿细流	1
尿潴留和（或）尿频	2
正常	3
正常患者合计	11

治愈率 =（术后评分 – 术前评分）/（11– 术前评分）×100%

表 29.2　病变椎体节段、手术时间和出血量

节段	手术时间	出血量
1 节段（27 例）	平均 5h 40min（3h 25min~7h 34min）	平均 1452mL（290~3230mL）
2 节段（8 例）	平均 6h 32min（4h 2min~10h 34min）	平均 2171mL（200~5100mL）
3 节段（8 例）	平均 8h 50min（4h 32min~14h 35min）	平均 4036mL（500~12625mL）
4 节段（4 例）	平均 7h 56min（7h 18min~8h 51min）	平均 1510mL（1000~2370mL）

表 29.3　平均 JOA 评分和治愈率

	术前评分（分）	最高治愈评分（分）	最高治愈率（%）	术后评分（分）	最终治愈率（%）
经胸骨柄	4.4	8.2	60.2	6.4	42.7
经胸膜	4.1	8.0	56.9	7.8	53.7

例是用脑脊液引流治疗的。1 例需修补瘘口。近来，NIPPV（无创正压通气）被应用于脑脊液漏的治疗。上胸椎交感神经干损伤致出汗功能障碍 6 例，2 例无恢复迹象，3 例出现神经功能恶化，术后几周神经麻痹恢复。

29.8 病例介绍

病例 1：50 岁，男性，实施劈胸骨柄入路 C6~T3 前路减压固定融合术。术前 JOA 评分 2 分，术后 11 分（图 29.3）。

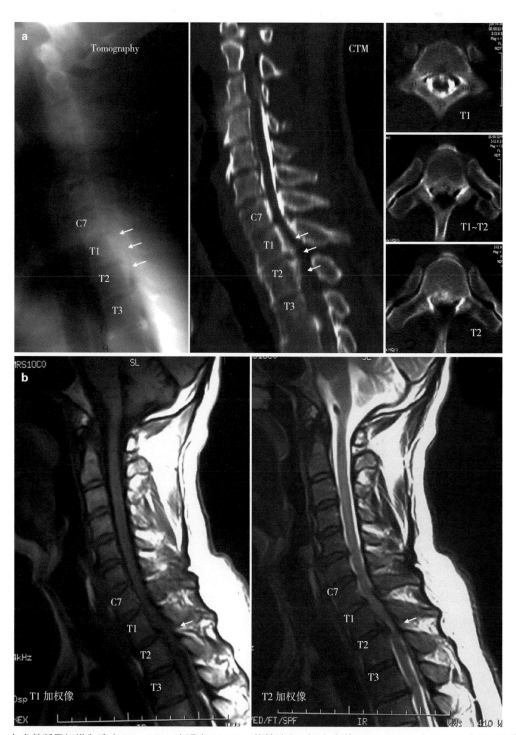

图 29.3 （a）术前断层扫描和重建 CT。OPLL 出现在 T1~T2，椎管狭窄。（b）术前 MRI。OPLL 在 T1~T2 水平压迫脊髓。T2 加权 MRI 显示 T1~T2 脊髓高信号。（c）术后 X 线、X 线断层扫描、CT、MRI 均显示减压良好。脊髓压迫减轻，脊髓前移

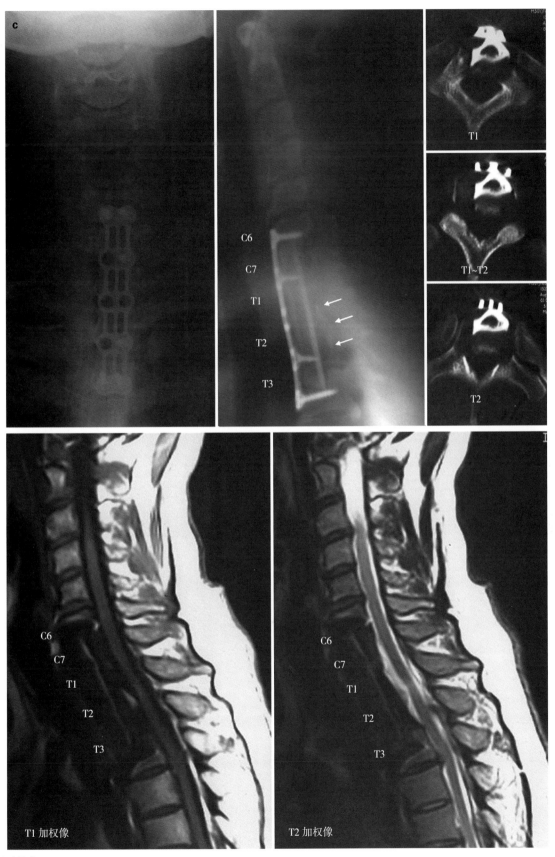

图 29.3（续）

病例 2：32 岁，女性，实施经胸膜外入路 T4~
T8 前路减压融合术。入院时她不能站立。手术后，
她能扶拐走路。她的 JOA 评分提高了 1 分，达到
4.5 分（图 29.4）。

29.9 讨论

因为胸椎的曲度是后凸的，所以前路减压对
于胸椎 OPLL 是必要的。经前路前方减压是一种合

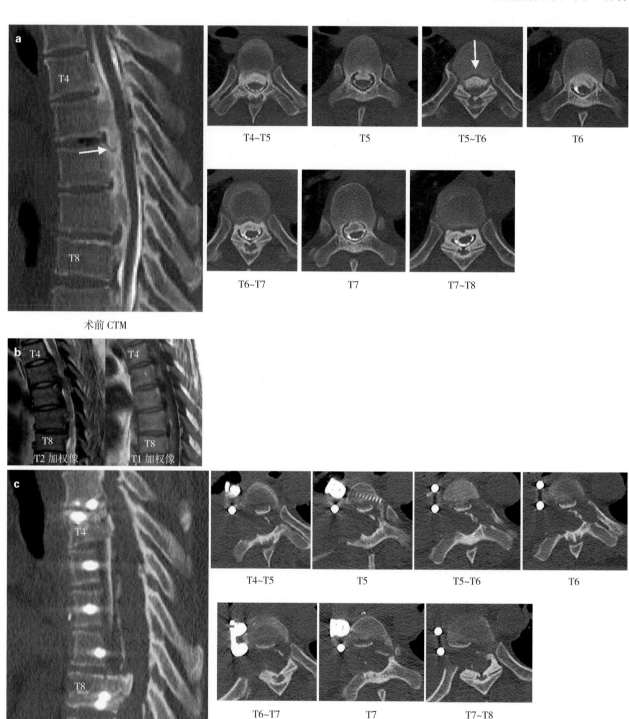

术前 CTM

T4~T5　　T5　　T5~T6　　T6

T6~T7　　T7　　T7~T8

T2 加权像　　T1 加权像

术后 CT

T4~T5　　T5　　T5~T6　　T6

T6~T7　　T7　　T7~T8

图 29.4（a）在 T4~T8 水平有一个巨大的连续型 OPLL。（b）OPLL 在 T4~T8 水平压迫脊髓。（c）术后，OPLL 前移，椎管扩大

理的手术方法，其能使胸段 OPLL 在直视下操作，恢复脊髓正常的生理位置。手术效果良好。经胸骨柄入路前路减压仅限于 T3 以上的 OPLL。为了保证移植物的长度和融合的稳定性，需要减压的脊髓节段数量限制在 5 个以内。但后一个问题可以通过脊柱内固定来解决。虽然前路手术有一些问题，如手术创伤（手术时间长，出血量大）、术后并发症，但是手术技术的进步将改善这些问题。

29.10 结论

本文报道了劈胸骨柄入路或经胸膜入路前路减压融合术治疗胸椎 OPLL 的疗效及并发症。尽管前路手术有一些问题（如手术的创伤和术后并发症），但这种手术方法取得了确切的疗效，表明它是一种有用的技术。

参考文献

[1] Yamaura I, Kurosa Y, Matsuoka T, et al. Anterior floating method for cervical myelopathy caused by ossification of the posterior longitudinal ligament. Clin Orthop. 1999; 359:27-34.

[2] Matsumoto M, Chiba K, Toyama Y, et al. Surgical results and related factors for ossification of posterior longitudinal ligament of the thoracic spine: a multi-institutional retrospective study. Spine (Phila Pa 1976). 2008; 33:1034-1041.

[3] Matsumoto M, Toyama Y, Chikuda H, et al. Outcomes of fusion surgery for ossification of the posterior longitudinal ligament of the thoracic spine: a multicenter retrospective survey: clinical article. J Neurosurg Spine. 2011; 15:380-385.

[4] Imagama S, Ando K, Takeuchi K, et al. Perioperative complications after surgery for thoracic ossification of posterior longitudinal ligament a nationwide multicenter prospective study. Spine. 2018;43(23): E1389-E1397.

[5] Cauchoix J, Binet JP. Anterior surgical approaches to the spine. Ann R Coll Surg Engl. 1957; 21: 237-243.

[6] Kurtz LT, Pursel SE, Herkowitz HN. Modified anterior approach to the cervicothoracic junction. Spine. 1991; 16: S542-S547.

[7] Knoller SM, Brethner L. Surgical treatment of the spine at the cervicothoracic junction: an illustrated review of a modified sternotomy approach with the description of tricks and pitfalls. Arch Orthop Trauma Surg. 2002; 122:365-368.

[8] Tamura M, Saito M, Machida M, Shibasaki K. A trans-sternoclavicular approach for the anterior decompression and fusion of the upper thoracic spine. Technical note. J Neurosurg Spine. 2005; 2:226-229.

[9] Fujimura Y, Nishi Y, Nakamura M, Toyama Y, Suzuki N. Anterior decompression and fusion for ossification of the posterior longitudinal ligament of the upper thoracic spine causing myelopathy using manubrium splitting. Spinal Cord. 1996; 34:387-393.

[10] Henry JF, Audiffret J, Denizot A. The nonrecurrent inferior laryngeal nerve: review of 33 cases, including two on the left side. Surgery. 1988; 104:977-984.

[11] Stewart GR, Mountain JC, Colcock BP. Non-recurrent laryngeal nerve. Br J Surg. 1972; 59:379-381.

[12] Fujimura Y, Nishi Y, Nakamura M, et al. Anterior decompression and fusion for ossification of the posterior longitudinal ligament of the upper thoracic spine causing myelopathy: using the manubrium splitting approach. Spinal Cord. 1996; 34:387-393.

[13] Hanai K, Ogikubo O, Miyashita T. Anterior decompression for myelopathy resulting from thoracic ossification of the posterior longitudinal ligament. Spine. 2002; 27:1070-1076.

[14] Fujimura Y, Nishi Y, Nakamura M, et al. Myelopathy secondary to ossification of the posterior longitudinal ligament of the thoracic spine treated by anterior decompression and bony fusion. Spinal Cord. 1997; 35:777-784.

[15] Fujimura Y, Nishi Y, Nakamura M, et al. Long-term follow-up study of anterior decompression and fusion for thoracic myelopathy resulting from ossification of the posterior longitudinal ligament. Spine. 1997; 22:305-311.

[16] Kurosa Y, Yamaura I, Nakai O, Shinomiya K. Selecting a surgical method for thoracic myelopathy caused by ossification of the posterior longitudinal ligament. Spine. 1996; 21:1458-1466.

[17] Ohtani K, Nakai S, Fujimura Y, et al. Anterior surgical decompression for thoracic myelopathy as a result of ossification of the posterior longitudinal ligament. Clin Orthop. 1982; 166:82-88.

[18] Y onenobu K, Korkusuz F, Hosono N, Ebara S, Ono K. Lateral rhachotomy for thoracic spinal lesions. Spine. 1990; 15:1121-1125.

[19] Schlag HR, Muquit S, Hristov TB, et al. Subarachnoidal pleural fistula after resection of intradural thoracic disc herniation and multimodal treatment with noninvasive

positive pressure ventilation (NPPV). Eur Spine J. 2016;25(1):155-159.

[20] Kurata Y, Y oshimoto M, Takebayashi T, et al. Subarachnoid-pleural fistula treated with noninvasive positive pressure ventilation: a two-case report and literature review. Spine. 2010;35(18): E908-E911.

[21] Ido K, Shimizu K, Nakamura T. Management of cerebrospinal fluid leakage complicating anterior procedures through thoracotomy: report of three cases.

Neurosurg Rev. 2002; 25:174-176.

[22] Adson AW, Craig WM, Brown GE. Essentialyperhidrosis cured by sympathetic gang-Lionectomy and trunk resection. Arch Surg. 1935; 31:794-798.

[23] Sahina M, Mathias CJ, Katagiri A, et al. Sudomotor and cardiovascular dysfunction in patients with early untreated Parkinson's disease. J Parkinsons Dis. 2014; 4:385-393.

第三十章 胸椎后纵韧带骨化后路环形减压术：技术与并发症

Satoshi Kato

徐 教 / 译

摘要

在脊柱后凸的 OPLL 所致的胸椎脊髓病患者中，通过切除 OPLL 或漂浮的前方脊髓减压是合理且最有效的缓解脊髓压迫的方法。通过后入路前方（环形）脊髓减压是 Ohtsuka 等在 1983 年首次报道的，且被几位外科医生使用。这种手术的缺点是，使用气钻切除 OPLL 行前方减压大多是在非直视下操作。自 2011 年以来，我们采用了一种后外侧入路的手术技术，使外科医生能够比传统手术更安全有效地进行脊髓前方减压。这种手术方法包括椎板切除和横突、椎弓根的完全切除，这样就可以在硬膜囊和靶向 OPLL 两侧创造空间，以便随后进行前方减压。在前方减压水平上的胸神经被双侧结扎并提起，以改善 OPLL 和硬膜囊前外侧的视野。在这个过程中，外科医生可以在及时充分了解 OPLL 和整个硬膜囊位置的情况下进行前方减压。喙型 OPLL 压迫局部脊髓且椎管占位率 ≥ 50% 的胸椎后凸患者，应经后外侧入路行前方减压。但是，该手术不适用于伴有多节段脊髓压迫的胸椎 OPLL。

关键词

前路减压；后纵韧带骨化（OPLL）的并发症；后入路技术；胸椎

缩略语

ADF	前路减压融合术
OPLL	后纵韧带骨化
PDF	后路减压融合术

30.1 后路环形减压术治疗胸椎 OPLL 的历史和近期创新

胸椎后纵韧带骨化是一种罕见但临床意义重大的脊柱疾病，可导致进行性胸椎脊髓病，且保守治疗效果不佳。手术是唯一有效的治疗方法。然而，胸椎 OPLL 的手术治疗效果与颈椎 OPLL 的手术治疗效果相比并不理想。这是由于解剖因素和胸椎 OPLL 的病理生理学原因造成的：①胸椎自然后凸，由于脊髓后移受限，后路减压效果较差；②脊髓血供相对较少，因此在压迫部位更脆弱；③骨化韧带与硬膜囊腹侧紧密粘连，这增加了直接去除 OPLL 的难度，以及减压时脊髓损伤的风险。

脊柱外科医生在确定最有效的手术方法和预防手术并发症方面面临着重大挑战。在脊柱后凸的 OPLL 所致胸椎脊髓病患者中，通过移除 OPLL 或漂浮进行脊髓前方减压是合理且最有效的缓解脊髓压迫的方法。然而，前方减压在技术上要求很高，并伴有严重的手术并发症，包括术后神经功能恶化。虽然由于胸椎 OPLL 的解剖特点而建议采用前路减压，但后路减压和固定融合广泛应用于本病的治疗。大多数脊柱外科医生将后路减压手术作为主要治疗手段，而不考虑 OPLL 的大小和类型以及受影响节段的脊柱序列。

前路脊髓减压手术和经前路、经后路以及后 - 前路联合入路胸椎 OPLL 切除术都有报道。然而，只有少数外科医生使用了这些手术方法。经后路前方（环形）脊髓减压是 Ohtsuka 等在 1983 年首次报道的。全椎板切除术后，用气钻从两侧切除关节突关节的中间部分、椎弓根和部分峡部，在硬膜囊外侧和椎弓根之间留出空间，以便通过后入路操作靶向的 OPLL。一些外科医生额外进行了横突的后表面切除以及全关节突切除。然后，经后路进行脊髓前减压。用气钻从硬膜囊两侧切除椎体后部，将骨化的韧带沉降入椎体（OPLL 漂浮）。Hirabayashi 等报道，在将 OPLL 的最头端和最尾端与椎体分离时需要特别注意，因为这是一个完全不可视的过程。Abumi 和他的同事在脊髓环形减压治疗胸椎 OPLL 时使用了相同的技术。Tsuzuki 和他的同事们报道了通过单纯后路的分期手术。一期手术是从颈椎到胸椎的椎板扩大成形术，尽可能最大范围地将脊髓从胸椎 OPLL 后方分离。如果初次手术后仍不能有效改善，在 1 个月后实施经后路脊髓前方减压术。经后路脊髓前方减压术的缺点是前方减压和使用气钻切除 OPLL 大多是在不可视的情况下操作完成的。此外，在这个过程中，往往很难控制来自硬膜外静脉丛和神经根伴行血管的出血。在后路手术中施行安全可行的脊髓前方减压必须控制出血以获得干净的手术视野。因此，传统手术中的操作有潜在的脊髓损伤风险，即使在专业的脊柱外科医生中，其在临床治疗中的应用也受到限制。

自 2011 年以来，我们采用了一种手术技术，通过后外侧入路切除或漂浮在胸椎中的 OPLL，这使得外科医生能够比常规手术更安全有效地进行胸椎 OPLL 的前方减压。这种手术技术特点来源

于脊柱肿瘤全椎体整块切除术。我们报道了采用这种手术技术治疗胸椎 OPLL 取得了良好的临床疗效和相当明显的效果。它特别适用于喙型 OPLL，这是外科治疗最复杂的类型。在本章的后半部分，我们将介绍经后外侧入路的脊髓环形减压术的技术和潜在的并发症。

30.2 经后外侧入路环形减压治疗胸椎 OPLL 的手术技术和适应证

当患者处于俯卧位时，我们在需前方减压节段进行了后方附件全切除。这项操作包括椎板切除、横突和椎弓根的完全切除，这样可以在硬膜囊和靶向 OPLL 两侧创造空间，以便随后进行前方减压（图 30.1）。在前方减压水平上的胸神经被双侧结扎并提起，以改善 OPLL 和硬膜囊前外侧的视野（图 30.2a）。提起神经根有助于控制椎间孔内血管和椎管内曲张的静脉出血（图 30.2b）。因为硬膜囊的前部附着在 OPLL 上，所以不会造成脊髓旋转的风险。在这些操作提供了足够的手术空间和良好的视野并控制出血后，经后外侧进行前方减压（图 30.3）。这和治疗硬膜外肿瘤时所使用的方法在入路和可视化方面都是相似的，从椎体、硬膜囊和神经根移除肿瘤，包括脊柱肿瘤

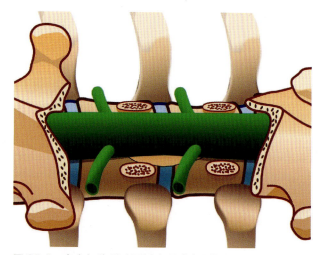

图 30.1 完全切除后壁可以在硬膜囊和靶向 OPLL 两侧形成间隙，以便随后进行前方减压

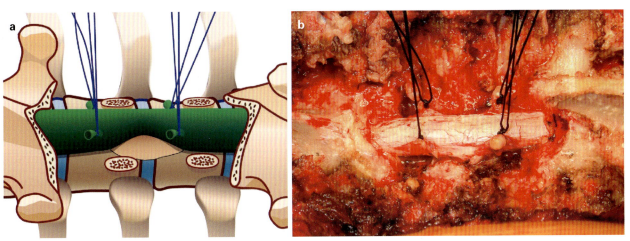

图 30.2　在前方减压的节段上提起结扎的神经根可以改善 OPLL 和硬膜囊前外侧的视野。它有助于控制椎间孔内血管和椎管内曲张的静脉出血。(a) 术中视图插图。(b) 术中照片

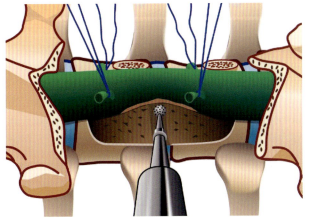

图 30.3　在这个过程中，外科医生可以在充分了解 OPLL 和整个硬膜囊位置的情况下进行前方减压

全椎体整块切除术中的切除范围。采用这种方法，在前方减压的每一步中，外科医生都可以看到 OPLL 和硬膜囊。与传统手术一样，这种手术允许外科医生将 OPLL 漂浮，而不需要去除 OPLL（图 30.4a，b）。漂浮块的逐渐移动在术后过程中提供了额外的脊髓减压。由于切除椎弓根和提起结扎的神经根，在硬膜囊的两侧创造了更多的空间（图 30.4a，b），因此在这个手术中可以更大和更顺畅地去除椎体，并有足够的空间用于 OPLL 漂浮。如何有效地迁移漂浮块是关键。在前方减压之前，我们在手术节段进行后路固定，包括至少

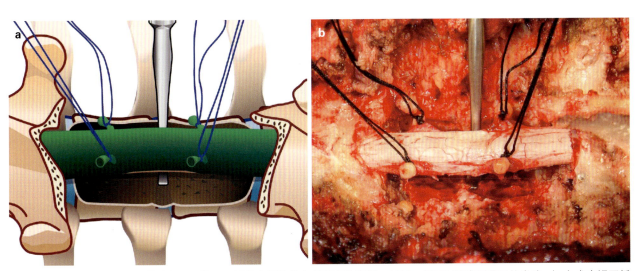

图 30.4　前方减压（OPLL 漂浮）后，骨刀可以很容易地插入硬膜囊的腹侧，从另一侧可以观察到骨刀的尖端。(a) 术中视图插图。(b) 术中照片

在前方减压处上方和下方 2 个节段。在脊髓减压后用切除的椎板和横突的局部骨块进行后外侧融合。对于 OPLL 漂浮的患者，在 OPLL 漂浮后应用后路器械矫正脊柱后凸，因为我们通过超声观察发现，漂浮的 OPLL 减轻了脊髓压迫，但仍然存在压迫。所有患者术中均采用脊髓监测。

这种手术的一个主要优点是，与传统的后路手术相比，在前方减压时，它在硬膜囊的两侧提供了更多的操作空间（图 30.5）。此外，这个空间，加上提起结扎的胸神经，使外科医生可以直接看到靶向 OPLL 和硬膜囊的前外侧。在这个过程中，外科医生可以在及时充分了解 OPLL 和整个硬膜囊位置的情况下进行前方减压，这有助于前方减压。这是传统的前路或后路手术所不能获得的主要优点。因此，我们认为我们这种以后外侧入路为基础的手术技术对于胸椎 OPLL 前方减压是相对安全和可行的。Imagama 等报道了类似的手术方法及其获得了良好的效果。

后外侧入路手术还有其他优点。这种手术入路具有传统后路手术的所有优点：①可以获得清晰、浅而宽的手术视野，并可以自由地向头或尾方向延伸；②无须开胸手术，手术创伤小，脑脊液漏易于控制；③切除胸椎 OPLL 常相伴的黄韧带

骨化。与传统的后路手术相比，这种手术使用后路内固定可以使后凸畸形更容易得到矫正，因为胸椎减压节段通过切除横突和椎弓根变得更加柔韧。后凸的矫正能降低 OPLL 对脊髓的压迫。如果不能完全切除 OPLL，并且漂浮块仍然压迫脊髓，这一点尤其有用。

在有关颈椎 OPLL 的文献中，对于椎管更严重受损的患者，尤其是椎管占位率＞ 50% 或 60% 的患者，数据表明前路减压融合术（ADF）的结果优于椎板成形术或后路减压融合术（PDF）。Koda 等研究了 K 线（－）OPLL 患者行椎板成形术、PDF 和 ADF 术后的临床效果。他们证明 ADF 组的 JOA 评分治愈率明显高于椎板成形术组和 PDF 组。这些研究的结果表明，即使是在颈椎前凸的部分 OPLL 患者中，由于腹侧大面积 OPLL 和（或）局部后凸压迫脊髓致脊髓严重受损，也可以进行前路减压。基于对颈椎 OPLL 的这些研究结果以及通过后外侧入路对胸椎 OPLL 进行安全可行的前方减压的研究结果，我院自 2012 年起对脊柱后凸、椎管占位率 ≥ 50% 的大 OPLL（如大喙型 OPLL）致脊髓局限性压迫的患者进行了前方减压的研究。Imagama 等报道了采用 PDF 治疗喙状胸椎 OPLL 的病例和手术无效的危险因素，并得出结论：OPLL

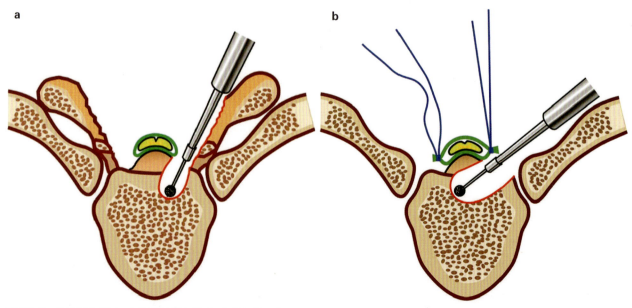

图 30.5 传统后入路（a）和后外侧入路（b）的轴位图像

椎管占位率、OPLL 在 CT 矢状面上的长度、头端固定椎体和尾端固定椎体的后凸角度差异是 PDF 无效以及前路减压翻修术的危险因素。

30.3 经后外侧入路前方减压治疗胸椎 OPLL 的潜在并发症

在手术中，由于胸椎神经根在前方减压节段被结扎，出现了缺血性脊髓损伤的风险。在我们的患者中，在双侧最多连续两个节段的胸椎神经根结扎术后，采用脊髓监测没有发现明显的变化。根据脊柱肿瘤全椎体切除术的结果，Murakami 等报道，外科医生可以牺牲多达 3 对胸椎神经根，甚至包括前根动脉，而不会出现缺血性神经损伤。在动物研究中，Kato 等报道，结扎 4 个或更多连续节段双侧节段动脉有缺血性脊髓损伤的风险，包括前根动脉的水平。Fujimaki 等在动物研究中报道，结扎 5 个或更多个连续双侧节段动脉有相当于人类中胸椎水平的缺血性脊髓损伤风险。从以上这些观点来看，对于胸椎 OPLL，前方减压胸椎神经根结扎术可以在 3 个连续的节段上使用。术中应避免不必要的神经根结扎。在一些患者中，单侧神经根的结扎由于 OPLL 的不对称或偏心位置而得以保留。考虑到避免风险，被称为最复杂的手术的大喙型 OPLL 局部压迫脊髓是这种外科手术的一个很好的适应证。然而，该手术不适用于伴有多节段脊髓压迫的胸椎 OPLL。Takahata 等报道，通过后入路进行更大范围的脊髓环形减压术（5 个或更多的椎体节段）具有很高的手术结果不良的风险。

另一个值得关注的问题是，结扎的神经根会导致脊髓旋转，从而导致脊髓损伤。实际上，在脊髓前方减压术中，由于硬膜囊的前部与 OPLL 有很强的黏附性，故不存在脊髓旋转的危险。但是，外科医生应注意 OPLL 切除或漂浮后，通过提起神经根容易旋转脊髓的情况。

2011 年 4 月至 2018 年 5 月，13 例患者通过后外侧入路进行脊髓环形减压术。1~2 例患者出现暂时性神经功能恶化和硬膜撕裂。胸椎 OPLL 手术中，尤其是脊髓前方减压术中，经常发生硬膜撕裂和脑脊液漏。与开胸前路手术相比，后路手术在控制脑脊液漏方面具有优势。我们没有发现任何其他并发症，包括手术部位感染和内固定失效。

参考文献

[1] Matsumoto M, Chiba K, Toyama Y, Takeshita K, Seichi A, Nakamura K, Arimizu J, Fujibayashi S, Hirabayashi S, Hirano T, Iwasaki M, Kaneoka K, Kawaguchi Y, Ijiri K, Maeda T, Matsuyama Y, Mikami Y, Murakami H, Nagashima H, Nagata K, Nakahara S, Nohara Y, Oka S, Sakamoto K, Saruhashi Y, Sasao Y, Shimizu K, Taguchi T, Takahashi M, Tanaka Y, Tani T, Tokuhashi Y, Uchida K, Yamamoto K, Yamazaki M, Yokoyama T, Y oshida M, Nishiwaki Y. Surgical results and related factor for ossification of posterior longitudinal ligament of the thoracic spine. A multi-institutional retrospective study. Spine (Phila Pa 1976). 2008;33(9):1034-1041.

[2] Lazorthes G, Gouaze A, Zadeh JO, Santini JJ, Lazorthes Y, Burdin P. Arterial vascularization of the spinal cord. Recent studies of the anastmotic susstitution pathways. J Neurosurg. 1971;35(3):253-262.

[3] Imagama S, Ando K, Takeuchi K, Kato S, Murakami H, Aizawa T, Ozawa H, Hasegawa T, Matsuyama Y , Koda M, Yamazaki M, Chikuda H, Shindo S, Nakagawa Y , Kimura A, Takeshita K, Wada K, Katoh H, Watanabe M, Yamada K, Furuya T, Tsuji T, Fujibayashi S, Mori K, Kawaguchi Y , Watanabe K, Matsumoto M, Y oshii T, Okawa A. Perioperative complications after surgery for thoracic ossification of posterior longitudinal ligament—nationwide multicenter prospective study. Spine (Phila Pa 1976). 2018;43(23): E1389-E1397.

[4] Matsumoto M, Toyama Y, Chikuda H, Takeshita K, Kato T, Shindo S, Abumi K, Takahata M, Nohara Y, Taneichi H, Tomita K, Kawahara N, Imagama S, Matsuyama Y, Yamazaki M, Okawa A. Outcomes of fusion surgery for ossification of the posterior longitudinal ligament of the thoracic spine: a multicenter retrospective survey: clinical article. J Neurosurg Spine. 2011;15(4):380-385.

[5] Fujimura Y, Nishi Y, Nakamura M, Watanabe M, Matsumoto M. Myelopathy secondary to ossification of the posterior longitudinal ligament of the thoracic spine treated by anterior decompression and bony fusion. Spinal Cord. 1997;35(11):777-784.

[6] Min JH, Jang JS, Lee SH. Clinical results of ossification of the posterior longitudinal ligament (OPLL) of the thoracic spine treated by anterior decompression. J Spinal Disord Tech. 2008;21(2):116-119.

[7] Takahata M, Ito M, Abumi K, Kotani Y, Sudo H, Minami A. Clinical results and complications of circumferential spinal cord decompression through a single posterior approach for thoracic myelopathy caused by ossification of posterior longitudinal ligament. Spine (Phila Pa 1976). 2008;33(11):1199-1208.

[8] Tomita K, Kawahara N, Baba H, Kikuchi Y, Nishimura H. Circumspinal decompression for thoracic myelopathy due to combined ossification of the posterior longitudinal ligament and ligamentum flavum. Spine (Phila Pa 1976). 1990;15(11):1114-1120.

[9] Imagama S, Ando K, Ito Z, Kobayashi K, Hida T, Ito K, Tsushima M, Ishikawa Y, Matsumoto A, Morozumi M, Tanaka S, Machino M, Ota K, Nakashima H, Wakao N, Nishida Y, Matsuyama Y, Ishiguro N. Risk factors for ineffectiveness of posterior decompression and dekyphotic corrective fusion with instrumentation for beak-type thoracic ossification of the posterior longitudinal ligament: a single institute study. Neurosurgery. 2017;80(5):800-808.

[10] Koda M, Furuya T, Okawa A, Inada T, Kamiya K, Ota M, Maki S, Takahashi K, Yamazaki M, Aramomi M, Ikeda O, Mannoji C. Mid- to long-term outcomes of posterior decompression with instrumented fusion for thoracic ossification of the posterior longitudinal ligament. J Clin Neurosci. 2016a; 27:87-90.

[11] Yamazaki M, Okawa A, Fujiyoshi T, Furuya T, Koda M. Posterior decompression with instrumented fusion for thoracic myelopathy caused by ossification of the posterior longitudinal ligament. Eur Spine J. 2010;19(5):691-698.

[12] Ohtsuka K, Terayama K, Tsuchiya T, Wada K, Furukawa K, Ohkubo M. A surgical procedure of the anterior decompression of the thoracic spinal cord through the posterior approach [in Japanese]. Seikei Saigai Geka (Orthoped Surg Traumatol). 1983;26(8):1083-1090.

[13] Kawahara N, Tomita K, Murakami H, Hato T, Demura S, Sekino Y, Nasu W, Fujimaki Y.Circumspinal decompression with dekyphosis stabilization for thoracic myelopathy due to ossification of the posterior longitudinal ligament. Spine (Phila Pa 1976). 2008;33(1):39-46.

[14] Hirabayashi S, Kitagawa T, Iwahori T, Yamamoto I, Yamada K, Matsushita T.Surgical technique and clinical results of circumferential decompression surgery via posterior approach alone for thoracic ossification of the posterior longitudinal ligament (OPLL). J Spine Res. 2015;6(5):886-891.

[15] Abumi K, Suda K. Surgical strategy for thoracic OPLL [in Japanese]. Seikei Saigai Geka (Orthoped Surg Traumatol). 2002;45(6):615-621.

[16] Hirabayashi S, Matsushita T, Tsuzuki N.Surgical treatment for ossification of the ligaments at the thoracic spine especially for OPLL [in Japanese]. Sekitsuisekizui (Spine & Spinal Cord). 2009;22(2):171-178.

[17] Tsuzuki N, Hirabayashi S, Abe R, Saiki K. Staged spinal cord decompression through posterior longitudinal ligament. Spine (Phila Pa 1976). 2001;26(14): 1623-1630.

[18] Kato S, Murakami H, Demura S, Y oshioka K, Hayashi H, Tsuchiya H. Novel surgical technique for ossification of posterior longitudinal ligament in the thoracic spine. J Neurosurg Spine. 2012;17(6):525-529.

[19] Kawahara N, Tomita K, Murakami H, Demura S. Total en bloc spondylectomy for spinal tumors: surgical techniques and related basic background. Orthop Clin North Am. 2009;40(1):47-63.

[20] Tomita K, Kawahara N, Baba H, Tsuchiya H, Nagata S, Toribatake Y. Total en bloc spondylectomy for solitary spinal metastases. Int Orthop. 1994;18(5):291-298.

[21] Kato S, Murakami H, Demura S, Y oshioka K, Hayashi H, Y okogawa N, Fang X, Tsuchiya H.Gradual spinal cord decompression through migration of floated plaques after anterior decompression via a posterolateral approach for OPLL in the thoracic spine. J Neurosurg Spine. 2015;23(4):479-483.

[22] Kato S, Murakami H, Demura S, Y oshioka K, Y okogawa N, Shimizu T, Oku N, Tsuchiya H. Indication for anterior spinal cord decompression via a posterolateral approach for the treatment of ossification of the posterior longitudinal ligament in the thoracic spine: a prospective cohort study. Eur Spine J. 2020;29(1):113-121.

[23] Matsuyama Y, Y oshihara H, Tsuji T, Sakai Y, Y ukawa Y, Nakamura H, Ito K, Ishiguro N. Surgical outcome of ossification of the posterior longitudinal ligament (OPLL) of the thoracic spine: implication of the type of ossification and surgical options. J Spinal Disord Tech. 2005;18(6):492-497; discussion 498.

[24] Tokuhashi Y, Matsuzaki H, Oda H, Uei H. Effectiveness of posterior decompression for patients with ossification of posterior longitudinal ligament in the thoracic spine: usefulness of the ossification-kyphosis angle on MRI. Spine (Phila Pa 1976). 2006;31(1): E26-E30.

[25] Imagama S, Ando K, Ito Z, Kobayashi K, Hida T, Ito K, Ishikawa Y, Tsushima M, Matsumoto A, Tanaka S, Morozumi M, Machino M, Ota K, Nakashima H, Wakao

N, Nishida Y, Matsuyama Y, Ishiguro N. Resection of beak-type thoracic ossification of the posterior longitudinal ligament from a posterior approach under intraoperative neurophysiological monitoring for paralysis after posterior decompression and fusion surgery. Global Spine J. 2016;6(8):812-821.

[26] Hirabayashi S, Kitagawa T, Yamamoto I, Yamada K, Kawano H. Surgical treatment for ossification of the posterior longitudinal ligament (OPLL) at the thoracic spine: usefulness of the posterior approach. Spine Surg Relat Res. 2018;2(3):169-176.

[27] Ando K, Imagama S, Ito Z, Kobayashi K, Ukai J, Muramoto A, Shinjo R, Matsumoto T, Nakashima H, Matsuyama Y, Ishiguro N. Ponte osteotomy during dekyphosis for indirect posterior decompression with ossification of the posterior longitudinal ligament of the thoracic spine. Clin Spine Surg. 2017;30(4): E358-E362.

[28] Sakai K, Okawa A, Takahashi M, Arai Y, Kawabata S, Enomoto M, Kato T, Hirai T, Shinomiya K. Five-year follow-up evaluation of surgical treatment for cervical myelopathy caused by ossification of the posterior longitudinal ligament: a prospective comparative study of anterior decompression and fusion with floating method versus laminoplasty. Spine (Phila Pa 1976). 2012;37(5):367-376.

[29] Y oshii T, Sakai K, Hirai T, Yamada T, Inose H, Kato T, Enomoto M, Tomizawa S, Kawabata S, Arai Y , Okawa A. Anterior decompression with fusion versus posterior decompression with fusion for massive cervical ossification of the posterior longitudinal ligament with a >/=50% canal occupying ratio: a multicenter

retrospective study. Spine J. 2016;16(11):1351-1357.

[30] Iwasaki M, Okuda S, Miyauchi A, Sakaura H, Mukai Y, Y onenobu K, Y oshikawa H. Surgical strategy for cervical myelopathy due to ossification of the posterior longitudinal ligament: part 2: advantages of anterior decompression and fusion over laminoplasty. Spine (Phila Pa 1976). 2007;32(6):654-660.

[31] Koda M, Mochizuki M, Konishi H, Aiba A, Kadota R, Inada T, Kamiya K, Ota M, Maki S, Takahashi K, Yamazaki M, Mannoji C, Furuya T. Comparison of clinical outcomes between laminoplasty, posterior decompression with instrumented fusion, and anterior decompression with fusion for K-line (-) cervical ossification of the posterior longitudinal ligament. Eur Spine J. 2016b;25(7):2294-2301.

[32] Murakami H, Kawahara N, Tomita K, Demura S, Kato S, Y oshioka K. Does interruption of the artery of Adamkiewicz during total en bloc spondylectomy affect neurologic function? Spine (Phila Pa 1976). 2010;35(22): E1187-E1192.

[33] Kato S, Kawahara N, Tomita K, Murakami H, Demura S, Fujimaki Y. Effects on spinal cord blood flow and neurologic function secondary to interruption of bilateral segmental arteries which supply the artery of Adamkiewicz: an experimental study using a dog model. Spine (Phila Pa 1976). 2008;33(14):1533-1541.

[34] Fujimaki Y, Kawahara N, Tomita K, Murakami H, Ueda Y. How many ligations of bilateral segmental arteries cause ischemic spinal cord dysfunction? An experimental study using a dog model. Spine (Phila Pa 1976). 2006;31(21): E781-E789.

第三十一章 黄韧带骨化手术：后路减压融合或不融合

Takashi Kaito

贾治伟　林　海 / 译

摘要

黄韧带骨化（Ossification of the Ligamentum Flavum，OLF）是胸椎脊髓病的主要原因。当保守治疗无效，脊髓病症状出现时，应行手术治疗。在切除或分开和打薄椎板后，基于观察到的骨化类型，可以采用两种手术，包括双开门和整块切除技术，分别在中线融合和骨不融合。手术结果通常良好。然而，硬脊膜骨化的出现对治疗结果有负面影响，并与较高风险的手术并发症有关。因为硬脊膜骨化给外科医生带来了可能的并发症，所以术前硬脊膜骨化的诊断具有重要价值。

关键词

骨化；黄韧带；脊髓病；手术；硬脊膜骨化；并发症；胸椎

31.1 引言

黄韧带骨化（OLF）是导致胸椎脊髓病的主要原因，发病率为 42.4%。经常出现在下胸椎（T10~T12），其次是上胸椎。基于普通 X 线检查的报道的发病率为 3.8%~26%。然而，最近基于 CT 的研究显示了较高的发病率为 36%。尽管 OLF 的确切病因尚未被阐明，高并发后纵韧带骨化率提示与基因和代谢因素有关，也与力学因素有关。黄韧带肥厚和骨化可能引起对脊髓和神经根的压迫，导致与脊柱压迫水平相应的各种神经症状。如果保守治疗无效，脊髓病症状出现时应行手术减压。在本章中，我们将讨论 OLF 的术前评估、手术技术和手术相关并发症。

31.2 OLF 的影像学分型

黄韧带独立连接双侧上关节突和头端腹侧椎板。因此，骨化早期可能分别发生在双侧或一侧。随着骨化的进展，可能向腹侧延伸至双侧骨化的韧带在中线融合。已有基于轴位 CT 扫描影像分为 5 种骨化类型的报道：①侧方型：骨化仅存在于黄韧带的关节囊部分；②延长型：薄的骨化延伸至黄韧带的椎板间部分；③扩大型：骨化的前后厚度增加没有超过中央部分；④融合型：骨化的大小与扩展型没有不同，但是骨化的一侧在椎板的中线融合；⑤结节型：中央融合部分扩展至形成结节形团块并向前突出（图 31.1）。

31.3 硬脊膜骨化的影像学预测

硬脊膜骨化（Dural Ossification，DO）的存在对手术结果有负面影响，可能会提高并发症发生率。因此，DO 的术前诊断具有重要价值，有助于外科医生为可能发生的并发症做好准备。提示 DO 的 CT 发现之一是"有轨电车轨道"征，是指

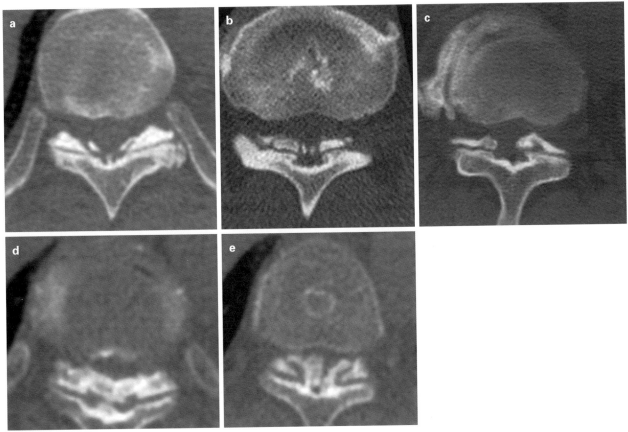

图 31.1　黄韧带骨化的分型。（a）侧方型。（b）延长型。（c）扩大型。（d）融合型。（e）结节型

在平行骨板间的低密度线（图 31.2）。另一个提示 DO 的 CT 发现是在下胸椎的横截面区域占位率＞55%。其他已报道的影像学指标包括融合型或结节型的 OLF（大的 OLF）和下胸椎的 OLF。

31.4　手术技术

根据切除或分开和打薄椎板后骨化的分型，手术切除 OLF 的技术有两种（图 31.3）。

31.4.1　OLF 的双开门切除术

椎板中线没有融合的骨化病例采用双开门切除术。在打薄或分开上关节突后，打薄骨化的韧带，抬起双侧骨化的韧带，在腹侧和硬脑膜之间松解粘连。在椎板中央融合骨化的韧带薄，分离中央融合部分的时候右侧和左侧是可以分开的，

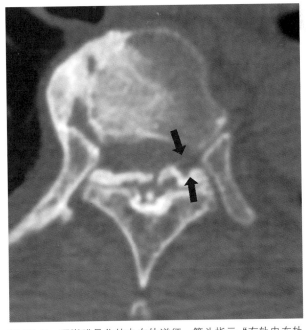

图 31.2　硬脊膜骨化的电车轨道征。箭头指示"有轨电车轨道征"，定义为高密度骨突出至低密度的中央区域椎管

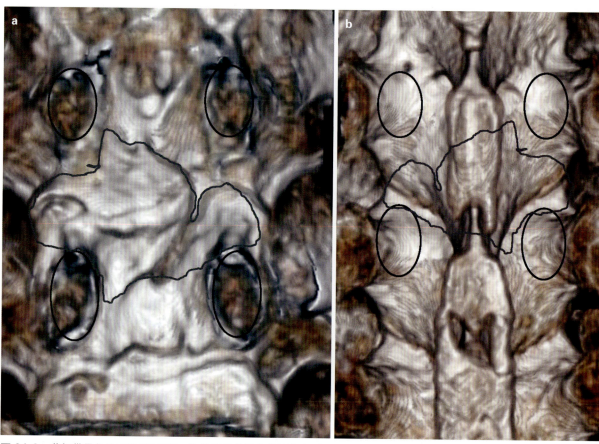

图 31.3 黄韧带骨化的三维 CT 影像。胸椎黄韧带骨化椎板的（a）腹侧和（b）背侧。实线画出了 OLF 的轮廓

这种技术也用于融合型 OLF（图 31.4）。

31.4.2 OLF 的整块切除术

骨化在椎板中央融合的病例采用 OLF 的整块切除术。在打薄和去除椎板后，双侧骨化的韧带和上关节突在两端打薄并分开。然后把 OLF 漂浮的部分从各个方向抬起，特别要注意漂浮部分的跷跷板样运动不要压迫硬脊膜。有 DO 的病例，切除部分或全层硬脊膜，留下完整的蛛网膜（图 31.5）。

切除骨和韧带的重要部分可能会导致脊柱潜在的不稳。然而，后凸总体平均值的增加通常是微小的。在一项比较融合和非融合组后凸进展的研究中，后凸进展的差异少于 3°。尽管当前在减压附加融合的问题上没有达成一致，但是当前的证据不支持常规使用后路固定。除了附加融合的

影响外，需要确认后路融合的负面影响，包括失去脊柱活动和成本效益。

31.5 手术结果

日本骨科协会（Japanese Orthopaedic Association，JOA）修正评分系统排除了上肢评分，总分 11 分，广泛用于评价神经功能情况。JOA 修正评分的恢复率通过公式（术后 JOA 评分 – 术前 JOA 评分）/（11– 术前 JOA 评分）计算获得。据报道恢复率为 30%~63%。然而，中胸椎 OLF 的恢复率低。因为中胸椎与下胸椎相比活动性低，所以手术前长时间的压迫可能导致不可逆性损伤。

31.6 手术并发症

OLF 手术中最常见的并发症是硬脊膜撕裂，

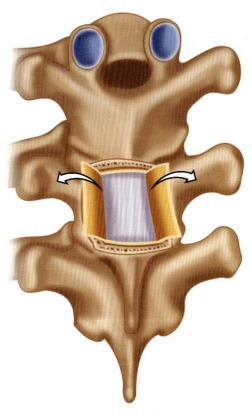

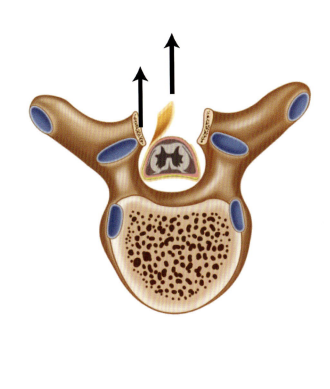

图 31.4　黄韧带骨化的双开门切除术

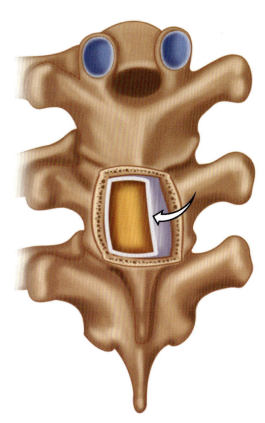

图 31.5　黄韧带骨化的整块切除术

已报道的发生率为 7%~32%。硬脊膜撕裂通常发生在去除硬脊膜骨化的过程中；同时发生的蛛网膜损伤可能会导致脑脊液漏。已报道有 0~18% 的术后神经功能恶化率；相关原因有血肿、再灌注损伤和手术操作。在许多病例中，神经功能恶化在术后早期即恢复。

31.7 神经功能恢复的预测因素

磁共振成像（MRI）T2 加权像上的髓内高信号、疾病持续时间、同一节段前纵韧带非融合骨化的存在、脊柱骨化、硬脊膜骨化、中胸椎 OLF 和术前 JOA 评分低是已报道的手术结果差的危险因素。然而，这些预后因素的关系在报道中并不一致。

31.8 结论

胸椎 OLF 是胸椎脊髓病的主要原因。脊髓病症状出现后，手术减压是唯一有效的治疗方法。在不同的诊断中考虑 OLF 是非常重要的，甚至是表现为典型的腰椎退变性疾病的患者，因为 OLF 可能会对预后有影响。DO 的术前诊断或预测有重要价值，因为可能有助于外科医生形成适当的手术策略，为硬脊膜损伤相关的并发症做好准备。

参考文献

[1] Kudo S, Ono M, Russell WJ. Ossification of thoracic ligamenta flava. AJR Am J Roentgenol. 1983;141(1):117-121.

[2] Williams DM, Gabrielsen TO, Latack JT, Martel W, Knake JE. Ossification in the cephalic attachment of the ligamentum flavum. An anatomical and CT study. Radiology. 1984;150:423-426.

[3] Guo JJ, Luk KD, Karppinen J, Yang H, Cheung KM. Prevalence, distribution, and morphology of ossification of the ligamentum flavum: a population study of one thousand seven hundred thirty-six magnetic resonance imaging scans. Spine. 2010;25:51-56.

[4] Mori K, Kasahara T, Mimura T, Nishizawa K, Murakami Y, Matsusue Y, Imai S. Prevalence, distribution, and morphology of thoracic ossification of the yellow ligament in Japanese: results of CT-based cross-sectional study. Spine (Phila Pa 1976). 2013;38(19):E1216-E1222.

[5] Fujimori T, Watabe T, Iwamoto Y, Hamada S, Iwasaki M, Oda T. Prevalence, concomitance, and distribution of ossification of the spinal ligaments: results of whole spine CT scans in 1500 Japanese patients. Spine (Phila Pa 1976). 2016;41(21):1668-1676.

[6] Otani K, Aihara T, Tanaka A, Shibasaki K. Ossification of the ligamentum flavum of the thoracic spine in adult kyphosis. Int Orthop. 1986;10(2):135-139.

[7] Aizawa T, Sato T, Sasaki H, Kusakabe T, Morozumi N, Kokubun S. Thoracic myelopathy caused by ossification of the ligamentum flavum: clinical features and surgical results in the Japanese population. J Neurosurg Spine. 2006;5(6):514-519.

[8] Ju JH, Kim SJ, Kim KH, Ryu DS, Park JY, Chin DK, Kim KS, Cho YE, Kuh SU. Clinical relation among dural adhesion, dural ossification, and dural laceration in the removal of ossification of the ligamentum flavum. Spine J. 2018;18(5):747-754.

[9] Yu L, Li B, Yu Y, Li W, Qiu G, Zhao Y. The relationship between dural ossification and spinal stenosis in thoracic ossification of the ligamentum flavum. J Bone Joint Surg Am. 2019;107(7):606-612.

[10] Muthukumar N. Dural ossification in ossification of the ligamentum flavum: a preliminary report. Spine.2009;34:2654-2661.

[11] Sato T, Kokubun S, Ishii Y. Choice of operative method for ossification of ligamentum flavum based on CT findings. Rinshoseikeigeka. 1996;31(4):541-545. Japanese.

[12] Yu S, Wu D, Li F, Hou T. Surgical results and prognostic factors for thoracic myelopathy caused by ossification of ligamentum flavum: posterior surgery by laminectomy. Acta Neurochir (Wien). 2013;155(7):1169-1177.

[13] Li Z, Ren D, Zhao Y, Hou S, Li L, Yu S, Hou T. Clinical characteristics and surgical outcome of thoracic myelopathy caused by ossification of the ligamentum flavum: a retrospective analysis of 85 cases. Spinal Cord. 2016;54(3):188-196.

[14] Onishi E, Yasuda T, Yamamoto H, Iwaki K, Ota S. Outcomes of surgical treatment for thoracic myelopathy: a single-institutional study of 73 patients. Spine (Phila Pa 1976). 2016;41(22):E1356-E1363.

[15] Kawaguchi Y, Yasuda T, Seki S, Nakano M, Kanamori M, Sumi S, Kimura T. Variables affecting postsurgical prognosis of thoracic myelopathy caused by ossification of the ligamentum flavum. Spine J.

2013;13(9):1095-1107.

[16] Tang CYK, Cheung JPY, Samartzis D, Leung KH, Wong YW, Luk KDK, Cheung KMC. Predictive factors for neurological deterioration after surgical decompression for thoracic ossified yellow ligament. Eur Spine J. 2017;26(10):2598-2605.

[17] Wang H, Wei F, Long H, Han G, Sribastav SS, Li Z, Huang Y, Zhu R, Liang C. Surgical outcome of thoracic myelopathy caused by ossification of ligamentum flavum. J Clin Neurosci. 2017;45:83-88.

[18] Sun X, Sun C, Liu X, Liu Z, Qi Q, Guo Z, Leng H, Chen Z. The frequency and treatment of dural tears and cerebrospinal fluid leakage in 266 patients with thoracic myelopathy caused by ossification of the ligamentum flavum. Spine (Phila Pa 1976). 2012;37(12):E702-E707.

[19] Zhang J, Wang L, Li J, Yang P, Shen Y. Predictors of surgical outcome in thoracic ossification of the ligamentum flavum: focusing on the quantitative signal intensity. Sci Rep. 2016;6:23019. https://doi.org/10.1038/srep23019.

[20] Ando K, Imagama S, Ito Z, Hirano K, Muarmoto A, Kato F, Yukawa Y, Kawakami N, Sato K, Matsubara Y, Kanemyura T, Matsuyama Y, Ishiguro N. Predictive factors for a poor surgical outcome with thoracic ossification of the ligamentum flavum by multivariate analysis: a multicenter study. Spine. 2013;38(129):E748-E754.

[21] Kang KC, Lee CS, Shin SK, Park SJ, Chung CH, Chung SS. Ossification of the ligamentum flavum of the thoracic spine in the Korean population. J Neurosurg Spine. 2011;14(4):513-519.

第三十二章　脊柱韧带骨化的计算机辅助手术

Kenichiro Sakai

贾治伟　林　海 / 译

摘要

在脊柱韧带骨化的外科手术治疗中，后纵韧带骨化（Ossification of the Posterior Longitudinal Ligament，OPLL）的前路手术尤其困难，已报道各种并发症。许多机构开展了术中影像形式，如三维透视影像、移动螺旋计算机断层扫描和锥形束计算机断层扫描。移动术中影像系统"O臂机"是一种手术支持工具，能够显示手术位置的三维影像，也能够通过连接导航系统实现实时导航。本章我们介绍在O臂机和导航系统支持下的颈椎OPLL和胸椎OPLL的前路减压融合手术过程。这一系统是提高OPLL前路手术精确性和安全性的有用工具。

关键词

后纵韧带骨化；前路手术；前路减压；O臂机；术中导航影像

32.1 引言

在脊柱韧带骨化的手术治疗中，后纵韧带骨化（OPLL）的前路手术尤其困难，已报道各种并发症。

因为OPLL是前方病变，OPLL的前路减压融合术（Anterior Decompression and Fusion，ADF）是一种理想的手术方式，有良好的神经功能恢复。

然而，这种手术方式学习曲线长，有特定的并发症，如由于压迫导致的在漂浮OPLL和剩余椎体间减压不够（图32.1），或者OPLL病变周围硬脊膜外静脉丛的大量出血。

当前，许多机构开展了术中影像方式，例如三维（Three-Dimensional，3D）透视影像、移动螺旋计算机断层扫描（Computed Tomography，CT）和锥形束CT。先前已报道，术中3D透视影像对于颈椎病患者的前路颈椎间盘切除融合术（Anterior Cervical Discectomy and Fusion，ACDF）的足够减压是有用的，以及移动螺旋CT影像对于颈椎OPLL患者的前路颈椎椎体次全切融合术（Anterior Cervical Corpectomy and Fusion，ACCF）的足够减压是有用的。

移动术中影像系统"O臂机"（O-Arm™手术影像系统，美国马萨诸塞州，美敦力有限公司）（图32.2）是一种手术支持工具，能在手术位置提供3D影像，也能通过连接导航系统提供实时导航。在这里，我们介绍在O臂机和导航系统支持下的颈椎OPLL（C-OPLL）和胸椎OPLL（T-OPLL）的ADF过程。

32.2 O臂机和导航系统辅助C-OPLL前路手术

我们应用了由Yamaura等描述的前路OPLL漂浮技术。使用了射线可透过的手术桌。在仰卧

图 32.1 足够减压的漂浮法病例（上部）和减压不足的漂浮法病例的前路减压融合术前和术后 CT 影像。减压不足的漂浮法病例在漂浮 OPLL 和剩余椎体间存在压迫（下部）

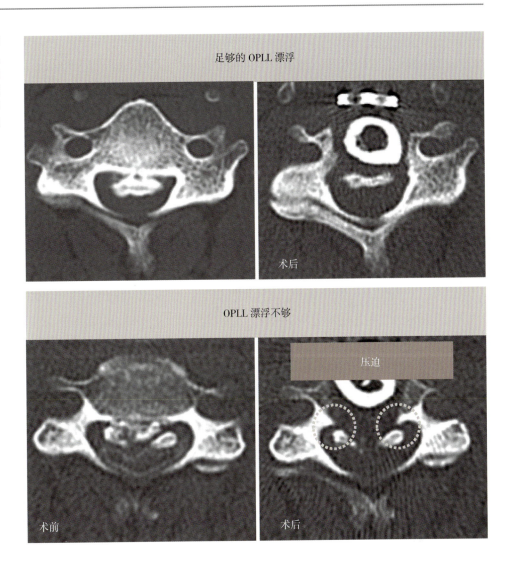

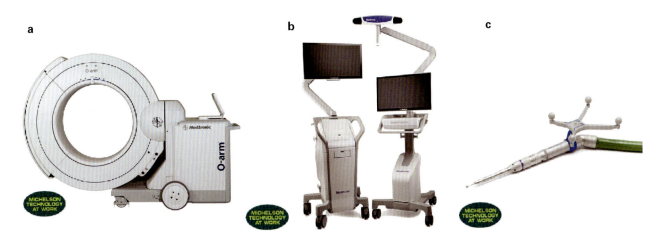

图 32.2 （a）移动术中影像系统 "O 臂机"。（b）导航系统。（c）导航同步高速钻头

位的颈部嗅探体位，我们利用碳纤维的 Mayfield 夹固定患者颅骨，并在夹子上附加参考坐标系（图 32.3）。

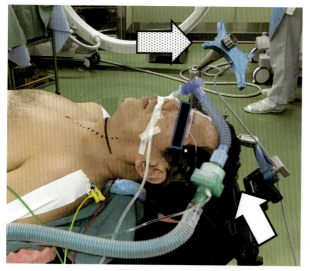

图 32.3 在仰卧位颈部嗅探体位，我们利用碳纤维 Mayfiled 夹（白箭头）固定患者颅骨，并在夹子上附加参考坐标系（点箭头）

通过标准的 Smith-Robinson 入路暴露手术的颈椎椎体。在确认和暴露恰当的椎体水平后，在颈椎上放置牵开器。仔细铺单后，拍摄 O 臂机影像。在确认影像区域恰当扫描后，扫描影像自动同步到导航系统（StealthStation™ 系统，美国科罗拉多州，美敦力导航有限公司）。从铺单到完成 3D 影像连接导航系统的检查这一过程通常需要大约 10min。

我们使用导航同步的高速钻头行椎体次全切除术和 OPLL 漂浮手术（Stealth-Midas™，美国德克萨斯州，美敦力手术动力解决公司）（图 32.2）。通过去除椎间盘和椎体行椎体次全切除术后，将 OPLL 切到非常薄，无须去除硬脊膜能够从硬脊膜上漂浮走。这一过程基本上是在显微镜下观察手术视野完成的，我们会在必要时查看监视器。在 3D 和实时影像下，我们能够确认入路角度、减压宽度、主动脉位置和椎弓根，以及 OPLL 病变（图 32.4）。当

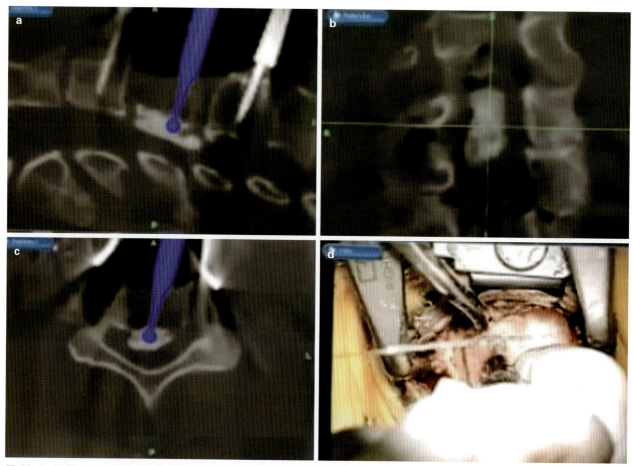

图 32.4 颈椎 OPLL 前路手术的导航监测。（a）矢状位。（b）冠状位。（c）轴位。（d）手术视野显微镜影像

薄的 OPLL 出现像木板漂浮在水上时，整个脊髓即彻底减压。有时需要再拍摄 O 臂机影像确认最终减压（图 32.5）。

将自体腓骨、局部骨质放入金属笼，或羟基磷灰石块，联合前路接骨板和螺钉系统重建颈椎。

32.3　O 臂机和导航系统辅助前路手术的临床结果

我们是从 2017 年开始使用 O 臂机和导航系统做这种手术的。我们将这种技术的手术结果与没有使用该系统的前路手术 OPLL 病例进行历史性对照研究。

该研究包括 O 臂机和导航系统下行前路手术的共 26 名 C-OPLL 的连续型患者（O 组）。作为历史性对照，我们与 69 名没有使用 O 臂机和导航系统的患者比较（C 组）。评估手术时间、术中出血、术后 CT 上漂浮 OPLL 的影像学压迫、翻修手术和神经功能并发症。

在患者的基线数据（年龄、性别、OPLL 椎管狭窄率、C2~C7 前凸角度、颈椎矢状位纵轴和 C7 倾斜度）方面，两组间没有明显差异。两组间在手术时间上没有差异；然而，O 组平均术中出血大约是 C 组的一半（O 组：127mL；C 组：

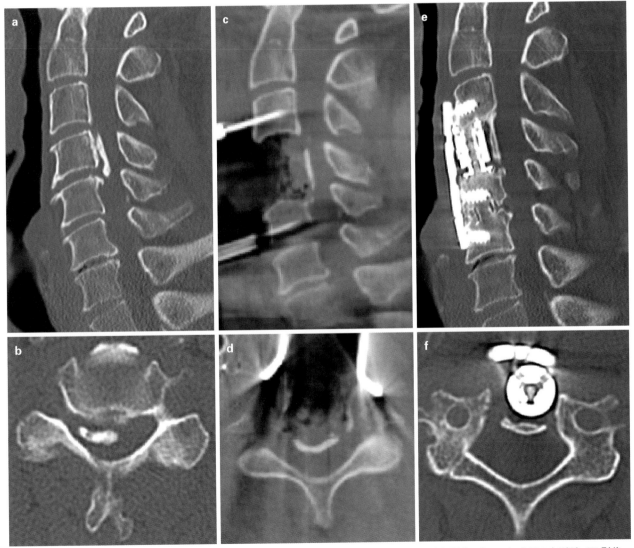

图 32.5　颈椎 OPLL 的前路漂浮法手术。（a，b）术前 CT 影像。（c，d）减压后术中 O 臂机影像。（e，f）术后 1 年随访 CT 影像

248mL）（图 32.7），在 O 组没有观察到大量出血（＞1000mL）（O 组：0；C 组：4.4%）。O 组的漂浮 OPLL 的术后影像学压迫率大约是 C 组的 1/5（O 组：3.8%；C 组：20.3%）。O 组由于漂浮 OPLL 术后压迫导致的翻修手术大约减少至 C 组的 1/3（O 组：3.8%；C 组：11.6%）（图 32.6）。O 组没有发现术后下肢神经功能恶化（O 组：0；C 组：4.4%）。

32.4 O 臂机和导航系统辅助的 T-OPLL 前路手术

我们对胸椎 OPLL 患者应用了 Kurosa 等描述的前路减压技术。我们将碳纤维床固定牢靠，使得术中姿势不会改变。参考坐标系放置在患者的髂骨上。标准的胸椎前路手术后，暴露椎体的侧方。在放置牵开器和仔细铺单后，我们拍摄 O 臂影像。扫描影像同步至导航系统。我们仔细行 OPLL 减压，同时观察导航监视器以及颈椎（图 32.7）。将自体腓骨或局部骨质装入金属笼内，联合前路螺钉系统重建胸椎（图 32.8）。

32.5 结论

O 臂机和导航系统辅助下的颈椎或胸椎 OPLL 手术是提高手术精确性和安全性的有用方法。

致谢： 日本健康、劳动和福利科学研究基金。

图 32.6 比较有和没有 O 臂和导航的临床结果。（a）手术时间。（b）术中出血。（c）术后漂浮 OPLL 的影像学压迫率。（d）术后因漂浮 OPLL 压迫导致的翻修手术率

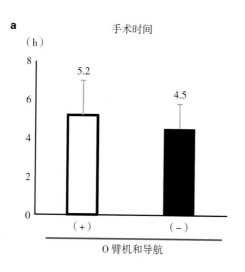
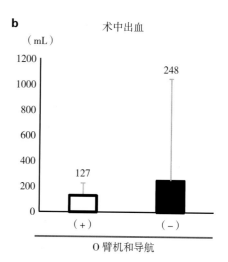
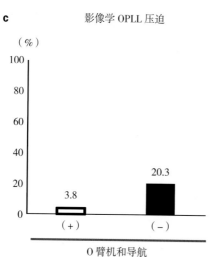
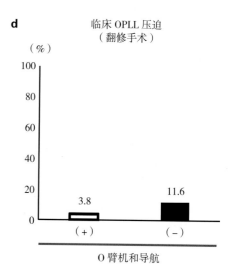

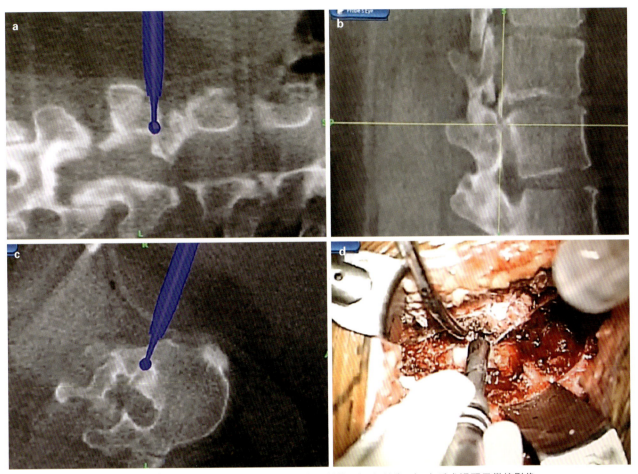

图 32.7　胸椎 OPLL 前路手术的导航监测。(a) 矢状位。(b) 冠状位。(c) 轴位。(d) 手术视野显微镜影像

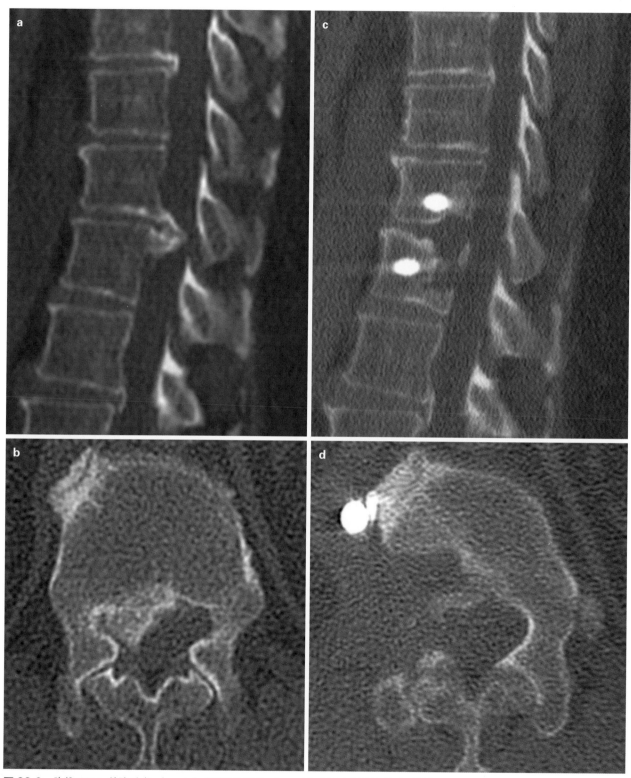

图 32.8 胸椎 OPLL 前路手术。（a，b）术前 CT 影像。（c，d）术后 1 年随访的 CT 影像

参考文献

[1] Fujimura Y, et al. Long-term follow-up study of anterior decompression and fusion for thoracic myelopathy resulting from ossification of the posterior longitudinal ligament. Spine (Phila Pa 1976). 1997;22(3):305-311.

[2] Imagama S, et al. Perioperative complications after surgery for thoracic ossification of posterior longitudinal ligament: a nationwide multicenter prospective study. Spine (Phila Pa 1976). 2018;43(23):E1389-E1397. https://doi.org/10.1097/BRS.0000000000002703.

[3] Kimura A, et al. Perioperative complications of anterior cervical decompression with fusion in patients with ossification of the posterior longitudinal ligament: a retrospective, multi-institutional study. J Orthop Sci. 2012;17(6):667-672. https://doi.org/10.1007/s00776-012-0271-3.

[4] Liu W, et al. Comparison of anterior decompression and fusion versus laminoplasty in the treatment of multilevel cervical ossification of the posterior longitudinal ligament: a systematic review and meta analysis. Ther Clin Risk Manag. 2016;12:675-685. https://doi.org/10.2147/TCRM.S100046.

[5] Matsumoto M, et al. Surgical results and related factors for ossification of posterior longitudinal ligament of the thoracic spine: a multi-institutional retrospective study. Spine (Phila Pa 1976). 2008;33(9):1034-1041. https://doi.org/10.1097/BRS.0b013e31816c913b.

[6] Matsuoka T, et al. Long-term results of the anterior floating method for cervical myelopathy caused by ossification of the posterior longitudinal ligament. Spine (Phila Pa 1976). 2001;26(3):241-248.

[7] Yoshii T, et al. Intraoperative evaluation using mobile computed tomography in anterior cervical decompression with floating method for massive ossification of the posterior longitudinal ligament. J Orthop Surg Res. 2017;12(1):12. https://doi.org/10.1186/s13018-017-0515-1.

[8] Deinsberger R, et al. Intraoperative evaluation of bone decompression in anterior cervical spine surgery by three-dimensional fluoroscopy. Eur Spine J. 2005;14(7):671-676.

[9] Yamaura I, et al. Anterior floating method for cervical myelopathy caused by ossification of the posterior longitudinal ligament. Clin Orthop Relat Res. 1999;(359):27-34.

[10] Smith GW, Robinson RA. The treatment of certain cervical-spine disorders by anterior removal of the intervertebral disc and interbody fusion. J Bone Joint Surg Am. 1958;40-A(3):607-624.

[11] Kurosa Y. Selecting a surgical method for thoracic myelopathy caused by ossification of the posterior longitudinal ligament. Spine (Phila Pa 1976). 1996;21(12):1458-1466.

第三十三章 胸椎后纵韧带骨化的手术治疗：术中脊髓神经监测

Go Yoshida, Tomohiro Banno, Yukihiro Matsuyama
余双奇 / 译

摘要

后纵韧带骨化（Ossifcation of the Posterior Longitudinal Ligament，OPLL）的手术治疗因为较高的神经系统并发症发生率而非常具有挑战性。术中脊髓神经监测（Intraoperative Spinal Neuromonitoring，IONM）可以减少神经功能恶化，提高脊髓损伤检测的准确性。在本章中，我们报告了 OPLL 手术的有效性、局限性和预防神经系统并发症的可能性。

关键词

后纵韧带骨化；术中脊髓神经监测；经颅电刺激运动诱发电位；神经系统并发症；神经减压抢救；脊髓前动脉

33.1 简介

后纵韧带骨化（OPLL）手术由于其病理特点和手术过程的复杂性，所以具有一定的挑战性和技术要求。手术效果不佳的原因可能是胸椎存在生理性后凸和血供不足，而这些在颈椎和腰椎是不存在的。因此，后路脊髓减压术的效果不够理想。此外，由于硬脊膜与骨化韧带粘连或手术视野小等原因，前路手术在技术上要求较高。前路和后路 OPLL 手术的神经系统并发症均相对较高，与发病率、死亡率和医疗费用增加紧密相关。2011 年日本的一项全国性多中心调查结果显示，胸椎后纵韧带骨化（T-OPLL）的神经系统并发症发生率高达 28.9%。近日，日本脊柱外科及相关研究学会（JSSR）脊柱监测工作组报告称，2018 年 C-OPLL（颈椎后纵韧带骨化）和 T-OPLL（胸椎后纵韧带骨化）的神经系统并发症发生率分别为 6.3% 和 20.1%。

术中脊髓神经监测（IONM）可以减少神经功能恶化，提高脊髓损伤检测的准确性。经颅电刺激运动诱发电位 [Transcranial Electrical Stimulation Motor-Evoked Potentials，Tc（E）-MEP] 被广泛应用于术中脊髓神经监测，因其高灵敏度和对运动功能的重要性而成为金标准。近年来，多模式的 IONM 方法，如 Tc（E）-MEP 结合体感诱发电位（Somatosensoryevoked Potential，SEP），脑刺激后脊髓诱发电位（D 波），自由运行波（连续肌电信号），或触发肌电信号（刺激肌电信号），已经被证实与单模式的 IONM 相比更加有效。如此，IONM 的目的是通过促进 IOMM 预警后的适当干预来"预防"不可逆的神经损伤，而不是"预测"神经系统并发症。

33.2 胸椎 OPLL 的手术方法

由于胸椎 OPLL 合并黄韧带骨化（Ossifcation of the Ligamentum Flavum，OLF）的发生率较高，

许多胸椎 OPLL 患者需要行后路减压术。我们常规进行后路减压和矫形融合。由于胸椎通常是后凸的，所以在减压后进行去后凸矫形。我们的步骤是：①体位改为俯卧位；②显露；③椎弓根螺钉置钉；④原位临时棒固定；⑤减压；⑥去后凸矫形；⑦闭合。对于术后新出现的神经并发症或神经功能恢复不足的病例，可二期通过前入路或后入路进行额外的减压术。

33.3　术中脊髓神经监测（IONM）方案

IONM 期间行全静脉麻醉（Total Intravenous Anesthesia，TIVA）。收缩压控制在 90mmHg 以上。用药方案为异丙酚（3~4μg/mL）、芬太尼（2μg/kg）、维库溴铵（0.12~0.16mg/kg）。使用异丙酚（靶控输注法 100~150μg/kg/min）、瑞芬太尼（1μg/kg/h）和维库溴铵 0~0.04mg/kg/h）维持麻醉。经颅电刺激条件包括 5~10 次序列刺激，2ms 的刺激间隔，100~200A 的刺激强度，500μs 的刺激持续时间，50~1000Hz 的频率，100ms 的记录时间，总共不超过 20 次刺激。螺旋形刺激电极（日本东京 Nihon Kohden 公司）在 Cz（国际 10~20 电极放置系统）前 2cm 外侧双侧对称插入。Tc（E）-MEP 通过针电极或表面电极从周围肢体记录，通过插入式电极从肛门记录。根据手术部位的不同，诱发肌肉从三角肌、肱二头肌、肱三头肌、拇短展肌、股四头肌、腘绳肌、胫骨前肌、腓肠肌、拇外展肌和括约肌中部分或全部选取。我们使用基线到第一负峰值电压来测量 Tc（E）-MEP 的振幅。以侵入性手术前的振幅作为控制值。我们设置振幅降低 70% 作为 Tc（E）-MEP 的报警阈值。

33.4　IONM 在 OPLL 患者中的临床应用

在 JSSR 监测工作组的多中心研究中，我们分析了 871 例连续病例，其中颈椎 OPLL 622 例，胸椎 OPLL 249 例。共观察到 7 例颈椎 OPLL 和 30 例

胸椎 OPLL 患者出现了新发的神经功能缺损。因此，颈椎 OPLL 和胸椎 OPLL 的运动障碍发生率分别为 1.1% 和 12.0%。另外，32 例颈椎 OPLL 和 20 例胸椎 OPLL 患者为抢救病例。因此，颈椎 OPLL 的潜在神经功能缺损率为 6.3%，胸椎 OPLL 为 20.1%。对于颈椎 OPLL，24 例（61.5%）椎板开窗成形术时出现警报、6 例（15.4%）椎板切除术时出现警报，另有 7 例警报（17.9%）与手术无关。对于胸椎 OPLL，警报出现在减压时 27 例（54.0%）、后凸矫形时 5 例（10.0%）、显露 4 例（8.0%）、置钉 4 例（8.0%）、与手术无关 4 例（8.0%）。在监测警报后，外科医生、麻醉师和电生理师根据个人情况采取了适当的干预措施。血压、心率、体温和麻醉深度的调整由麻醉师在电生理师进行阻抗检查后进行。在颈椎 OPLL 中，大部分（61.5%）的警报发生在椎管成形术的椎板开放期间。在这些患者中，73.3% 的患者在监测警报后通过暂缓手术、冲洗术或额外的减压/椎间孔切开术恢复。然而，暂缓手术和等待在椎体切除术病例中大多是无效的。胸椎 OPLL 的报警以后路减压术最多（54.0%）。对于此类患者，监测警报后的暂缓手术和类固醇激素注射也是无效的。然而，在监测警报后改变体位、双侧撑开连接杆或额外的后凸矫形都是有效的。我们确定抢救率，定义为抢救后潜在神经功能缺损患者的比例，即：抢救人数/（抢救人数＋瘫痪病例数）。颈椎 OPLL 的抢救率为 82.1%，胸椎 OPLL 的抢救率为 40.0%。

33.5　病例展示

病例 1：47 岁女性颈胸椎 OPLL 患者计划采用后路去后凸减压融合术治疗（图 33.1）。仰卧位插管后，MEP 监测显示有足够的振幅作为对照。然而，在体位改为俯卧位后，下肢的 MEP 振幅恶化（图 33.2）。因此，手术被取消，并推迟到 2 个月后使用哈罗士架固定。

病例 2：1 例 48 岁女性接受后路 T5~T10 椎板切除合并 T2~L1 去后凸融合术治疗（图 33.3）。当

图33.1 MRI 提示患者合并颈胸椎 OPLL。我们计划行颈椎椎管成形术和胸椎后路减压去后凸融合术

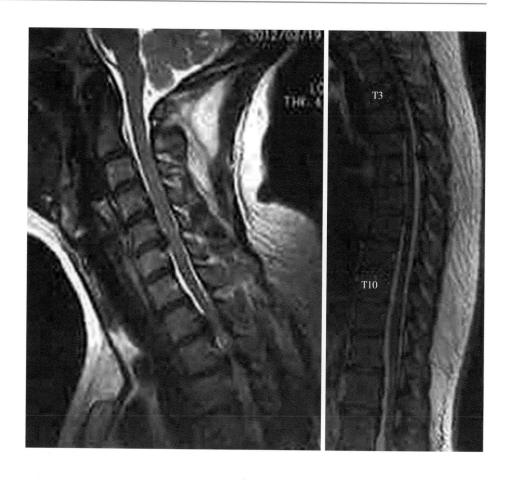

在 OPLL 压迫区进行后路减压时，MEP 下降到几乎平坦（图 33.4）。激素注射和暂缓手术干预效果不佳。术后观察到暂时性下肢运动无力（MMT3），直至 3 个月。这被认为是真正的阳性病例。

33.6 讨论

在各类脊柱手术中，OPLL 减压术由于手术时间长、操作复杂、病情危急等原因，神经功能缺损率高。在这些高危脊柱手术中，Tc（E）–MEP 对于预测神经功能恶化是必不可少的，并且已被证明具有很高的敏感性和特异性。在颈椎 OPLL 中，尽管颈椎 OPLL 的椎体切除术是神经功能缺损的高危因素，但是大多数报警发生在椎管成形术的椎板开放期间，并通过额外的椎板切除术或椎间孔切开术挽救。在我们的前瞻性研究中，胸椎 OPLL 的总抢救率仅为 40%。此外，对 OPLL 狭窄的减压尤其危险和无效。在这种情况下，暂停手术和使用类固醇无效，抢救成功率较低。胸段脊髓由于根髓动脉供血不足，位于缺血区。在严重的胸椎 OPLL 病例中，减压后的胸段脊髓缺血和缺血再灌注损伤可能加重不可逆的脊髓损伤。因此，监测警报后的干预可能对保护脊髓没有意义。因此，监测警报前的干预措施（如类固醇或前列腺素 E1 注射、稳定血压）对于避免因脊髓水肿或缺血而加重的脊髓损伤可能是必不可少的。此外，警报也会在体位改变，去后凸，连接杆以及显露和插入 PS 时出现。这些动作可能会改变手术前和手术中的脊柱序列。即使在胸椎，矢状面的运动范围也是有限的。胸椎 OPLL 患者的矢状位

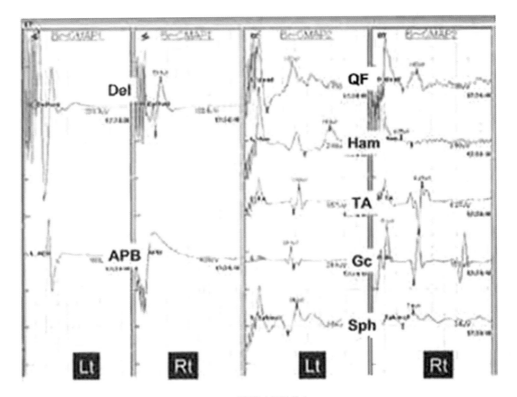

MEP 波形（仰卧位）

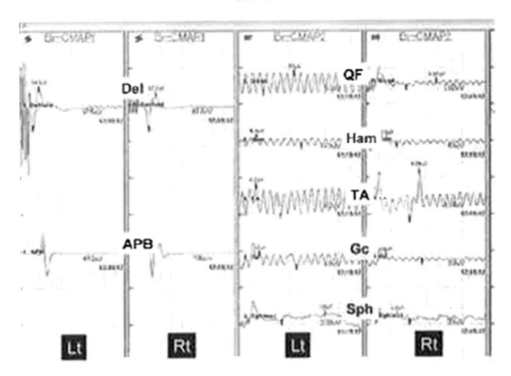

MEP 波形（俯卧位）

图 33.2 体位改变前后的 MEP 波形。体位改为俯卧位后，下肢 MEP 振幅下降

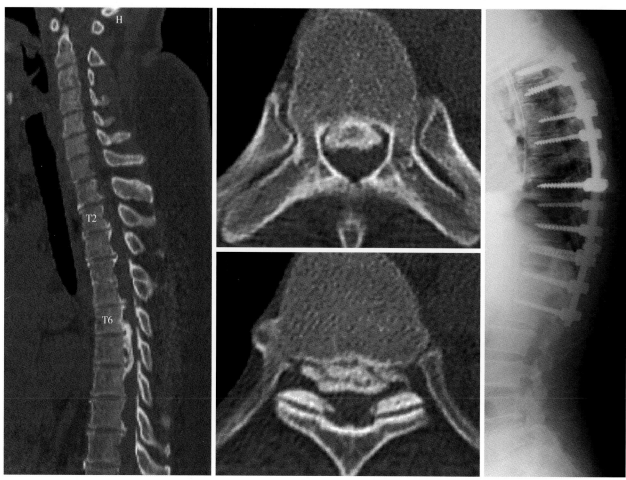

图33.3 后路减压去后凸融合术治疗胸椎 OPLL。主要病变节段为 T6~T8

也可能在体位改变或手术过程中发生改变。在这些情况下，适当的干预对脊髓重组或后移位是有效的。

33.7 Tc（E）-MEP 的局限性

Macdonald 等报道称在手术过程中，尽管麻醉稳定，Tc（E）-MEP 仍倾向于表现出逐渐下降的振幅和逐渐上升的阈值，并将这种现象称为"麻醉消退"。当外科医生面临潜在的无法解释的 Tc（E）-MEP 警报时，识别这种假阳性警报对于术中决策非常重要。对于外科医生、麻醉师和电生理师来说，排除假阳性警报并识别假阳性警报的危险因素可能是最重要的。

Ushirozako 等报道称术中丙泊酚总剂量 >

1550mg、手术时间 > 300min、失血量多与脊柱手术中 Tc（E）-MEP 假阳性警报独立相关。胸椎 OPLL 手术操作复杂，手术时间长，出血量较大。因此，对这些危险因素的认识可以使手术团队为可能出现的 Tc（E）-MEP 假阳性预警做好准备，并有助于决定如何对这些术中预警做出适当的反应。

33.8 结论

由于生理性后凸、血管供应不足、胸椎病变手术操作复杂等原因，胸椎 OPLL 术后神经功能缺损发生率较高。在手术过程中 Tc（E）-MEP 弱化 MEP 振幅有典型的时间节点，因此，即使在高危的 OPLL 手术中，IOMN 报警后立即采取适当的干预措施保护脊髓和血供也是有效的。

MEP 警报 SEP 保护

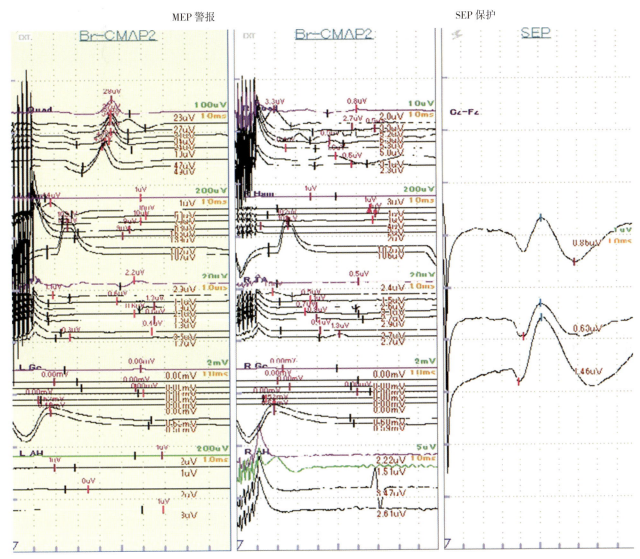

图 33.4 T6~T8 后路减压后 MEP 波形，MEP 振幅下降

参考文献

[1] Matsuyama Y, Goto M, Kawakami H, et al. Surgical outcome of ossifcation of the posterior longitudinal ligament (OPLL) of the thoracic spine: implication of the type of ossifcation and surgical options. J Spinal Disord Tech. 2005;18(6):492-497.

[2] Matsumoto M, Toyama Y, Chikuda H, et al. Outcomes of fusion surgery for ossifcation of the posterior longitudinal ligament of the thoracic spine: a multicenter retrospective survey. J Neurosurg Spine.2011;15:380-385.

[3] Matsunaga S, Nakamura K, Seichi A, et al.Radiographic predictors for the development of myelopathy in patients with ossifcation of the posterior longitudinal ligament: a multicenter cohort study.Spine. 2008;15(24):2648-2650.

[4] Kawahara N, Tomita K, Murakami H, et al.Circumspinal decompression with dekyphosis stabilization for thoracic myelopathy due to ossifcation of the posterior longitudinal ligament. Spine.2008;33(1):39-46.

[5] Yoshida G, Ando M, Imagama S, et al. Alert timing and corresponding intervention with intraoperative spinal cord monitoring for high risk spinal surgery. Spine. 2019;44(8):E470-E479.

[6] Fehlings MG, Brodke DS, Norvell DC, et al. The evidence for intraoperative neurophysiological monitoring in spine surgery: does it make a difference? Spine. 2010;35: S37-S46.

[7] Macdonald DB, Skinner S, Shils J, et al; American

Society of Neurophysiological Monitoring. Intraoperative motor evoked potential monitoring— a position statement by the American Society of Neurophysiological Monitoring. Clin Neurophysiol. 2013;124:2291-2316.

[8] Bartley K, Woodforth IJ, Stephen JP, et al.Corticospinal volleys and compound muscle action potentials produced by repetitive transcranial stimulation during spinal surgery. Clin Neurophysiol.2002;113:78-90.

[9] Langeloo DD, Lelivelt A, Louis Journée H, et al.Transcranial electrical motor-evoked potential monitoring during surgery for spinal deformity. Spine.2003;28:1043-1050.

[10] Luk KD, Hu Y, Wong YW, et al. Evaluation of various evoked potential techniques for spinal cord monitoring during scoliosis surgery. Spine. 2001;26:1772-1777.

[11] Pelosi L, Lamb J, Grevitt M, et al. Combined monitoring of motor and somatosensory evoked potentials in orthopaedic spinal surgery. Clin Neurophys iol.2002;113(7):1082-1091.

[12] Ando M, Tamaki T, Yoshida M, et al. Intraoperative spinal cord monitoring using combined motor and sensory evoked potentials recorded from the spinal cord during surgery for intramedullary spinal cord tumor. Clin Neurol Neurosurg. 2015;133:18-23.

[13] Fujiki M, Furukawa Y, Kamida T, et al. Intraoperative corticomuscular motor evoked potentials for evaluation of motor function: a comparison with corticospinal D and I waves. J Neurosurg. 2006;104:85-92.

[14] Kothbauer KF, Deletis V, Epstein FJ. Motor-evoked potential monitoring for intramedullary spinal cord tumor surgery: correlation of clinical and neurophysiological data in a series of 100 consecutive procedures. Neurosurg Focus. 1998;4:e1.

[15] Ulkatan S, Neuwirth M, Bitan F, et al. Monitoring of scoliosis surgery with epidurally recorded motor evoked potentials (D wave) revealed false results. Clin Neurosurg. 2006;117:2093-2101.

[16] Thorsteinn G, Andrei VK, Roger S, et al. Real time continuous intraoperative electromyographic and somatosensory evoked potential recordings in spinal surgery: correlation of clinical and electrophysiologic fndings in a prospective, consecutive series of 213 cases. Spine. 2004;29:677-684.

[17] Raynor BL, Lenke LG, Bridwell KH, et al. Correlation between low triggered electromyographic thresholds and lumbar pedicle screw malposition: analysis of 4857 screws. Spine. 2007;32:2673-2678.

[18] Imagama S, Ando K, Ito Z, et al. Risk factors for ineffectiveness of posterior decompression and dekyphotic corrective fusion with instrumentation for beak-type thoracic ossifcation of the posterior longitudinal ligament: a single institute study. Neurosurgery. 2017;80:800-808.

[19] Ushirozako H, Yoshida G, Kobayashi S, et al. Impact of total propofol dose during spinal surgery: anesthetic fade on transcranial motor evoked potentials. J Neurosurg Spine. 2019;8:1-9.

第三十四章　后纵韧带骨化患者术中超声检查

Tomohiro Banno, Yukihiro Matsuyama

张贺星 / 译

摘要

术中超声检查（Intraoperative Ultrasonography, IOUS）是一种简单且无创的工具，用于在手术过程中实时评估脊髓解剖数据。通过 IOUS 图像可以准确地获得正常的解剖标志和病理病变，有助于缩短手术时间，提高手术效果。在后纵韧带骨化（Ossifcation of the Posterior Longitudinal Ligament, OPLL）的情况下，OPLL 与脊髓之间的关系可以很容易地通过 IOUS 显示出来。更重要的是在 OPLL 和脊髓腹侧之间建立一个无回声的间隙，以实现充分地减压。如果 IOUS 显示 OPLL 与脊髓腹侧未见无回声的空间，则需要进行额外地脊髓减压手术。本章介绍了 IOUS 在 OPLL 手术中的应用。

关键词

后纵韧带骨化；术中超声；脊柱手术；后凸畸形后路减压

34.1 引言

术中超声检查（IOUS）是一种简单且无创的技术，用于在手术过程中实时评估脊髓解剖数据。通过 IOUS 图像可以准确地获得正常的解剖标志和病理病变，有助于缩短手术时间，提高手术效果。

TanaKa 等首次报道了在神经外科手术中使用 IOUS，他们还观察到 A 型超声对脑肿瘤的检测很有用。在 1982 年 Rubin 等系统报道了更有针对性设计的探头后，IOUS 已广泛应用于神经外科领域。

IOUS 的多种应用已经被描述，包括评估减压的程度，硬膜下或髓内肿瘤的位置，肿瘤切除的确认，以及对 Chiari 畸形是否充分减压的评估。

在脊柱手术中，IOUS 可以确定蛛网膜下腔、脊柱形态和脊髓触诊，从而便于外科医生对脊髓进行动态和形态学评估。当然，IOUS 在后纵韧带骨化（OPLL）的情况下也是有效的。

34.2 IOUS 在脊柱外科中的应用

为准备 IOUS，应将目标区域以上的骨组织完全切除，以便于适当强度的超声波可以通过并反射。

IOUS 探头和电线必须通过直接消毒 IOUS 探头或使用无菌探头盖来保持无菌状态。然后用无菌真空生理盐水对外科手术区域进行喷洒。要特别小心，确保去除微泡和血块，以减少伪影。

传感器设置在最高频率（7~15MHz）和尽可能深的穿透位置，以便可靠地识别解剖标志。传感器频率越高，图像的轴向分辨率越高，声束的穿透深度越差。在脊柱手术中，我们通常使用 7~13MHz 的线性探头进行 IOUS（图 34.1a）。然后将传感器轻轻地放在硬脊膜上（图 34.1b）。

患者俯卧位成像，并在纵向和横切面评估脊

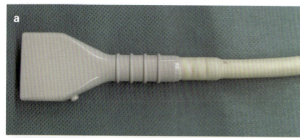

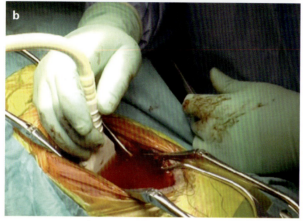

图 34.1 （a）回声探头（线性）。（b）术中超声检查。在扫描过程中，用大量的无菌真空生理盐水清洗手术部位

髓。将探头垂直放置于脊髓的靶区是很重要的。在纵向图像上，左侧为头颅，横向图像中左侧为患者左侧。

34.3 正常脊柱

脊髓通过硬脊膜识别，硬脊膜呈回声环。在硬脊膜内，脊髓被低回声的脑脊液（Cerebrospinal Fluid，CSF）包围，并由齿状韧带悬吊在硬脊膜上，齿状韧带表现为双侧附着的线性回声结构。脊髓呈均匀低回声，被一条明亮的回声线覆盖。中央管被认为是一个回声结构，位于脊髓中点稍腹侧（图 34.2a）。

腹侧根和背侧根在蛛网膜下腔内可见线性回声结构，分别分布于脊髓腹外侧和背外侧表面（图 34.2b）。

周围神经通路回声明显，在脊髓圆锥水平尤

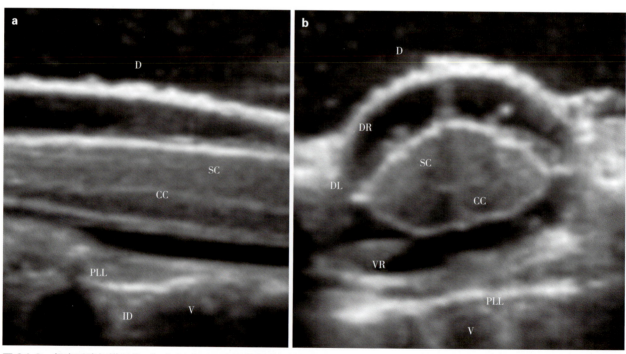

图 34.2 超声后路扫描图像。（a）C5 和 C6 水平的脊髓长轴图像。硬脊膜（D）、脊髓表面（SC）和后纵韧带（PLL）可见高回声。脊髓被低回声脑脊液包围。中央管可见一个高回声线性结构，位于脊髓中点的稍腹侧。椎体（V）呈声影，椎间盘（ID）呈纵向线性高回声。（b）C6 水平的脊髓短轴图像。脊髓被脑脊液包围，并由双侧齿状韧带（DL）悬挂在硬脊膜上，成像为线性回声结构。背侧根（DR）和腹侧根（VR）起源于脊髓的背侧和腹侧表面

其明显，在纵轴呈明亮的线性回声。

实时观察呼吸和心动周期期间硬膜囊的正常搏动。彩色多普勒能量成像技术可用于评估周围正常的血管。

34.4　IOUS 在 OPLL 中的应用

脊髓减压术的评价：

后路脊髓减压通常通过多节段椎板成形术或使用外科气动磨钻行椎板切除术来实现。减压范围宽阔是充分减压和脊髓漂浮的必要条件。在充分减压后，就可以使用 IOUS 的矢状位和轴位图像对脊髓进行评估。在超声图像中，OPLL 有一层厚厚的回声层，从前方压迫脊髓。矢状位超声图像对评价多节段 OPLL 的范围和扩大椎板切除范围有重要价值。另外，轴位图像有助于评估 OPLL 对脊髓的压迫程度和脊髓的形态。此外，脊髓形态的恢复可以与脊髓的后移相一致。IOUS 有助于提供有关脊髓受压程度的实时信息。如果根据 IOUS 成像认为椎板切除范围不够，可以立即进行额外的减压。当蛛网膜下腔位于 OPLL 和脊髓前部之间时，即可获得充分的减压。Tokuhashi 等报道了在颈椎后路减压手术后，蛛网膜下腔的恢复对神经功能的改善有重要意义。

需要注意的是，IOUS 不能评估脊柱不稳引起的动力因素；因此，术前用功能性 X 线片评估脊柱不稳定是至关重要的。此外，术前应讨论脊柱融合的必要性。

34.5　后路脊髓减压术治疗胸椎 OPLL 的疗效评价

对于胸椎 OPLL 患者，减压前应轻柔地植入椎弓根螺钉并放置单侧临时连接棒，以防止术中脊髓损伤。

椎板切除和原位固定术往往不能达到充分的脊髓减压效果；因此，需要通过去后凸间接减压或者通过环形减压来直接减压。我们一直在通过后路使用器械进行椎板切除和后凸去除进行间接减压，因为这种手术技术要求较低，并且降低了神经系统并发症的风险。融合术后损伤的脊髓可以得到保护和恢复。

如果 IOUS 在 OPLL 脊髓的腹侧未见无回声间隙，则需要进行原位棒弯曲或 Ponte 截骨术（2 级截骨术，译者注）。Ando 等报道脊髓腹侧可见无回声间隙的患者减压后恢复率为 66.0%，未见无回声间隙的患者恢复率为 33.4%。Imagama 等报道了在 IOUS 中喙型 OPLL 对剩余脊髓的压迫与 OPLL 切除术的再次手术密切相关。

34.6　案例系列

34.6.1　颈椎 OPLL

34.6.1.1　病例 1（图 34.3）

患者为 48 岁女性，颈椎 OPLL，表现为手指不协调和步态障碍。影像学检查显示，OPLL 位于 C3~C7，髓内 T2 加权像高信号改变见于 C4~C5。患者接受了 C3~C7 椎板后路减压融合术。在椎板切除术后，用 IOUS 评估脊髓的形态变化和其与 OPLL 的位置关系。超声图像显示 OPLL 引起的脊髓变形仍然存在；但在脊髓腹侧可检测到无回声的间隙。

34.6.1.2　病例 2（图 34.4）

患者是一名 78 岁男性合并颈椎 OPLL，表现为手指不协调和步态障碍。在右上肢也观察到肌肉运动无力。影像学检查显示 C3~C6 的 OPLL 和 C3~C5 的 T2 加权像髓内高信号改变。患者在 C2~C5 行后路减压融合术，在 C6 行法式开门椎管成形术。减压融合术后，IOUS 显示 OPLL 仍压迫脊髓，但脊髓形态恢复，在脊髓腹侧可见无回声间隙。

图34.3 48岁女性颈椎后纵韧带骨化（OPLL）。（a）矢状位磁共振成像（MRI）。观察C3~C6脊髓受压及髓内高信号改变。（b，c）C4~C5轴位MRI和CT检查。脊髓受OPLL压迫。（d，e）术中超声检查（IOUS）。椎板切除后，脊髓向后移位，脊髓前方形成无回声间隙（白色箭头）。（f）术后X线片。C3~C6后路减压融合术采用侧块螺钉

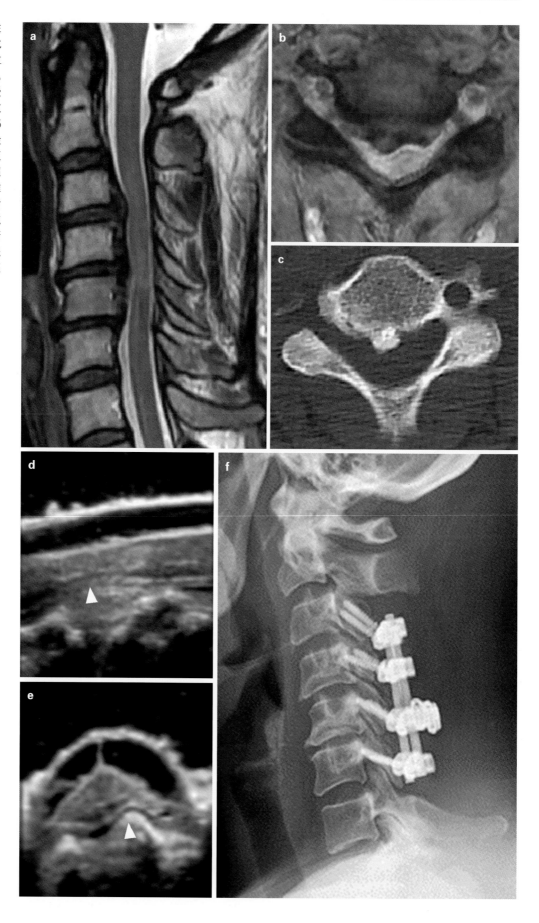

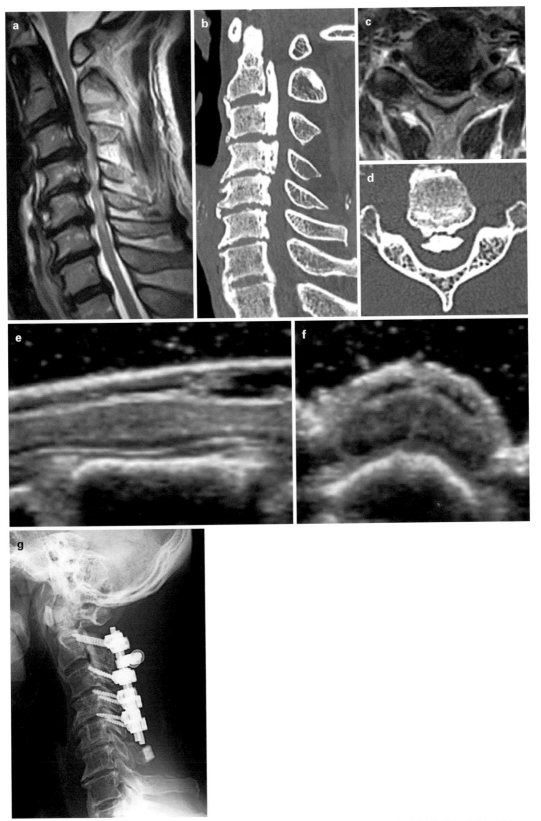

图 34.4　女性，78 岁，颈椎后纵韧带骨化（OPLL）。（a，b）矢状位磁共振成像（MRI）和计算机断层扫描（CT）。MRI 显示 C2~C6 处多节段脊髓受压，CT 显示混合型 OPLL。（c，d）C3~C4 轴位 MRI 和 CT 检查，OPLL 严重压迫脊髓。（e，f）术中超声检查（IOUS）。椎板切除后，OPLL 压迫的脊髓与脊髓形状的恢复是一致的。（g）术后 X 线片，C2~C5 椎板后路减压融合术和 C6 法式开门椎管成形术

34.6.2 胸椎 OPLL

34.6.2.1 病例 3（图 34.5）

患者为 58 岁男性，患有胸椎 OPLL，表现为步态障碍，下肢肌肉运动无力。影像学检查显示 T5~T9 为混合型 OPLL，T5~T6 和 T8~T9 节段脊髓

受压严重。患者接受了胸椎后路减压融合术。椎板切除前，患者在 T3~T11 行单侧颞侧原位椎弓根螺钉固定术，以防止椎板切除术中因脊柱后凸进展而造成的脊髓损伤。在 T5~T9 椎板切除后，IOUS 显示脊髓被 OPLL 压迫，脊髓腹侧没有形成无回声的间隙。彩色多普勒能量成像图像可评估

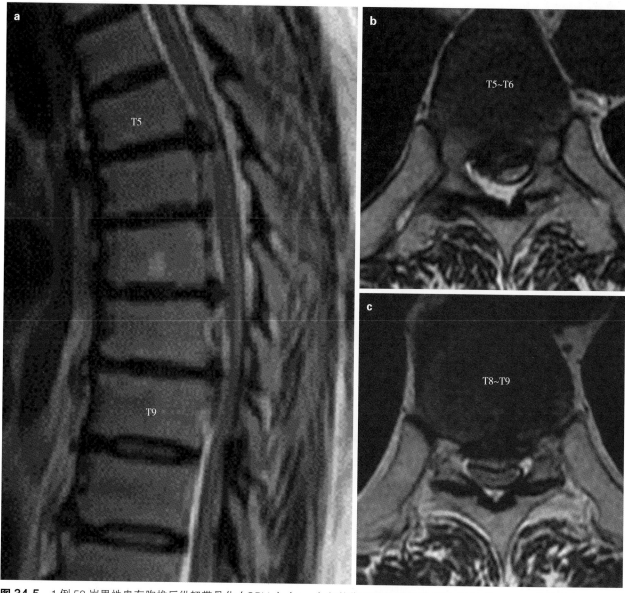

图 34.5 1 例 58 岁男性患有胸椎后纵韧带骨化（OPLL）。（a~c）矢状位和轴位磁共振成像（MRI）。T5~T9 椎管狭窄，T5~T6 和 T8~T9 脊髓受压严重。（d~f）矢状位和轴位计算机断层扫描（CT）。T5~T9 观察到混合型 OPLL，T8~T9 观察到黄韧带骨化（OFL）。（g）椎板切除后术中超声的长轴图像。（h）T8~T9 椎板切除后 IOUS 的短轴图像，OPLL 仍然压迫脊髓，OPLL 与脊髓之间未发现无回声间隙，脊髓减压不充分。（i）后凸矫正后的 IOUS 的长轴图像。（j）T8~T9 脊柱后凸矫正后 IOUS 短轴图像。脊髓与 OPLL 分离。OPLL 与脊髓之间的无回声间隙与脊髓形态的恢复是一致的。（k，l）彩色多普勒能量超声矢状位和轴位 IOUS 图像。狭窄部位周围脊髓前动脉血流中断。（m）术后 X 线片。T5~T9 行后路减压术，T3~T11 行融合手术。（n，o）后路矫形融合术前后矢状位 CT 检查。T5~T9 的局部后凸角度从 25° 减少到 22°

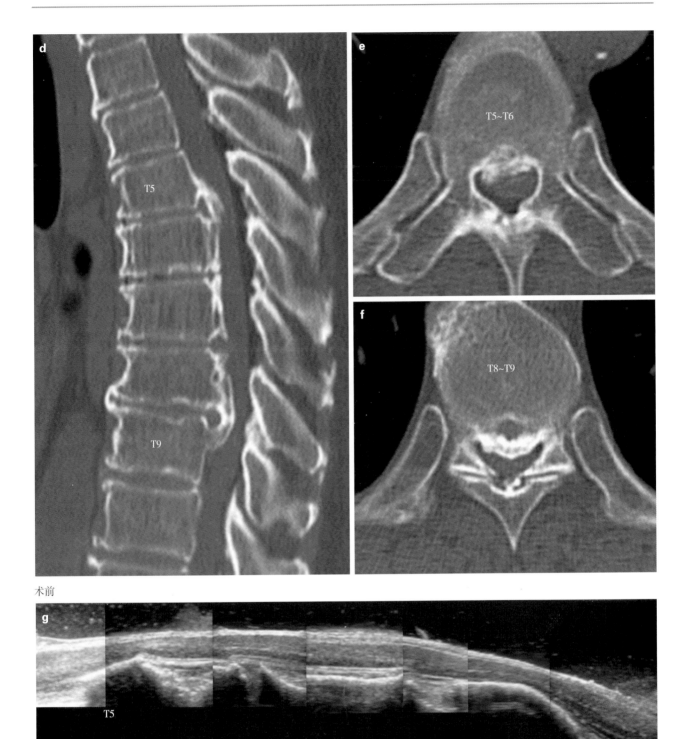

术前

图 34.5（续）

术后

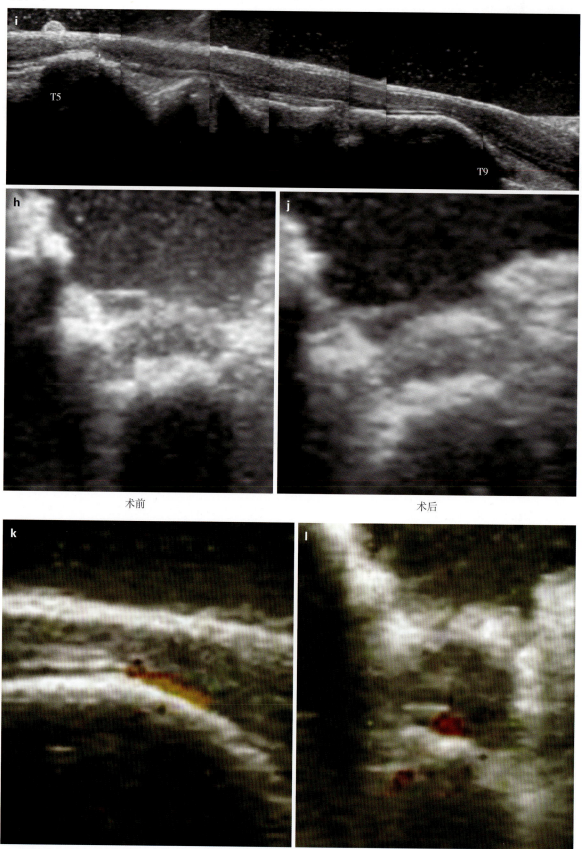

术前 术后

图 34.5（续）

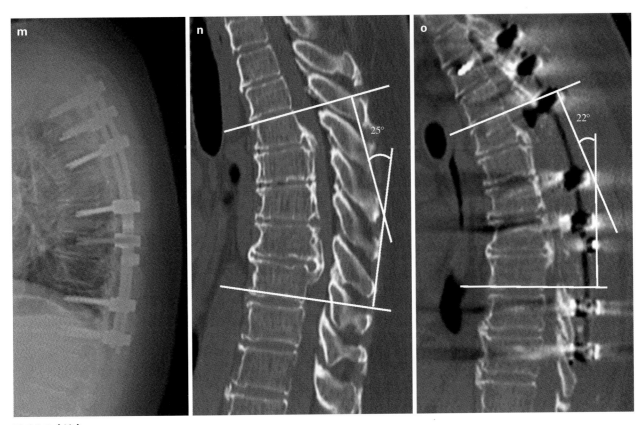

图 34.5（续）

脊髓前动脉。狭窄部位周围血流中断。因此，间接减压是通过利用悬臂力固定弯曲棒从而矫正脊柱后凸来实现的，随后可以通过 IOUS 证实其对脊髓进行充分的减压。

34.6.2.2 病例 4（图 34.6）

患者是一名 62 岁的男性，患有颈椎和胸椎 OPLL，曾在另一家医院接受过颈椎椎管成形术，表现为步态障碍和双下肢麻木。影像学检查显示 T1~T3 节段为连续型 OPLL，T6~T9 节段为节段型 OPLL。T6~T7、T7~T8 和 T9~T10 节段脊髓受压严重。患者接受后路减压融合手术。在椎板切除术前，患者在 T5~T11 进行单侧颞侧原位椎弓根螺钉固定，以防止椎板切除术中因脊柱后凸进展而造成的脊髓损伤。T6~T10 椎板切除后，IOUS 未显示与脊髓相关的无回声间隙，OPLL 提示脊髓减压不足。脊柱后凸矫正后，IOUS 显示无回声间隙，OPLL 显示脊髓充分减压。

34.7 IOUS 评估的局限性

IOUS 对评估脊髓和 OPLL 之间的蛛网膜下腔是很有用的，蛛网膜下腔前间隙的恢复被认为是后路减压手术后神经功能改善的重要因素。当后路减压和去后凸矫形融合后，前方蛛网膜下腔没有间隙时，应考虑进行其他手术，如直接切除 OPLL。然而，目前还没有关于在这种情况下是否需要额外手术的对照研究。

此外，有时很难判断是否需要在手术中恢复蛛网膜下腔前间隙，因为 IOUS 的评估取决于检查者的技能和经验。因此，IOUS 评估不应该是绝对的诊断工具，而应该是手术决策的辅助工具。

34.8 结论

IOUS 是一种简单的、非侵入性的实时评估解剖特征的工具。在 OPLL 手术中，外科医生可以使

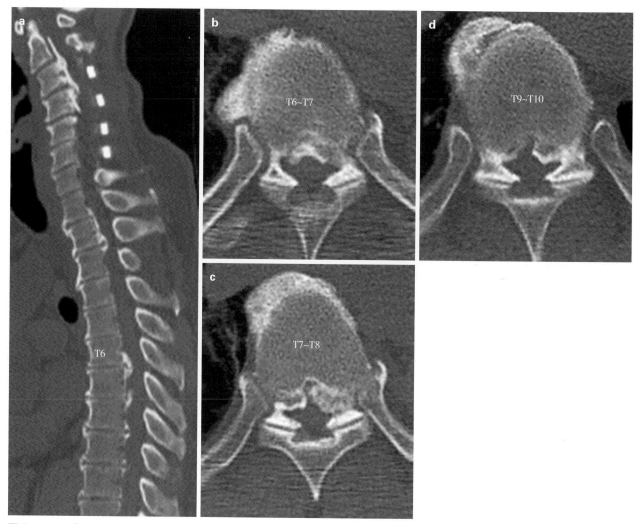

图 34.6　一位 62 岁男性，患有颈胸椎后纵韧带骨化症（OPLL）。（a~d）矢状位和轴位 CT。颈椎 OPLL 已行椎管成形术。在 T1~T3 和 T6~T10 观察到节段型 OPLL。（e~h）矢状位和轴位磁共振成像（MRI）。T6~T10 椎管狭窄，T6~T7、T7~T8、T9~T10 节段脊髓受压严重。（i）椎板切除术中超声（IOUS）的长轴图像。（j）T6~T7 椎板切除术后 IOUS 的短轴图像，OPLL 仍压迫脊髓，OPLL 与脊髓之间无回声间隙，脊髓减压不充分。（k）后凸矫正后的 IOUS 长轴图像。（l）T6~T7 脊柱后凸矫正后 IOUS 短轴图像。脊髓脱离 OPLL。证实 OPLL 与脊髓之间存在无回声间隙，脊髓形态恢复正常。（m）术后 X 线片。T6~T10 行后路减压，T5~T11 行融合手术。（n，o）后路矫形融合手术前后矢状位 CT 检查。T6~T10 的局部后凸角由 18°降至 10°

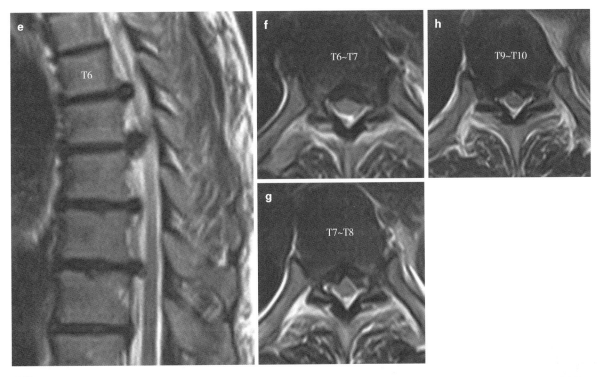

术前

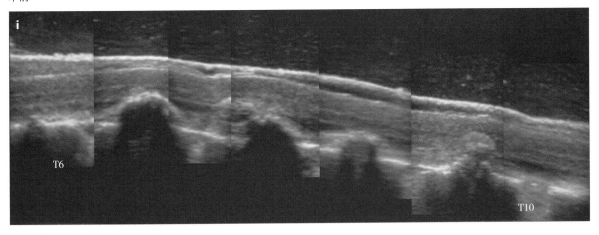

术后

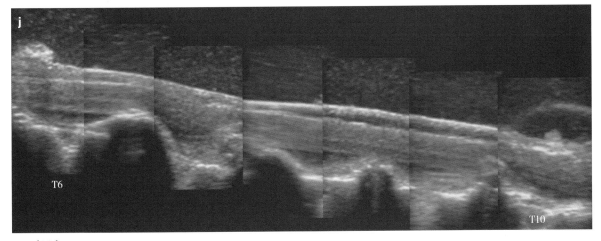

图 34.6（续）

术前   术后

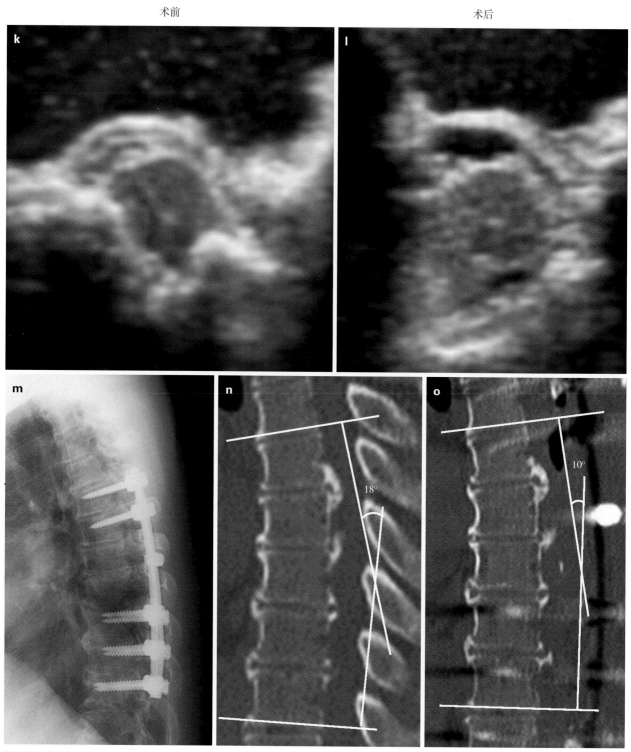

图 34.6（续）

用 IOUS 评估脊髓的状况以及它与 OPLL 的相对位置。此外，彩色多普勒能量超声技术是评估脊髓周围血管系统的有效工具。目前，对于 OPLL 患者的脊髓血流与临床结果之间的关系知之甚少，然而，脊髓血流评估有望在未来建立起来。

参考文献

[1] Tanaka K, Ito K, Wagai T. The localization of brain tumors by ultrasonic techniques. A clinical review of 111 cases. J Neurosurg. 1965;23(2):135-147.

[2] Rubin JM, Dohrmann GJ. Use of ultrasonically guided probes and catheters in neurosurgery. Surg Neurol.1982;18(2):143-148.

[3] Schabel AB, Shah LM. Intraoperative ultrasound of the spine. Neurographics. 2015;5(1):28-35.

[4] Alvarado E, Leach J, Care M, Mangano F, Hara SO. Pediatric spinal ultrasound: neonatal and intraoperative applications. Semin Ultrasound CT MR. 2017;38(2):126-142.

[5] Sosna J, Barth MM, Kruskal JB, Kane RA. Intraoperative sonography for neurosurgery. J Ultrasound Med. 2005;24(12):1671-1682.

[6] Kane RA, Kruskal JB. Intraoperative ultrasonography of the brain and spine. Ultrasound Q.2007;23(1):23-39.

[7] Seichi A, Chikuda H, Kimura A, Takeshita K, Sugita S, Hoshino Y, et al. Intraoperative ultrasonographic evaluation of posterior decompression via laminoplasty in patients with cervical ossifcation of the posterior longitudinal ligament: correlation with 2-year follow-up results. J Neurosurg Spine. 2010;13(1):47-51.

[8] Tokuhashi Y, Matsuzaki H, Oda H, Uei H. Effectiveness of posterior decompression for patients with ossifcation of the posterior longitudinal ligament in the thoracic spine: usefulness of the ossifcation-kyphosis angle on MRI. Spine. 2006;31(1):E26-E30.

[9] Matsuyama Y, Kawakami N, Yanase M, Yoshihara H, Ishiguro N, Kameyama T, et al. Cervical myelopathy due to OPLL: clinical evaluation by MRI and intraoperative spinal sonography. J Spinal Disord Tech.2004;17(5):401-404.

[10] Matsuyama Y, Sakai Y, Katayama Y, Imagama S, Ito Z, Wakao N, et al. Indirect posterior decompression with corrective fusion for ossifcation of the posterior longitudinal ligament of the thoracic spine: is it possible to predict the surgical results? Eur Spine J.2009;18(7):943-948.

[11] Wang YQ, Liu XG, Jiang L, Jiang L, Wei F, Yu M,et al. Intraoperative ultrasonography in "cave-in" 360 degrees circumferential decompression for thoracic spinal stenosis. Chin Med J. 2011;124(23):3879-3885.

[12] Matsumoto M, Toyama Y, Chikuda H, Takeshita K, Kato T, Shindo S, et al. Outcomes of fusion surgery for ossifcation of the posterior longitudinal ligament of the thoracic spine: a multicenter retrospective survey:clinical article. J Neurosurg Spine. 2011;15(4):380-385.

[13] Ando K, Imagama S, Ito Z, Kobayashi K, Ukai J, Muramoto A, et al. Ponte osteotomy during Dekyphosis for indirect posterior decompression with ossifcation of the posterior longitudinal ligament of the thoracic spine. Clin Spine Surg. 2017;30(4):E358-E362.

[14] Imagama S, Ando K, Ito Z, Kobayashi K, Hida T, Ito K, et al. Risk factors for ineffectiveness of posterior decompression and Dekyphotic corrective fusion with instrumentation for beak-type thoracic ossifcation of the posterior longitudinal ligament: a single institute study. Neurosurgery. 2017;80(5):800-808.